SOCIÉTÉ

DES

ANCIENS TEXTES FRANÇAIS

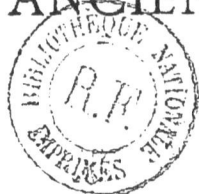

LA CHIRURGIE

DE

MAITRE HENRI DE MONDEVILLE

TOME II

Le Puy-en-Velay. — Imp. Régis Marchessou, boulevard Carnot, 23.

LA CHIRURGIE

DE

MAITRE HENRI DE MONDEVILLE

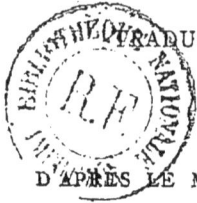

TRADUCTION CONTEMPORAINE DE L'AUTEUR

PUBLIÉE

D'APRÈS LE MS. UNIQUE DE LA BIBLIOTHÈQUE NATIONALE

PAR

DR A. BOS

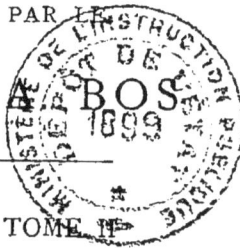

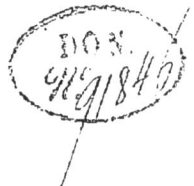

TOME IIe

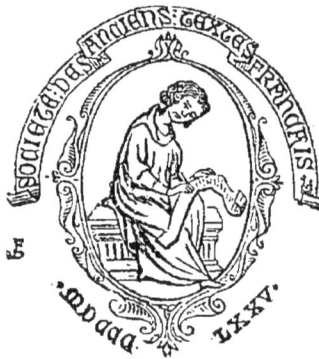

PARIS

LIBRAIRIE DE FIRMIN DIDOT ET Cie

RUE JACOB, 56

—

M DCCC XCVIII

Publication proposée à la Société le 25 novembre 1896.

Approuvée par le Conseil dans sa séance du 31 mars 1897, sur le rapport d'une Commission composée de MM. Meyer, Paris et Picot.

Commissaire responsable :

M. Antoine THOMAS.

IIe TRAITÉ

PLAIES ET ULCÈRES

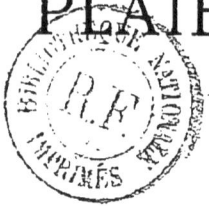

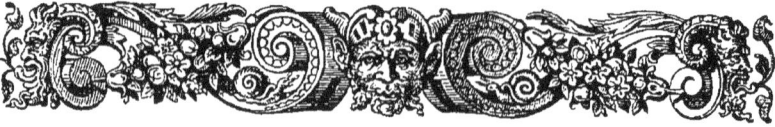

Ire DOCTRINE

PLAIES

(Suite.)

LE .11. CHAPISTRE

[DE LA .1. DOCTRINE DU .2. TRAITIÉ]

DE SPASME (C'EST CONTRACTION DE NERZ [1]) ET DES AUTRES EMPEECHEMENS QUI RETARGENT LA CURE ACOSTUMEE ES PLAIES, ETC.

1253. Environ le .11. [1] chapistre principal qui est de spasme et des autres empeechemens empeechans la cure des plaies, .2. choses sont a entendre : La .1. environ le spasme. La .2. environ les autres choses.

1254. Environ le spasme .3. [1] : La .1. environ la connoissance de lui. La .2. environ la maniere qui est preservative que spasme ne soit engendré es plaies. La

---

LE .11. CHAPISTRE — 1 *Cette explication entre parenthèses est du traducteur.*

1253. 1 .2.

1254. 1 *Après « le spasme .3. » le manuscrit répète :* La .1. enuiron le spasme .3.

.3. environ la maniere de le curer, puis que il est entré es plaies.

1255. Environ la .1., .3. : La .1. environ la description de celui. La .2. environ la division d'icelui. La .3. environ la maniere de la generation d'icelui meisme.

1256. De la .1. : spasme est accident ou maladie qui sourvient aus membres nerveus qui sont navrés ou autrement bleciés, et non mie a touz, mes seulement a aucuns, pour aucune erreur de la quele les membres navrés et les autres choses devant dites sont courves ou sont fais roides, en tant comme il ne poent estre flechis ne meus par aucune maniere, aussi comme l'en les mouvoit naturelment par devant.

DIVISION DE SPASME.

1257. Environ la division de spasme .2. choses, segont F° 66 a ce que il puet ‖ estre devisé par .2. divisions ou propos :

La .1. : aucun [1] de spasmes acompaignant les plaies ou les apostumes apparans par dehors, et cestui apartient seulement aus cyrurgiens. L'autre ensuit autres maladies, si comme doulour artetique, ou il est maladie par soi, et icés sont lessiés auz mires.

1258. La .2. division : tout spasme, ou il est de trop grant replection [1], ou de trop grant inanition [2].

1259. [Environ la maniere de la generation d'icelui ou propos .2. choses sont a entendre : la .1. environ la maniere de la generation d'icelui qui est fait de replection ; la .2. environ la maniere de la generation d'icelui qui est fait de inanition] ou de consumption [1].

1257. 1 aucuns. *Latin :* spasmorum quidam concomitatur.

1258. 1 replectition. *Latin :* repletione — 2 inauiation. *Latin :* inanitione.

1259. 1 *Tout ce* § *1259 manque dans la traduction. Le copiste, trompé par le dernier mot du précédent paragraphe 1258 « inanition » qui est aussi l'avant-dernier du* § *1259, a ajouté simplement*

LA [1] MANIERE DE LA GENERATIO[N] DE SPASME DE REPLECTION.

1260. De la .I. [1] : se mult d'umors decourent [2] aus plaies ou aus apostumes nerveus pour aucune cause, et il soient embevrees [3] es membres nerveus adjacenz a la plaie ou a l'apostume, ne ne poent e[i]stre [4], les membres d'iceles sont acourciés, si comme le sac vuit est acourchié quant il est raempli, et ainsi est engendre[e] en iceus membres inflectibilité et impotence de mouvoir, si comme ou dit sac, et ceste chose est apelee spasme de replection.

p. 259

LA MANIERE DE LA GENERATION DE SPASME DE INANITION, ET SONT .2.

1261. Environ la maniere de la generation de spasme de inanition en ces plaies ou apostumes .2. choses sont a entendre, selonc ce que il est introduit en iceles .2. manieres.

1262. La .I. maniere est ainsi faite : se porreture est engendree en la plaie ou en l'apostume, et elle n'en puisse issir, mes demeurge environ les membres nerveus la partie d'iceus moiste la quele est porrie par chaleur desnaturel, et soit toute dissoute et hors escoulourgiee, et demeurge tant seulement la partie qui soit seche et

---

à « inanition » « ou de ℭsũption. » *Voici le texte latin :* Circa modum ejus generationis in proposito duo : 1) circa modum generationis qui fit ex repletione; 2) circa modum generationis ejus qui fit ex inanitione aut consumptione.

La maniere — 1 Li.

1260. 1 .3. *Latin :* De primo — 2 decourant. *Latin :* fluunt — 3 enuⅡerees. *Latin :* imbibuntur — 4 estre. *Latin :* nec possunt exire.

terrestre, la quele n'est pas avable a estre dissoute, et pour ce elle est desechie et restrainte et roidie, et est F° 66 b semblable a boe congelee; car quant la part ‖ eaveuse de cele boe est dissoute par la chaleur du soleil, elle s'en court et se depart de la terre, et la terre remaint qui ne puet estre dissoute, si est desechie et endurcie et inflexible par la chaleur du soleil, aussi est en ces[t] propos.

1263. La .2. maniere : spasme est introduit ou [1] propos de pure consumption de humidité naturel des dis membres, si comme de trop grans flus de sanc ou d'autre evacuation sourmontante, sourvenante a ces plaies, ou de fievre, les queles toutes choses consument et desechent l'umidité naturel d'iceles, donné [2] que d'iceles nulle chose ne soit porrie ou dissoulte, ou nulle chose n'en aille hors, et est semblable a boe qui est desechie petit et petit, sans ce que nule chose moiste saille hors d'icelle, et est ainsi endurie et est spasmee [3].

PRESERVATION DE SPASME.

1264. Environ la preservation de spasme es dites plaies et apostumes .2. choses sont a entendre :

La .1. environ la connoissance des causes d'icelui. La .2. environ la noticion des signes segnefians icelui estre a venir.

1265. Environ la .1., .2. :

La .1. environ la noticion des causes. La .2. environ la preservation d'iceles.

.3. CAUSES COMMUNES DE CHASCUN SPASME.

1266. Environ la .1. a savoir est que .3. causes com-

1263. 1 du — 2 coinne. *Latin :* dato quod — 3 *Inutile de montrer la puérilité de ces explications.*

munes sont de spasme, c'est a savoir : dolour, froit et putrefaction.

1267. Dolour puet estre cause de chascun spasme en plaies, ‖ en apostumes, en contusions, en pointures des Fᵒ 66 c liex et des membres nerveus, en itel maniere : car ele acüe les reugmes ¹ et le fluis des humeurs qui s'enboivrent dedens les membres nerveus et les acourcent, etc., et spasment iceus de ² replecion par la maniere dessus dite ; et certainement icés dites humeurs pu[e]ent estre putrefies aucune fois, quant eles i demuerent longuement, et pu[e]ent causer es membres dessus dis spasme de inanition par la maniere desus dite.

1268. Froit autresi est cause de spasme, car Ypocras dit en l'aufforisme de la .5. partie : chose froide, etc. est annemie aus ners et cause dolour en iceus qui puet ¹ estre cause de chascun spasme, si comme il est veu. Autrement froit puet estre cause de chascun spasme, car il dev[e]e ² la digestion des humeurs decourans a la plaie, etc. et as parties adjacentes, et deboute iluec iceles, et devee l'evacuation ³ d'icel[es], et remai[gne]nt ⁴ ainsi indigestes et embeues es dis membres et causent spasme de ⁵ replection, se eles ne font putrefaction ; et se eles font putrefaction, et eles ne soient tantost mondefiees, eles causent spasme de inanition par la maniere desus dite.

1269. Putrefaction est autresi ¹ cause de l'un et de l'autre spasme, c'est a savoir, se ordure est enbevree ² es dis membres, et nule chose n'est porrie d'icés choses, spasme de replection est fait ; et se portion clere ³ est deliee d'iceuz et saut hors, spasme de inanition est fait.

1267. ı rengnies. *Latin :* reugma — 2 de *répété.*

1268. ı puent — 2 *Latin :* prohibet — 3 le uentation. *Latin :* evacuationem — 4 *Latin :* et sic remanent — 5 et. *Latin :* causant spasmum de repletione.

1269. ı autreci — 2 enburee. *Latin :* si imbibatur sanies — 3 *Latin :* portio liquida.

CAUSES ESPECIAUS DE SPASME DE INANICION.

1270. Outre [1] les dites causes communes de l'un et de l'autre spasme, sont aucunes causes especiaus, les queles causes sont especiaus de seul spasme de inanition, si comme trop grant flus de sanc par la plaie ou de quelque lieu que il courge, ou quelque trop grant p. 260 evacuation que ce soit, si comme flus de ventre, etc. et longe debilité d'apetit, longue fievre legière, ou brieve forte, resolvante et consumante ensemble, et ne mie [2] seulement resolvante.

PRESERVATION DE DOULOUR.

1271. De la preservation des dites causes de spasme des plaies, etc., a sa‖voir est que dolour est gardee que elle ne soit faite es plaies, en metant dedens ou dehors et environ, si comme il est possible, huile rosaç tiede, en renouvelant souvente fois icele, et metant par dehors sus la plaie et environ emplastre de mauves, si comme il est dit.

F° 66 d

PRESERVATION DE FROIT.

1272. Froit est gardé que il ne sourviegne ou propos, en aplicant choses chaudes par acte [1] dedens la plaie, etc., et dessus et environ.

1270. 1 Entre. *Latin* : Praeter dictas causas — 2 et uenue. *Latin* : et non solum resolvens.

1272. 1 paract'. *Latin* : calida actu, *c'est-à-dire chaudes par elles-mêmes,* actu *dans le langage scolastique, opposé à* potentia, *en puissance.*

PRESERVATION DE PUTREFACTION.

1273. Putrefaction autresi est deve[e]e, en dilatant la bouche de la plaie, et en tenant la ouverte, et en metant dessus mondificatis de ners jusques a tant que souffisante mondification soit acquise.

1274. Causes especiaus entroduisantes spasme de inanition sont devant gardees des plaies, etc., en restraignant le flus du sanc, si comme il est demonstré par dessus, et en curant les autres choses, si comme flus de ventre decourable et choses semblables dessus dites, si comme il est enseignié ens aucteurs de medecine, les quelles choses toutes devant gardees, spasme ne puet estre entroduit ou propos; et comme la maniere de garder des choses dessus dites soit boine, toutevoies chose profitable est recourre [1] a aucunes riulles qui sont assignees par dessus ou chapistre de la cure des plaies des ners [2].

1275. Environ les signes du spasme, enciez que il soit entroduit en la plaie, .2. choses sont a entendre : la .1. environ les signes communs de l'un et de l'autre spasme; la .2. environ les signes devisans entre les espoisses du spasme.

SIGNES COMMUNS DE SPASMEZ ANTECEDENS. ‖

1276. Communs signes antecedens sont : difficulté F° 67 a de mouvement de membres qui est acreue continuelment petit et petit, et enroidissement qui est fait petit et petit meimement entour le col, contraction de leivres, ausi com se le patient rioit, dificulté d'ouvrir les

---

1274. 1 et comme la maniere dessus dite soit boine de garder toute uoies chose profitable est recourre. *Latin :* cum modo autem praeservandi praedicta utile est recurrere. *Le traducteur a pris* cum *préposition pour la conjonction* cum — 2 §§ *848 et suiv.*

maxilles et les dens et [1] de transgloutir, aucune torture des eux, des oreilles, des levres et semblables.

1277. Environ les signes especiaus devant alans, devisans entre les diverses espoisses du spasme, pour ce que diverse maniere de ouvrer est deue a diverses espoisses, .2. choses sont a entendre : la .1. environ les signes antecedens spasme a venir de replection; la .2. environ les antecedens spasme a venir [de inanition] [1].

SIGNES ANTECEDENS SPASME DE REPLECTION, ET SONT .5.
ET APERENT.

1278. De la .1. : spasme de replection sourvient en plus poi de temps que de inanition [1] (et de vanité) [2].

1279. Item nulle evacuation ne va devant icelui, si comme flus de sanc souffissant de la plaie ou d'ailleurs, ou solution de ventre, ou fievre longue consumante.

1280. Item greignour doulour va devant spasme de replection que de inanition [1].

1281. Item spasme n'es[t] nule fois entroduit en la p. 261 plaie, se forte doulour ne va devant, ou froit, ou putre-faction, ou toutes ces .3. causes, ou ces .2.

1282. Item se trop grant enfle ne va devant ou dou-

1276. 1 et *répété*.
1277. 1 *Latin :* spasmum de inanitione.
1278. 1 de euacuation. *Latin :* de inanitione — 2 et de vanite (*lire* vacuité) *est ajouté par le traducteur. Ici omission d'une petite dissertation sur la filiation du spasme de réplétion et d'inanition.*
1280. 1 *Omission de l'explication. Le manuscrit a ici la phrase suivante qui est un composé de la précédente et de la suivante :* Item spasme nest nule fois entroduit en la plaie se forte doulour ne ua deuant spasme de replection que de inanition.

lor environ la plaie ou apostume qui ne puet estre meuree dedens temps acoustumé.

LES SIGNES DEVANT ALANS SPASME DE INANITION,
ET SONT .3. ' ‖

1283. Les signes devant alans au spasme de vacuité F° 67 b
a venir sont [.3.] '.

1284. Aucune evacuation superflue va touz jours devant icelui, si comme trop grant flus de sanc, etc., ou fievre longue desliante les humeurs et degastante, ou longue dolor, ou debilité d'apetit.

1285. Item cest spasme est fait petit et petit et ne mie soudement.

1286. Item greigneur desiccation qui soit ' sans aide [de medecine], va tous jours devant en la plaie.

1287. Ces signes dessus dis apparans, chose necessaire est aler encontre es dites causes, que spasme ne s'aferme es dites plaies ou autres choses, pour ce que plus fieble chose est defendre le membre navré ou blecié, etc. de spasme, enciez qu'il soit affermé, que labourer environ icelui, qui est ja spasmé, par doutouse medecine.

LA CURE COMMUNE.

1288. Environ la maniere de curer spasme qui est ja entroduit es plaies et semblablez, .2. choses sont a entendre : la .1. environ la cure commune; la .2. environ la cure particuliere.

LES SIGNES DEVANT ALANS — 1, 2.

1283. 1 .3. *est du traducteur. Le latin dit seulement* : Signa antecedentia, *etc.*, sunt : *mais ces signes sont en effet au nombre de 3.*

1286. 1 qui ne soit. *Latin* : absque adjutorio medicinae.

.4. RIULLES GENERAULS

DE LA CURE DE L'UN ET DE L'AUTRE SPASME.

1289. Environ la cure commune sont donnees .4. riulles generaulz.

1290. La .1. : tout spasme affermé ou membre particulier, si comme ou piè, etc., ou en tout le cors, et endurci, n'est pas curé [1].

1291. La .2. riulle : toutefois que evacuations ne souffissent a la cure, en la cure du spasme qui est fait en la plaie, pour le nerf ou pour la corde ou semblable, en lieu touchable ou signé, et les remedes ne souffissent qui seront dis [1], soit trenchiet du tout en tout en latitude le nerf ou la corde ou semblable spasmé, que le patient ne meurge du spasme.

F° 67 c   **1292.** La .3. riulle est que || aucuns metent diversité en la maniere de curer spasme universeil, qui est fait en tout le cors, et le particulier qui est fait en [1] .1. seul membre, si comme ou piè, le quel spasme universeil n'ensuit nule fois les plaies et semblables, se il n'est fait de spasme particulier devant alant ; et une meisme maniere d'ouvrer est a bien pou as deus [profitable] [2] ou nuisible.

1293. La .4. riulle est de spasme de vacuité et de vanité, ou de replection de plaie, [universeil] [1], quant le cors a perdu du tout en tout mouvement ; ou particuilier, comme le membre a perdu du tout en tout mouvement, autresi icés ne seront jamais curés.

1290. 1 *Le traducteur omet de traduire, suivant son habitude, l'explication de cette première règle, comme des suivantes.*

1291. 1 dites

1292. 1 entre — 2 *Latin :* et idem modus operandi fere est ambobus proficuus aut nocivus...

1293. 1 *Latin :* 4ᵃ regula : spasmus de inaṅitione vel repletione universalis, cum...

p. 262   **1294.** Environ la cure particulier, .2. choses sont a entendre : la .1. environ la cure de spasme de replection ; la.2. environ la cure [de spasme] [1] de inanition.

CURES PARTICULIERES.

1295. Environ la cure de spasme de replection, .2. choses sont a entendre : la .1. environ aucunes divisions d'icelui donnantes au propos ; la .2. environ la cure de celui qui est curable.

DIVISIONS DE SPASME DE REPLECTION.

1296. De la .1. : spasme de replection est double : l'un est particulier et l'autre universeil [1].

1297. Le spasme particulier est treble.

1298. Le .1. est cil qui n'apert pas encore ou membre, toutevoies les signes d'icelui devant alables apperent.

1299. Le .2. est cil qui apert ou membre en tel maniere que le membre se commence fieblement a mouvoir.

1300. Le .3. quant le membre a perdu du tout en tout mouvement, et il est roide ou courve, ne ne puet estre meu en nule maniere ne volentiers ne a force.

1301. Spasme universeil autresi est treble.

1302. Le .1. quant les signes vont devant ou spasme particulier, ne mouvement n'est encore pas empechié.

1303. Le .2. est quant tout le || cors est meu fieble- F· 67 d ment apertement.

1304. Le .3. quant tout le cors est fait du tout inmouvable.

1294. 1 *Latin :* circa curam spasmi de inanitione.
1296. 1 *Après* « uniuerseil » *le ms. a :* « Diuisions ».

LA CURE DE SPASME DE REPLECTION CURABLE EST FAITE PAR .6. CHOSES.

1305. Environ la cure [de spasme de replection] [1] curable, toutes les .6. choses sont convenables ou aucunes d'iceles, c'est a savoir purgations, potions, diete, cautere[s] [2], medecine[s] i mise[s] [3] sur le lieu et aucune fois total [4] incision du nerf spasmé ou semblable.

1306. Purgations au propos sont saigniees, medecines laxativez, ventousations, appension de sansues, clistoire, suppositoires, estuves, esternuement, gargarismes.

1307. La maniere de saignier, de [amenistrer] [1] medecine laxative, d'appliquier sansues et ventouses est mise ou chapistre universeil [2] et miex enz aucteurs de medecine.

1308. Clisteres et suppositoires sont fais de medecines qui sont forment attratives.

1309. Estuves [sont faites] [1] de herbes chaudes consumantes, si comme aluisne, calaman, origan, primevoire, sauge et semblables.

1310. Esternuement et gargarismes sont fais o poudre de castor et de poivre et semblables.

1311. Pocions sont faites de castor, de canele, d'espie, de poivre, de graine de paradis, de majorainne et semblables cuites en vin, ou soit fait pigment d'icés choses.

1312. La diete soit chaude, seche, consumptive, digestive, petite en [1] quantité.

1313. Cauteres soient fais entre chascune des .2.

1305. 1 *Latin* : circa curam curabilis spasmi de repletione — 2 *Latin* : cauteria — 3 *Latin* : localia — 4 toute. *Latin* : totalis incisio.

1307. 1 *Latin* : modus... pharmaciandi — 2 §§ 750-764.

1309. 1 *Latin* : fiant.

1312. 1 ou. *Latin* : pauca in quantitate.

spondilles du col que tu voudras, et soient roons ne mie parfons [1].

1314. Les choses mises sus le lieu au propos sont pluiseurs et les lieux, ou eles doivent estre appliquies, sont [divers][1].

1315. [Les choses mises sus le lieu sont huiles et oignemenz chauz, si comme huile de lorier, etc., et pueent estre acuees o castor et semblables [1]].

1316. [Les lieus, ou eles doivent estre appliquies, sont le chief, le col] [1], sous les aisselles, les aignes.

1317. Tout le chief et le col soient en‖volopés o les F° 68 a dis cauteres de laine atout son sing, et soit espandue sus la laine huille chaude, et soit continuee.

1318. Le chief, le col, sous les aisselles, les aignes soient oinz des oignemens chaus dessus dis ; et se fievre est appelee, ne soient nient plus continuees les choses dessus dites, ja soit ce que aucuns enseignent ou propos que l'en doit apeler fievre jouste l'aufforisme Ypocras de la .2. partie, ou il dist « febrem in spasmo », etc. La quel chose n'est pas veue raisonnable aus autres mestres, quant cest spasme e[s]t [1] accident de plaie ou d'apostume ou de semblables ; et se [2] cest

---

1313. 1 du col que tu uaudras roondes ne mie parfondes. *Latin :* cauteria fiant inter quælibet duo spondilia colli rotunda non profunda. *Le traducteur a attribué ces deux derniers adjectifs aux vertèbres, tandis qu'ils se rapportent aux cautères.*

1314. 1 *Latin :* Localia ad propositum sunt plura et loca diversa, quibus debent applicari.

1315. 1 *Tout ce § 1315 a été sauté par le traducteur, trompé par la répétition des mots commençant le paragraphe précédent. Voici le texte latin :* Localia sunt olea et unguenta calida, sicut oleum laurinum, etc. et possunt acui cum castoreo et similibus.

1316. 1 *Le commencement de ce § 1316 jusqu'au mot « col » a été sauté par le traducteur trompé par la même répétition qu'au paragraphe 1314. Voici le texte latin :* Loca quibus applicari debent, sunt caput, collum, subassellae, inguina.

1318. 1 *Latin :* quoniam iste spasmus est accidens vulneris — 2 ce.

spasme est sans icestes, et il est de matiere froide, et le cors n'est pas plectorique, et la fievre appelee est effimere, adonques est la fievre bonne et ne nuist pas en cest propos.

1319. Quant toutes les choses devant dites sont faites artificiaument, et eles ne soufficent a la cure du spasme es membres navrés, es plaies des quiex le nerf spasmé o semblable puet estre veu et tou[chié] [1], premierement soit trenchié du tout en tout selonc la latitude de la plaie, se il ne fu trenchié du tout en tout, quant la plaie [2] fu fait[e] premierement [3], et adonques le membre p. 263 a cui cel nerf servoit, perdra le mouvement naturel, la [4] quel chose est mains de mal et mendre que se le patient mouroit du dit spasme.

LA CURE DE SPASME DE INANICION, (C'EST DE VANITÉ
ET DE VACUITÉ) [1].

1320. Environ la cure de spasme de inanition, a savoir est que il est double, c'est a savoir : enciez que grant deffaute appere ou dit mouvement du membre navré ou de tout le cors; ou puis que grant deffaute F• 68 b apperge ou dit mouvement et a bien || petit immob[i]lité, et est cest derrain spasme incurable selonc Galien [1] ou .12. de Megataine, ou .7. chapistre en la fin. Le .1. est aucune fois curable.

1321. Environ la cure du quel .3. choses sont a entendre, c'est a savoir : la diete, le baing, les choses mises dessus.

1322. La diete soit froide, moiste, autresi comme des

1319. 1 *Latin :* potest tangi — 2 quant le spasme. *Latin :* quando fuit factum primum vulnus — 3 *Omission de l'explication* — 4 le.
LA CURE DE SPASME. — 1 *L'explication entre parenthèses est du traducteur.*
1320. 1 G. *Latin :* secundum Galenum xii° megategni cap. 7.

fievreus ; il doivent user du broet de poucins [1] sans sel, lait dous et choses semblables et pain amoisti dedens et vin blanc mout [2] eaveux et choses semblables.

1323. Le baing soit fait de eaue douce et de eaue de decoction de violes et mauves et de choses semblables.

1324. Les choses locaus soient huile de violete et oignemens resumptis, si comme est oignemens de amil [1], de gresse de porc et de mouele de veel et semblables [2].

1325. Outre [1] icés choses, tres grant habondance de toutes espoisses de medecinemens aidans au propos est trouvee ens aucteurs de medecine et meismement de cyrurgie, et pour ce l'en doit recourre a iceus.

D'AUTRES EMPEECHEMENS ENPEECHANS [1] LA CURE ACOUSTUMEE DES PLAIES.

1326. Environ aucuns empeechemens, autres que spasme [1], aloingnans la cure des plaies et empeechans que elles ne soient curees dedens le temps d'iceles acoustumé et deu, .2. choses sont a entendre : la .1. de la cure d'iceles en general ; la .2. en especial.

1322. 1 *Le latin dit* « pullarum » *de poules* — 2 ml't.

1324. 1 amil. *Latin :* unguentum ex amylo. *D'autres manuscrits ont* « amido ». *Une main postérieure, qui semble être du* xve *siècle, a biffé* « de amil » *et mis à sa place dans l'interligne* «de gresse de ours » — 2 *Ici est placé le titre* « Dautres empeechemens » *qui doit précéder le* § *1326.*

1325. 1 Entre. *Latin :* praeterea.

D'AUTRES EMPEECHEMENS — 1 EMPEECHEMENS DE SPASME ENPEECHANS.

1326. 1 empeechemens de spasme. *Latin :* Circa impedimenta alia a spasmo.

.5. RIULLES

1327. [De la .1. sont donnees .5. riulles generaus[1]].

1328. La .1. : les[1] plaies ou les ulceres ne sont pas curees, se elles ne sont sechies des superfluités[2].

1329. La .2. riulle : se le membre ou le cors soient discrasiés, premierement rectefie la discracion; en après pense de la plaie et de l'ulcere.

1330. La .3. : se le foie ou l'esplain soient discra-
F° 68 c siés, la quel chose est faite ‖ souvente fois es plaies ancianes, premierement soit rectefie leur complexion[1], encés que l'en voist a la cure de la plaie.

1331. La .4. riulle : se humeurs pechent ou cors ou [en] membre ulceré ou navré en qualité ou en quantité ou en l'un[e] et l'autre, soient atrempees o flebothomie ou o medecine laxative ou en l'un[e] et en l'autre et o bon regimen[1].

1332. La .5. riulle : se mauveses humeurs decourent de tout le cors a la plaie, soit purgié le cors o purgacion competente, et adonques soient aidiees les plaies ou les ulceres o medecine laxative et o vomit.

1333. Environ la cure de ces empeechemens en p. 264

1327. 1 *Ce paragraphe manque dans la traduction. Latin :* De primo dantur 5 regulae generales.
1328. 1 des — 2 *Le traducteur a omis l'explication de cette première règle, comme de toutes les autres.*
1330. 1 rectefie de leur contraire. *Latin :* rectificetur eorum complexio.
1331. 1 regimē. *Latin :* cum bono regimine.

especial, a savoir est que il sont .17. par nombre, c'est
a savoir : 1) [1] male disposition de tout le cors; 2) male
disposition de seul membre navré; 3) discrasie de seul
foie; 4) discrasie de seul esplain; 5) trop grant acuité
de sanc ou autre mauvese qualité sourmontant; 6) diete
desordenee; 7) medecinement inconvenient, appliquié a
la plaie; 8) glandes amenistrantes mauvese humeur a
la plaie; 9) engroissement des levres de la plaie; 10)
char superflue; 11) char mole mauvese, mauvese char
endurie; 12) mauvese assiete de plaie, si comme au
coute; 13) mauvese fourme de la plaie, si comme
roonde; 14) piece d'os poignant la plaie par dedens;
15) ou corrumpue et ne mie poignant; 16) trop grant
quantité de sanc; 17) vaines amenistrantes mauvès
sanc a la plaie, si comme des varices.

p. 265

1334. Environ la cure des queles toutes choses
dessus dites, .3. choses sont a entendre : la .1. environ la cure des .7. empeechemens qui sont curés par la
seule art de medecine sans [1] aucune oevre manuel. La
.2. environ la cure des .8. en‖peechemens qui sont sans F° 68 d
moien après ceus qui sont devant nombrés, les quiex
.8. sont curés par seule operation manuel. La .3. environ la cure des .2. derrains a la cure des quiex medecine est profitable et autresi cyrurgie.

LA CURE DES .7. EMPEECHEMENS CURABLES PAR MEDECINE.

1335. Environ la cure des .7. premiers empeechemens, a savoir est que il sont corrigiés, en considerant
les signes et les causes [de] [1] discrasie, en amenistrant

1333. 1 *Les chiffres 1) 2) etc. sont dans le texte latin et manquent dans la traduction. Les explications de ces empêchements
manquent également dans la traduction.*
1334. 1 de medecine ou par aucune. *Latin :* sine aliquo opere.
1335. 1 *Latin :* signa et causas dyscrasiae

les choses contraires en la diete, etc. Ajouste que a la correction de cez choses aident aucune fois les choses mises sus qui sont semblablement [2] contraires a la complexion du membre, et la diete des navrés qui est orden[e]e ou chapistre universeil dessus dit [3], et pour ce l'en i doit recourre et auz aucteurs de medecine en chascun propos.

LA CURE DES .8. EMPEECHEMENS CURABLES PAR CYRURGIE.

1336. Environ la cure de .8. empeechemens dessus p. 266 dis qui sont curables par seule cyrurgie, .8. [choses] sont a entendre, selonc ce que il sont .8. ; le premier a la premiere, et aussi des autres par ordre.

1337. Du .1., c'est a savoir de correction [1] de glandes, eles sont corrigies en .2. manieres : la .1. est en resolvant ; la .2. en trenchant [2] et en atraiant hors.

1338. Du .2. : les leivres grosses soient asubtillies [1], en corrodant ou en rooignant la groisseur.

1339. Du [1] .3. : la char superflue est ostee, [si comme est devant dit [2] o oignement vert et o charpie.

1340. Du .4. : char mole mauvese, ne mie superflue ou superflue [1]] est ostee par cele meisme maniere.

1341. Du .5. : la char mauvese, ne mie superflue [ou

2 sont simplement. *Latin :* quae sint similiter — 3 §§ *770-788.*

1337. 1 correption. *Latin :* de correctione — 2 en chaut. *Latin :* incidendo.

1338. 1 a subtillier.

1339. 1 De la — 2 §§ *837-839.*

1340. 1 *Tout ce qui est entre crochets depuis le paragraphe précédent* « si comme » *jusqu'aux mots* « ou superflue » *a été sauté par le copiste qui a été trompé par la répétition des mots* « est ostee ». *Latin :* De tertio : caro superflua consumitur sicut dictum est cum unguento viridi et carpia. De quarto : caro mala mollis non superflua aut superflua eodem modo consumitur.

superflue '], qui est endurcie, soit ostee o ruptoires ou
o fors corrosis, si comme ² o arsenic sublimé et semblables, ou o trenchement ou o cautere couvenable ³.

1342. Du .6. : || la mauvese assiete de la plaie est F° 69 a
corrigie, si comme possible, en denoiant le membre de
mouvement et de ploiement, et en faisant aucune fois
une autre plaie jouste la .1. en lieu plus couvenable a
consolidation, a ceste fin que le flus de humeurs soit
mué de la plaie a la .2. jusques a tant que la .1. plaie
soit curee ; et adonques puet estre curee la plaie legierement, selonc ce que ele est assise en mellcur assiete.

1343. Du .7. : la fourme roonde de la plaie soit
ramenee o incision ou o cautere a fourme longue selonc
la longitude du membre, se nerf ou semblable ne le
contredit.

1344. Du .8. : l'os poignant la plaie par dedens, ou
corrumpu et ne mie poignant et ne mie pouant iestre ¹,
soit ainsi osté : la plaie soit eslargie o instrumens ou o
medecine corrosive ou o cautere convenable ² duc'a tant
que l'os nuisible puisse estre trait o engiens que le sens
demonstre, et si comme Avicene demonstre et enseigne
ou .1. livre, ou .4. fen, ou 27 chapistre entitulé : de
medication de corruption de membres ³.

Toutevoies se l'os corrumpu est grant, si comme l'os
de la cuisse ou semblablez, le mire ne doit aprochier
nule fois icelui.

1341. 1 *Latin :* caro mala non superflua aut superflua — 2 ou
o. *Latin :* ut — 3 *Le latin dit* : aut incisorio aut cauterio actuali.
1344. 1 ne mie pouant i estre. *Latin :* non potens exire —
2 *Le latin dit* : cauterio actuali — 3 *Latin* : cap. 27 et 28 intitula-
tis : de medicatione corruptionis membrorum et solutionis continuitatis et specierum ulcerum.

LA CURE DES .2. EMPEECHEMENS CURABLES PAR MEDECINE
ET PAR CYRURGIE.

1345. La cure des .2. derrains empeechemens, c'est
a savoir qui poent estre corrigiez par medecine et par
cyrurgie : .2. choses sont a entendre : la .1. environ
la correction par medecine ; la .2. environ la correction par cyrurgie.

1346. Environ la .1., .2. : la .1. environ la correction du .1. ; la .2. environ la correction du .2.

1347. [Du .1. : la quantité de la diete soit amenuisie
et acreue et corrigie, si com il aparra convenable.

1348. De la correction du .2. par medecine :] ¹ la ||
F⁰ 69 b malice du sanc des vaines et des varices soit corrigie
par medecine et par diete et par potion, par medecine
laxative et par choses semblables, en ajoustant au
propos.

1349. Environ la correction d'icés par cyrurgie .2.
choses sont a entendre : la .1. environ la correction du
.1. ; la .2. environ la correction du .2.

1350. Du .1. : trop grant quantité de sanc soit ape-
ticee par sangniee ¹ ou autrement, mes la petitece d'icelui n'est pas acreue par cyrurgie.

1351. Du .2. : la malice ¹ du sanc des varices et des
semblables est corrigee en evacuant partie d'icelui par
flobothomie universeil et par flobothomie particuliere
de vaine ou de varice, qui est ainsi faite :

1352. Une aguille enfilee soit fichie, et trespasse par
le membre desous la varice en .2. liex, l'un loing de

1348. 1 *Le § 1347 et le commencement du § 1348 manquent
dans le manuscrit. Latin :* De primo : diaetae quantitas minuatur
et augeatur et corrigatur sicut videbitur expedire. De correctione
secundi per medicinam : corrigatur malicia sanguinis, *etc.*

1350. 1 sanguine.

1351. 1 malaice. *Latin :* malicia.

l'autre par l'espasse de .2. dois traversaus ou milieu de la queile espace la vaine ou la varice soit saigniee, et soit laissié le sanc decourre tant comme il convient, et adonques soient estrains et soient lachiés les .2. filz trespassans sous la varice, et ainsi soit estraint le sanc [1],

p. 267 et soit mis dedens la plaie de la saigniee .1. pulville de charpie amoisti o salive et espraint, embevré de poudre de arsenic sublimé.

1353. En après, quant l'escharre sera cheue de la varice, soit ainsi cur[e]e la plaie d'icele : la varice soit affermee ; et soit engendree dedens la concavité d'icele char cailleuse, denoiante le trespassement du sanc vers la plaie, et doncques a la fin soient ostés les filz des quiex cele vaine avoit esté liee [1].

LE .12. CHAPISTRE

[DE LA .1. DOCTRINE DU .2. TRAITIÉ]

DE LA CURE DE LA CONTUSION SANS PLAIE EN QUELQUE LIEU QUE ELE SOIT. ‖

1354. Environ le .12. chapistre principal qui est de F° 69 c la cure de contusion sans plaie en quelque lieu qu'ele soit, .2. choses sont a entendre : la .1. environ la contusion en [1] commun qui n'est pas approprie a aucun

---

1352. 1 *Le texte latin a ici :* aut potest fieri sicut fit communiter flebotomia absque hoc quod dicta fila sub varice infigantur, quo facto infigatur vulneri usque ad concavitatem varicis quantum est medietas lenticulae de arsenico sublimato et ibi sit donec cum escara expellatur et tunc curetur vulnus.

1353. 1 *Omission des « declarationes praeambulae » au chapitre suivant (éd. Pagel, p. 267).*

1354. 1 est. *Latin :* in communi.

membre ; la .2. environ la contusion aproprie as membres et a aucuns liex particuliers.

1355. Environ la .1., .2. : la .1. environ la connoissance de la contusion ; la .2. environ la cure d'icele.   p. 268

1356. Environ la .1., .2. [1] : la .1. environ la discretion [2] d'icele ; la .2. environ les seules divisions d'icele, metantes diversité en la cure d'icele.

1357. Du .1. : contusion est apelee d'Avicenne « alefase » ou .1. livre, ou .4. fen, ou .2[8]. chapistre entitulé : de medecinemens de solucion de continuité, etc., et met iluec la cure d'icele.

DESCRIPTION DE CONTUSION.

1358. Contusion sans plaie est [1] trace ou contricion ou confraction qui remaint es parties du cors par dehors, puis que aucune chose extrinseque, ferme comme pierre, fust ou semblable, encontre a icele[s] cruelment.

DEVISIONS DE CONTUSION QUI SONT .5.

1359. De la .2., c'est a savoir des divisions de contusion, a savoir est que l'une est petite, l'autre moiene, l'autre grande, et ces choses apperent.

1360. La .2. [1] devision de toutes les devant dites contusions :

1361. L'une est nouvele en la quiele le sanc ne fait encore nule participation de porreture ou de groisseur.

1362. La .2. en la quele le sanc est engroissié et ne tent pas encore a putrefacion.

1356. 1 .3. *Latin :* duo — 2 *Latin :* descriptionem.
1358. 1 est sans plaie.
1360. 1 .1. *Latin :* Secunda divisio.

1363. La .3. qui est aucune fois plus enviellie en la quele sanc est si pres d'estre porri qu'il ne puet estre corrigié par nule maniere.

1364. La .4. en la quele sanc est ja tourné a pourreture.

1365. La .3. devision de toutes les contusions :

1366. L'une ‖ est en la quele les humeurs decourent F° 69 d encore, et de la quele l'enfle acroist et la dolour, etc.

1367. L'autre en la quele le flus des humeurs est cessé et l'enfle ne s'acroist plus.

1368. La .4. devisions de toutes les contusions devant dites :

1369. L'une est en membres [charneus] ¹, si comme es nages, es espaulles.

1370. L'autre est en membres nerveus, si comme es mains, es piès, es muscles ¹ et es semblables.

1371. La .5. devision des contusions de lieus nerveus:

1372. L'une est o doulor notable et forte.

1373. L'autre sans dolour notable ou forte.

1374. Environ la cure .2. : la .1. environ unes ¹ riulles generaulz ; la .2. environ la cure especial.

.8. RIULLES

SONT GENERAUS DE LA CURE DES CONTUSIONS.

1375. De la .1. sont donnees .8. riulles generaus.

1376. La .1. : en quelque contusion nouvele que flobothomie est conveniente, soit faite la flobothomie le plus tost que l'en puet, les choses considerees qui

---

1369. ɪ *Latin :* in carnosis membris.
1370. ɪ muches. *Latin :* musculis.
1374. ɪ environ la cure unes. *Latin :* circa quaedam generalia.

sont a considerer, et meismement se c'estoit environ mienuit ou après mengier [1].

1377. La .2. riulle : le pacient qui a la contusion, face abstinence de boire ou de mengier jusques environ .12. eures, et plus ou moins, selonc ce que il sera plus vuit ou plus replet.

1378. La .3. riulle : la diete qui est couveniente aus p. 269 contusés, [est cele qui est couveniente aus navrés] [1].

1379. La .4. : les choses [1] mises sus la contusion soient plus fors et plus penetrans que celes sus la plaie ou la cissure [2].

1380. La .5. riulle : en quelque contusion que flobothomie est couveniente es fors soit faite ; semblable-[ment] sansues et ventouses sont conferentes es fiebles.

1381. La .6. riulle : escorcheure ou autre operation F° 70 a dole‖reuse ne soit faite nule fois sus les contusions des lieus nerveus.

1382. La .7. riulle de contusion est : es lieus nerveus, si comme en la cheville du piè, scarification n'i soit pas faite ne nulle autre operation dolereuse en la fontaine ou en lieu par desous, si comme il est fait communement sous la plante du piè.

1383. La .8. riulle est mise de Galien en Tegne, ou p. 270 traité des causes, ou .24. [1] chapistre en la partie : *si igitur fuerit totum corpus, etc.*, ce est : se le cors est

---

1376. 1 *Le traducteur, suivant son habitude, omet ici, comme pour les autres règles, les explications et les preuves du texte latin.*

1378. *Le membre de phrase entre [ ] manque. Il a dû être omis par le copiste à cause de la répétition des mots. Latin :* contusis convenit diaeta quae convenit vulneratis.

1379. 1 nules de choses — 2 que de la plaie ou de la cissure. *Latin :* localia contusionis sint fortiora et magis penetrantia quam vulneris aut scisurae. *Le traducteur, en traduisant mot à mot la fin de la phrase, était incompréhensible, et au commencement il exprimait le contraire de ce qu'avait voulu dire l'auteur.*

1383. 1 34. *Latin :* cap. 24.

fait plectorique, evacuation ne soit pas faite par la partie blecie ou contusee.

CURES ESPECIAUS DE CONTUSION, ET SONT .II. PAR NOMBRE.

1384. Environ la cure de contusion en especial .11. choses sont a entendre, selonc ce que la cure d'iceles est diverse en .11. [1] manieres.

1385. La .1. : contusion petite, nouvele, en quelque lieu que ele soit, soit curee en fomentant icele de vin chaut salé, et en metant dessus espere d'estoupes, qui quevre la contusion, amoistie du dit vin, en liant et en estraingnant par une seule preparation sans aucune evacuation [1].

1386. La .2. : cele meisme contusion enviellie soit curee, si comme il sera dit de la moienne et de la grant autresi envielliees, fors qu'elle n'a mestier d'evacuation si comme iceles.

1387. La .3. : moienne[s] contusion[s] et grandes es quelles nulle chose d'engroissement ou de putrefaction de sanc n'est pas encore conceue et as queles humeurs et enfle decourent encore et sont acreues encore continuelment, ou se il soient en membres charnus ou nervus, ou sans doulour ou o grant doulour, soient curees ou evacuations et o choses mises desus et o diete ‖.

1388. Evacuation ou propos est double, c'est a savoir flobothomie et farmacie. F° 70 b

1389. La flobothomie ou propos doit estre faite par diversion, si comme il est [dit] ou chapistre universel ou parole est faite de la maniere de saignier [1].

1384. 1 .2. *Latin :* undecim modis.
1385. 1 *Omission de l'explication de cette première règle, comme de toutes les autres.*
1389. 1 § 752 *et suiv.*

1390. Evacuation par medecine laxative doit estre autreci faite par diversion, si comme se contusion est sous le nombril, [soit faite evacuation par vomit, et se ele est sus le nombril] [1], soit faite evacuation par le cul et ainsi des autres.

1391. Les choses que l'en doit mettre desus soient vin chaut salé, etc., si comme il est dit par dessus [1].

1392. La diete soit faite qui est ordenee par dessus aus navrés [1].

1393. La .4. : moienne contusion ou grande en la quele sanc est engroissié [1] et endurci, ne mie tendant a putrefaction, soit curee o evacuation et o choses misez sus.

1394. Evacuation est double ou propos : universel et particulier.

1395. Universeil est faite de la vaine evacuante du membre contusé, si comme il est [dit] [1] ou chapistre universel [2].

1396. Particulere soit faite en cele [meisme [1]] contusion, et soit fait o choses mises sus et o ventueuses et o escorcheures et o sansues [2] [et] par fomentation [3].

1397. Les choses mises sus sont emplastre dyaqui- p. 271 lon [1], emplastre de fuilles de porret triblees o huille ou o burre appliquié chaut, et selonc Avicenne ou .4. livre, ou [.4.] [2] fen, ou .2. traitié, et dit que tel

---

1390. 1 *A cause de la répétition des mêmes mots, le copiste a sauté la phrase entre* [ ]. *Latin :* ut si sit contusio sub umbilico fiat per vomitum, si sit supra umbilicum fiat evacuatio per secessum.

1391. 1 § *1385.*

1392. 1 § *770 et suiv.*

1393. 1 est engroissie et engroissie et endurci.

1395. 1 *Latin :* sicut dictum ɔst — 2 § *757 et suiv.*

1396. 1 *Latin :* in ipsa contusione — 2 et o escorcheures o sansausues — 3 *Le latin ajoute :* stuphis et fricatione.

1397. 1 dyaq'lon. *Latin :* diachylon — 2 *Latin :* l. 4, f. 4.

sanc est charmé o farine d'orge, o sing de laine[3] et o calament.

1398. La .5. : moienne contusion et grant, en queilque lieu qu'elle soit, en la quele sanc est si pres de la putrefaction qu'il ne puet estre corrigié, en la quele les humeurs dequeurent encore, et enfle acroist[1], etc., soit curee o evacuation et o choses mises sus.

1399. Evacuation soit flobothomie par diversion; mais meǁdecine laxative ou vomist ne soit pas cove- F° 70 c nablez, si comme il m'est avis, car il[1] atrairoient la matiere qui est ja corrumpue des parties de hors a celes dedens, etc.

1400. La chose mise sus soit maturative, duc'a tant que ele soit meuree et soit ouverte ; en après la mondi-ficative, etc., des queles toutes choses tres grant habon-dance est trouvee es[1] sengles aucteurs de medecine et cyrurgie.

1401. La .6. : cele meisme contusion dessus dite, en la quele le flus des humeurs est apaisié, et enfleure ne croist plus, soit curee o evacuation et o choses mises sus.

1402. Evacuation [soit] seule flobothomie, c'est a savoir de la vaine evacuante du lieu de la contusion et ne mie tournante[1].

1403. Les choses mises sus soient celes[1] qui sont dites[2] sans moien.

1404. La .7. : contusion moienne ou grande, en la quele le sanc est ja tourné en pourreture, soit curee en ouvrant la, et en mondefiant, etc., les riulles gardees

---

3 *Latin :* hujus modi sanguinem carminat farina hordei, ysopus humida, sanich et calamentum. Sanich, *orge concassé, et non suint de laine. Voy. au Gloss.* sing 1.

1398. et enfle et acroist. *Latin :* et tumor augetur, etc.

1399. 1 il *répété*.

1400. 1 est.

1402. 1 et turnante. *Latin :* et non divertente.

1403. 1 ceus — 2 dis.

qui sont [1] a garder, les queles ensuient en la cure des apostumes [2].

1405. La [1] .8. : contusion en la quele doulour est notable, forte, si comme es [2] liex nerveus, a la quele les humeurs queurent encore qui ne sont pas pres d'estre porries, soit curee o evacuation et o choses mises sus.

1406. Evacuations soient seules flobothomie [1] et medecine laxative [2] ou vomit par diversion, si comme il est dit [3] ; car evacuation ne doit estre nule fois du lieu qui est contusé, tant comme la douleur dure.

1407. Les choses mises sus soient huile rosaç tiede p. 272 et poudre de mirtilles poudree sus la contusion ointe de huile ou de laine signeuse en liu d'uille ou cirot [1] de ysope du quel Jehan Mesuë met la discrecion [2], et F° 70 d Avicene enseigne l'ordenance et la ‖ composition en antidotaire et met les loenges d'icelui par la discreption [2] de Galien et Filagre.

1408. La .9. : cele meisme contusion qui est maintenant dite, des que le flus des humeirs est cessé d'icelle, et elle n'est pas moult enviellie, soit curee o evacuations et o medecine mise sus.

1409. Evacuations soient flobothomie et medecine laxative ou vomit, evacuantes du lieu contusé la matiere conjointe et ne mie diversantes ; car quant la matiere ne queurt plus, el n'a mestier d'estre diversee.

1410. Les medecines sus mises soient lexive tiede, en la quele la contusion est fomentee, et emplastre de racine de altee cuite et tribl[e]e, et emplastre d'oignons cuis, etc.

1404. 1 font — 2 § *802 et suiv.*

1405. 1 Le — 2 les. *Latin* : sicut in locis nervosis.

1406. 1 flobothomies — 2 medecines laxatives — 3 §§ *1390, 1399.*

1407. 1 sirop. *Latin* : cerotum de ysopo — 2 *Latin* : descriptionem.

1411. La .10. : icele meisme contusion qui est encore plus enviellie et n'est pas mout [1] dolante, fors que ele deut en la seule eure du movement et empeesche le mouvement, si comme se elle est ou piè, et ordure n'i est engendree, soit curee o les dites evacuations et faites par cele [2] meisme maniere.

1412. Les medecines mises sus soient plus fortes des devant dites, si comme emplastre ou decoction de cendre de vigne, de vin et de vin aigre et fomentation o lexive de cendre de vigne et emplastre de fiens de coulonp cuit avecques vin et o calx poudree, adjoustee avecques meisme[s] choses, et emplastre de farine de feives ovec vin aigre et miel et choses semblables fortes, resolvantes, les queles choses soient toutes appliquiees tiedes.

1413. La .11. [1] : se la contusion maintenant dite se deult forment [2] pour aucu‖ne cause ou pour aucune F° 71 a erreur, la quel chose avient moult poi pour ce que les liex nerveus sont secs, soit ouverte et soit mondefiee par la mondification des ners dessus dite [3]. En après p. 273 soit procuree o estoupes et o vin, duc'a tant qu'ele soit curee, et soient gardees toutes les riulles qui sont a garder.

1414. Environ la contusion approprie a aucuns liex particulers, a la cure des quiex la cure universeil dessus dite des contusions [1] n'est pas souffisante, .2. choses sont a entendre :

1415. La .1. environ la cure qui est faite es leivres et environ les eux.

1416. La .2. [1] environ la contusion en la quelle

1411. 1 ml't — 2 celes.
1413. 1 .2. *Latin* : 11° — 2 *Le latin a « insanietur », c'est-à-dire vient à suppurer*, d'insaniare *que le traducteur a confondu avec* insanire, *être fou de douleur* — 3 § *1222*.
1414. 1 §§ *1375-1383.*
1416. 1 La .1. .2.

aucunes choses dedens sont quassees ou sont bleciees en aucune autre maniere, si comme les costes, si comme il avient a ceux qui sont batus et tourmentés et a ceus qui sont cheus de haut, et semblables.

1417. Environ la .1., .2. : la .1. environ la cure de la contusion, quant elle est nouvele ; la .2. environ la cure, quant ele est enviellie.

1418. De la .1. : soient supposees les evacuations et la diete, si comme elle[s] sont dites par dessus, c'est a savoir ou chapistre onniversel [1] ; le[s] medecines mises sus sont cestes : soit prise la rachine de navet sau[va]ge (c'est le ciau nostre dame) [2], et soit froissie ou trenchie jusques en son milieu ou la mouele soit frotee ou .1. instrument ou a l'ong[l]e, en raiant duc'a tant que il soit illuec aussi comme musillage, a la quele soit adjoustee et encorporee poudre de aloës epatique, et ce soit mis o la taste a toute la contusion ou enbloisseure, et soit renouvelé ou jour par .4. fois ou par plu[l]seurs ; dedens le .2. jour sera curee.

F° 71 b

1419. De la cure de contusion enviellie : roses et fenugrès [sont] sourtriblees aucune fois, et sont cuites en vin blanc, de quoi la contusion est fomentee. En après estoupes amoisties en cel meisme vin et es-praintes sont appliquies a la contusion, et quant elles sont refroidies, soient renouvelees, et soit fait ainsi souvent de jour en jour et de nuit. Ceste brieve cure est tres bonne et esprouvee.

1420. De la cure de la contusion en la quele aucunes choses sont quassees aucune fois ou blechiees par dedens, si comme les costes, etc. : soit curee par la

---

1418. 1 § 750 et suiv., § 770 et suiv. — 2 *L'explication entre parenthèses est du traducteur. D'ailleurs le navet sauvage est le nom vulgaire de la bryone (Bryonia dioïca) de la famille des Cucurbitacées, tandis que le sceau de Notre-Dame est celui du taminier (Tamnus communis) de la famille des Dioscorées.*

maniere universeil dessus dite [1]; toutevoies ajouste, ce qui moult [2] aide, si comme dit Tederic et Serapion en « agregations », et si comme je suis esprouvé d'ouvrer a mes patiens au vespre et au matin, mommie poudree, le pois de .2. pois, ovecques .1. poi de vin au vespre et au matin, jusques a tant que la doulour de la froisseure de dedens soit assouagiee. Et se les costes sont froissies, l'en doit recourre a la cure qui est enseigniee ou chapistre des froisseures [3].

1420. 1 §§ *1375 et suiv.* — 2 mol't — 3 *Ce chapitre des fractures devait commencer le IVᵉ traité (voy. § 7) que Mondeville, surpris par la mort, n'a pas eu le temps d'écrire. Cette première doctrine du IIᵉ traité est terminée ici par l'avertissement que les points restés indiscutés seront examinés, à mesure qu'ils se présenteront dans le cours de l'ouvrage.*

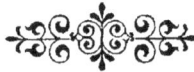

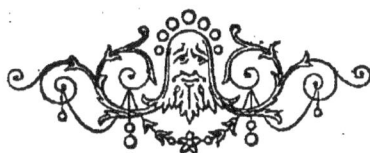

IIᵉ DOCTRINE

ULCÈRES

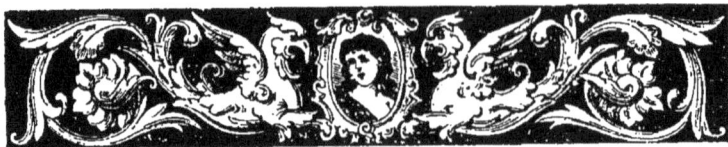

IIᵉ DOCTRINE

ULCÈRES

Ici se commance le proheme particulier
a la .2. doctrine du .2. traitié de ceste cyrurgie¹.

1421. Puis que le premier traitié de ceste cyrurgie
qui fu de l'anathomie abregiee, tant comme il apartient
au cyrurgien, est complet, et puis que la premiere doctrine du .2. traitié qui fu de la cure des plaies est fenie,
la .2. doctrine de cel meisme .2. traitié se commence o
l'eide de Dieu, en toute la quele .2. doctrine je dirai des
cures des ulcerations, de morsures et de pointures venimeuses, ‖ de fistules et de chancres.

p. 274

Fᵒ 71 c

1422. Et puis après je ¹ propose a proceder ou .3.
traitié² qui ensuit cestui sans moien, en procedant ainsi

Ici se commance — 1 *Latin :* Incipit prohoemium particulare ad
secundam doctrinam tractatus secundi chirurgiae Henrici de
Amondavilla, illustrissimi domini nostri regis Francorum chirur-
gici. *Encore une nouvelle forme du nom de notre chirurgien :*
Mondeville, Hermondeville, Amondaville, Amandaville, Mande-
ville, Armandaville, Esmondeville, etc.

1422. 1 le — 2 *Ce troisième traité n'est pas traduit*

que en chascun chapistre particulier je ferai connoistre premierement chascune maladie. En après .2°. je meterai la cure de cele meisme maladie. .3°. je desclarerai [3] toutes les choses obscures qui aront esté mises es .2. premieres parties dessus dites de chascun [4] chapistre.

1423. Je demonsterai chascune maladie en .4. manieres :

1424. Premierement je demousterai par sa propre diffinition ou description ;

1425. Secondement par ses divisions, et ne mie par toutes, mes seulement par celes qui metent diversité ou dificulté en l'oevre de cyrurgie ;

1426. .3°. [1] Par ses propres causes ;

1427. .4°. Par les signes communs propres et par les devisables [1].

1428. Je metrai .3. manieres de cures des maladies, en ensuiant par les sengles chapistres par ordre ou procès, c'est a savoir en iceulz seulz chapistres es quiex toutes les .3. manieres de la cure aront lieu.

1429. Car premierement je metrai la cure preservative ; segondement je metrai la cure curative ; .3°. [1] je metrai la cure paliative.

1430. La cure preservative est quant aucunez maladies a venir sont deveiees que eles ne vienent pas par le conseil de medecine ou de cyrurgie, si comme il apert par l'auctorité de Galien ou .1. chapistre en la .22. aufforisme : « Se la cause qui est appareillie a venir, et toutevoies ele n'ara encore fait nule chose, soit ostee, ce n'est pas curation, mes prevision » ; et en Tegnes ou traitié des causes, ou .27. chapistre qui se commance : *ad manifestos vero egros, etc.*, autresi par l'auctorité de

---

3 desclaierai — 4 chascun chascune chapistre.

1426. 1 .3.

1427. 1 .4. par les signes communs et par les propes devisables. *Latin :* per signa communia propria et per signa distinctiva.

1429. 1 .3.

Hali en son meisme comment[1]; et cete [cure][2] a aucune fois lieu ‖ en aucunes maladies apartenantes a cirur- F° 71 d giens, et non pas en toutes.

1431. Essample de ce : ele puet avoir lieu en homme qui est acoustumé a avoir mules es piès en tout yver qui puet estre gardé d'iceles par le conseil de cyrurgie, et en [1] mout d'autres semblables, si comme il aparra, des queles les patiens poënt estre autre fois si gardés, en aiant le conseil de pourvoiance.

1432. Adecertes ele n'a pas lieu es plaies, es contusions, es froisseures des os et es semblables qui sont faites d'aventures ; car si comme le Philosophe dit ou .1. de Periarmainnez [1], et est prové eu .2. de Phisique : « science n'est pas eue [2] des aventures enciés qu'eles aviennent, meismement previsive [3], mes aucune connoissance puet estre eue d'iccles [4], puis qu'ele[s] sont avenues. »

1433. Et aucuns aucteurs entremetent [1] aucune fois ceste cure en aucuns cas es quiex [ele] a lieu, si comme Galien dit ou .12. *de ingenio sanitatis*, ou .3. chapistre, en la premiere proposition, la ou il ensaigne a curer sincope enciez que elle soit faite, disant : « Tu qui es sage en l'art de medecine, seras vergoingnié, se sincope survient a ton pacient. »

1434. Cure curative, si comme il apert par les auctorités de tous les aucteurs de medecine et de cyrurgie, meismement de Galien ou chapistre alleguié, e[s]t celle par la quele la maladie qui est ja faite, est curee, de la quele je metrai .2. manieres :

1430. 1 en son meisme traitie comment. *Latin :* in commento ibidem — 2 *Latin :* et haec cura habet aliquando locum.

1431. 1 est.

1432. 1 *Latin :* peri harmonias. *Traité d'Aristote* — 2 eut — 3 preuisiues — 4 mes aucune connoissance puet estre eue diconnoissance puet estre d'iceles. *Latin :* Sed postquam evenerunt, potest haberi aliqualis notitia de eisdem.

1433. 1 entrementent. *Latin :* interponunt.

1435. En la .1. maniere je metrai toutes les riulles et les canons generaulz apartenans a la dite cure, tant comme j'en porrai traire des dis des aucteurs de mede-cine et meismement de cyrurgie, et de l'ex‖perience de ceux d'orendroit, des quelez riulles et canons la maniere particulier et conveniente d'ouvrer puet estre a bien p. 275 petit toute traite et esleue [1].

F. 72 a

1436. En la .2. je enseignerai la maniere de ouvrer particulierement selonc les canons universelz et les riulles dessus dites, et ceste cure a lieu en toutes les maladies ja faites, si comme il apert par les auctorités de tous les aucteurs de medecine, exceptés [1] seulement .3. cas, es quiex il couvient les cyrurgiens voulans gaaignier avoir recours a la cure paliative, s'il i doivent ouvrer.

1437. Le .1. cas est quant la maladie est simplement incurable par cyrurgie, si comme de chancre repost et fest[r]es penetrans as voies urinaulz et as mo[e]les [1] des grans os et semblables ou pieres [2], les quelles choses ne sont nule fois curees par le benefice de cyrurgie, fors ovecques toutes les racines et jusques que elles soient estrepees jusques a leur derrainne profundité, aus quelles estre ostees la vertu du pacient ne soufiroit pas, mes s'acouceroit [3] enciés et le pacient morroit ; et toute-voies la ferveur et l'acuité et la corrosion d'icés maladies poënt aucune fois estre adebonneriees, et toutevoies se elles ne poënt du tot en tout estre refrenees, et doulours sont faites plus tollerables au pacient, et est sa vie sou-vente fois aloignie, s'il est gouverné en .6. choses ne mie natureilz par maniere congrue, et se la maladie est procuree par medecinemens congrus mis dessus.

1438. Le .2. cas ou quel la cure curative n'a pas lieu,

1435. 1 esleuee. *Latin :* potest elici.
1436. 1 elseptes. *Latin :* exceptis solum tribus casibus.
1437. 1 *Latin :* medullas — 2 *Latin :* pejora — 3 sacouteroit. *Latin :* succumberet.

est en unes maladies qui sont curables par le benefice de cyrurgie, des queles Avicene parole ou .4. fen, ou .3. traitié, ou chapistre de la cure des festres et des per- tuiz [1] qui ne ‖ se conglutinent pas, en parlant de la cure F° 72 b des fistules envieillies et de forte curation, etc. [2].

1439. La cure d'icez est que il soient tous trenchiés o estrument dit novacule ou par cauterization o le feu ou par medecine corrosive, et ces choses sont mout [1] dolereuses; pour la quel chose le malade aime miex par aventure que la maladie li remaigne, qu'il ne fait a souffrir la cure d'icele, etc.

1440. Le .3. cas ou quel la cure curative n'a pas lieu est en unez maladies qui sont autresi curables par le benefice de cyrurgie et des queles le pacient amast mout [1] estre curé; toutevoies s'eles estoient curees, pire maladie ensieurroit de necessité de la cure d'iceles, si comme sont fistules de cul qui vienent d'emorroïdes envielliees et toutes fistules penetrantes o longaon sus les lacertes du cul et grant mort mal envielli, de la cure des quelles et de toutes les semblables, maladie [2] ou maladies pieres que iceles ensiuent de necessité, se elles sont curees, si comme il apert par l'auctorité de Ypocras en l'aufforisme de la .6. partie : *Emorro[i]das sananti antiquas, etc.*, et si comme il aparra par desous es sengles chapistres des cures des dites maladies, et si comme il puet aparoir par raison a chascun qui i veult regarder.

1441. La cure paliative est cure blandissante ou as- souagante, si comme il est [1] possible, la maladie aparte- nante aus cyrurgiens, et ne la cure pas; toutevoies elle

---

1438. 1 *Le latin dit :* capitulo de cura fistularum et coriorum. *Je ne comprends pas ici ce dernier mot que le traducteur traduit par* pertuiz — 2 *Latin :* difficilis curationis.

1439. 1 ml't.

1440. 1 ml't — 2 maladies. *Latin :* morbus aut morbi pejores.

1441. 1 el

rapraint ou cas l'acuité d'icele maladie [2], et la fait plus
tolerable.

1442. Et touz les aucteurs de medecine metent ceste
[cure de la] maladie en chascun lieu que il determinent
du regime des maladies simplement incurables [1] et du p. 276
gouvernement des maladies curables, des queles la cure
F° 72 c n'est pas profitable, si comme Ypocras et Galien di|ent
en l'aufforisme de la .6. partie ou il dit : *Emorroidas*
sananti antiquas et quibuscumque cancri absconditi
fiant, etc., et en autres lieus infinis ; et de rechief Galien [2] et Haly du gouvernement, ou traitié des causes,
ou .33. chapistre en la partie [3] : *ita vero ;* la enseignent [4]
il a avoir recours a la pauliative, quant la curative n'est
profitable ou quant ele ne puet estre faite, et dient que
les choses qui sont ou cors ou[tre] [5] nature, doivent estre
ostees ; car ce en est la cure ; et s'il ne puënt estre
ostees, soit faite pauliation, en transportant la matiere
a chose mains perilleuse.

1443. Ceste cure n'a pas lieu, fors en .3. seulz cas
dessus dis es quiex la cure curative n'est pas competente.

1444. Donques comme la maladie est simplement
incurable ou comme elle est curable, toutevoies le patient ne sueffre pas la cure d'icele, ou piere ensieurroit
de la cure d'icele. En ces .3. cas cure curative n'est pas
competente.

1445. Toutevoies se le patient veult que l'en li eide,
et quant il le veult, et il puet faire paie [1] competente au

2 elle rapraint icele ou cas de la maladie et la fait. *Latin :* tamen
acuitatem morbi in casu reprimit et ipsam tolerabilem magis
facit.
1442. 1 il determinent simplemens du regime des maladies
incurables. *Latin :* ipsi determinant de regimine morborum sim-
pliciter incurabilium — 2 G. *Latin :* Galenus et Haly — 3 *Latin :*
Galenus et Haly in tegni tract. de causis cap. 33 in parte — 4
enseignement. *Latin :* docent — 5 *Latin :* praeter naturam.
1445. 1 plaie. *Latin :* potest competenter solvere cyrurgico.

cyrurgien pour son travail, adonques cure paliative est competente, et donques li soit ordenee competente en toutes choses et par toutes choses, selonc ce que sa maladie le requiert, et selonc ce que l'ordre medecinal le requiert de droit, et selonc ce que il l'ara deservi par devant ou que l'en sara certainement que il en rendra bien les merites.

1446. Et ceste cure paliative est faite aucune fois curative en .2. cas derrains dis de la maladie, ja soit ce que l'en ne cuide pas; si comme j'ai veu mout [1] de fois avenir a Paris contre le commun jugement des compaignons.

1447. Ceste .2. doctrine du .2. traitié qui est de la cure des ulcerations a .4. ‖ chapistres. F° 72 d

1448. Le .1. chapistre est de la cure des ulcerations qui sont apelees par non absolu [1] ulceres.

1449. Le .2. chapistre est de la cure des morsures ou des pointures de chien ou de cheval et de semblables [ne mie enragiez], et de chien et de cheval et de semblables enragiez, et de serpens et de semblables bestes qui sont venimeuses de leur nature ou envenimees par accident [1].

1450. Le [1] .3. chapistre est de la cure des fistules.

1451. Le .4. chapistre est de la cure de chancre ulceré.

1446. 1 ml't.

1448. 1 absolut.

1449. 1 et de chien et de cheual enragiez et de semblables qui sont uenimeuses et de serpens aussi enuenimes de leur nature par accident. *Voici le latin de ce passage corrompu :* Secundum capitulum de cura morsuum aut puncturarum canis aut equi et similium non rabidorum, et canis et equi et similium rabidorum, et serpentium et similium venenosorum aut venenatorum.

1450. 1 La.

LE .1. CHAPISTRE

DE LA .2. DOCTRINE DU .2. TRAITIÉ

DE LA CURE DES ULCERES UNIVERSEIL ET PARTICULIER.

1452. Du .1. chapistre de la .2. doctrine du .2. traitié qui est de la cure des ulceres [1] .3. choses generaulz sont a entendre : la .1. de la connoissance des ulceres ; la .2. de la cure d'iceles ; la .3. de la declaration de toutes les choses obscures qui sont mises es .2. parties devant dites de cest chapistre.

NOTIFICATION.

1453. De la quele .4. choses sont a entendre, selonc ce que ulceration puet estre notifiee en .4. manieres : premierement par sa diffinition ou description ; .2. par ses divisions, ne mie par toutes, mes seulement par iceles qui metent diversité ou dificulté en la cure d'iceles ; .3. par ses propres causes ; .4. par ses signes communs et par ses propres devisables.

DIFFINICION.

1454. Ulceration est plaie porrie ou faite porrie, metante hors porreture ou autre ordure plus souvent p. 277 ou plus qu'elle ne doit [1], et a la feie outre le tempz ou quel les plaies ont acoustumé estre soudees [2], le quel temps fu selonc les Salerniens et autres anciens es termes de .40. jours ou environ ; toutevoies Galien acer-

---

1452. 1 ulcerer.
1454. 1 soit. *Latin :* plus debito — 2 sondees. *Latin :* solidari.

tainne le terme de la curation des plaies, ou quart || de F° 73 a
Engien, ou .4. chapistre, c'est a savoir le .7. jour, et
dist : « la clamour soit faite a Dieu omnipotent contre
celi qui puet curer la plaie dedens .7. jours et si i met
atente d'un an. »

DIVISIONS.

1455. Des ulcerations l'une est apparante, l'autre
parfonde ; des apparantes l'une est plaine, l'autre concave.

1456. Des concaves apparans sont .5. manieres, c'est
a savoir rendant venim, orde et puant, corrosive, porrie,
de forte consolidation [1].

1457. Une seule maniere est des parfondes, [et des
plaines autresi] [1]; et quel que chose que ce soit, chacune
d'icestes appara en ses sengles cures en cest premier
present chapistre, et en après comment elles ont convenience entre elles et comment elles se different.

1458. Entre les dites divisions des ulceres principaus
sont autres divisions d'ulceres ou d'iceus accidens ou
dispositions, les queles ne sont pas teles comme il apert
es aucteurs de cyrurgie et es traitiés des pratiques et
des aucteurs de medecine, meismement d'Avicene ou
.4. livre, ou .4. fen, ou .3. traitié du .1· chapistre, qui
sont :

1459. Des ulceres les unes sont [1] de cause intrinseque, les autres de cause extrinseque.

1460. Les unes ont doulour, les autres sans doulour.

1456. 1 *Latin :* difficilis consolidationis.

1457. 1 *Latin :* et planorum similiter.

1459. 1 ulcerun. Les autres de cause intrinseque. *Latin :* Ulcerum alia a causa intrinseca, alia a causa extrinseca. *Le traducteur
a écrit le mot latin* « ulcerum » *sans le traduire et a traduit
mot à mot ce qui suit* « ulcerum ».

1461. Les unes o apostumes ou o enfleure, les autres sans apostume et sans e[n]fleure [1].

1462. Les unes o chaleur ou [1] o froidure, les autres sans chaleur et sans froidure.

1463. Les unes o fievre, les autres sans fievre.

1464. Les unes de humeurs adustes, les autres [de] ne mie adustes.

1465. Les unes venimeuses ou envenimees, les autres non.

1466. [Les unes ont les levres ou le fons endurees, les autres non [1].]

1467. Les unes bloies, noires ou vertes, les autres non.

F° 73 b **1468.** Les unes || moles, dejectantes peulz, les autres non.

1469. Les unes o spasme, les autres non.

1470. Les unes en lieu[s] charnus, les autres en lieux nervus.

1471. Les unes es queles char ajoustee est engendree, les autres es queles non.

1472. Les unes ont les os corrumpus duc' au fons, les autres non.

1473. Les unes en cors ou en membres bien compleuxionnés, les autres en non bien complexionnés.

1474. Les unes de poi d'umidité, les autres de mout [1] d'umidité, les autres de moienne.

1475. Les unes nouveles, les autres mout [1] enviellies, les autres moiennes entre icestes.

1476. Les unes roondes, les autres longues, les autres angleuses.

1477. Les unes o deperdition de substance, les

1461. 1 effleure.

1462. 1 et. *Latin :* aut.

1466. 1 *Ce § manque. Latin :* quaedam habent labia vel fundum indurata, alia non.

1474. 1 ml't.

1475. 1 ml't.

aut[r]es non. De celes qui sont o deperdicion de substance, les unes sont o petite [1], les autres o mout [2]
grande, les autres o moienne.

1478. Les unes o flus de sanc, les autres non.

1479. Les unes [1] sont retenantes superfluités d'ailleurs, les autres non.

1480. Outre [1] les ulceres aparentes et parfondes [2] sont
autres manieres de ulceres ajoustantes [3], outre [4] les dessus dites, differences plus specificatives, si comme
chancre ou achancriees fistules, mort mal, etc. [5], si
comme il apparra es propres chapistres et diffinitions
d'iceux.

1481. Il convient le cyrurgien, voulant curer ulcerations, entendre o effet toutes les dites divisions, diversités, condicions des ulcerations et encore aucunes
autres, pour ce que il le couvient ovrer selonc ce que
chascune d'iceles est ou n'est pas, en procurant l'ulceration [1] ou pluiseurs, selonc ce que il le couvient ouvrer
en une maniere ou en autre, et ainsi cest ainseignement F° 73 c
e[s]t general a tous les cha‖pistres ensuians.

LES CAUSES ET LE[S] DIVISIONS DES CAUSES.

1482. Les unes sont maturiaulz, le[s] unes dispositives, si comme dit Avicene eu .1. livre, ou .2. fen, en
la .2. doctrine, ou .27. chapistre entitulé : « des causes
des ulceres. »

1483. Des causes maturiaulz l'une est sanc, l'autre
cole, l'autre fleume, l'autre melancolie, l'autre vent,
l'autre eaue.

1477. 1 les unes o petite sont — 2 ml't.
1479. Les autres.
1480. 1 entre. *Latin :* praeter — 2 concaues. *Latin :* profunda
— 3 ajoustees. *Latin :* addentes — 4 entre. *Latin :* praeter — 5 *Le
latin dit :* sicut cancer, cancrena, fistula, mortuum malum, etc.
1481. 1 inceration. *Latin :* ulceri procurando.

1484. Des dispositives l'une est la force [1] du membre deboutant la matiere a l'ulcere, l'autre est debilité du membre recevant, ce est de l'ulceré. Aucune fois icés .2. causes aviennent ensamble. p. 278

1485. L'autre est largesce ou spongiosité ou rarité du membre ulceré, si comme la char [1] glandeuse des emontoires.

1486. L'autre est largesce des voies et [1] des veines tendantes a l'ulcere [2] d'aillours, et la contrition des voies et des veines revenantes de cele meisme ulceration [3].

1487. L'autre est membre sous mis au membre [1], si comme la cuisse et le piè sont sous mis au [2] cors.

1488. L'autre est superfluité de norrissement venant au membre; l'autre est debilité du membre ne mie pouant convertir propre norrissement [1] en sa substance, ja soit ce qu'il ne decoure [2].

1489. L'autre est mors ou pointure de choses envenimees.

1490. L'autre est chalour du membre superflue trop atrahante [1].

1491. L'autre est debilité de vertu expulsive du membre.

1484. 1 est par la force.

1485. 1 ulcere ou de la char. *Latin* : ut carnis glandulosae. *Le traducteur a lu* aut *au lieu de* ut.

1486. 1 des uoies si comme des ueines. *Latin* : viarum et venarum. *Le traducteur a lu* ut *pour* et — 2 a lulcere ou daillours. *Latin* : ad ulcus aliunde — 3 et les autres contrition des uoies des ueines. *Latin* : et strictura recedentium ab eodem.

1487. 1 l'autre es membres sous mis du membre. *Latin* : alia suppositio membri — 2 ou.

1488. 1 propre de norrissement. *Latin* : nutrimentum proprium — 2 *Latin* : quamvis non superfluat.

1490. 1 *Ce § 1490 n'est pas dans l'édition latine de Pagel, mais se trouve dans les ms. Q 197 et 7131, comme l'indique l'éditeur, p. 278.*

1492. L'autre est mouvement superflu ; l'autre percussion ; l'autre froisseure ; l'autre dislocation ; l'autre forte contriction ; l'autre forte doulour ou la quele queurent chalour et esperit et semblables.

1493. De rechief, si comme il est dessus dit, les unes ont causes de dedens, les autres de dehors, si comme il aparut par dessus ; et dit le peuple et croit que les maladies venantes des dites causes de dedens vienent d'aventure ‖ ou de fortune, et que Dieus le glorieus leur F° 73 d envoie iceles et dit que, puis que Dieu leur a envoié ces maladies, qu'elles ne doivent pas estre procurees de cure humaine, et de ce se courouceroit la maladie et en desplairoit a Dieu, et afferment entre eulz que Dieu tout seul garist les langours et navre et medecine, et puis que il les donne, autresi les puet il oster.

1494. Et les autres dient autre chose et excusent Dieu et dient que les maladies qui vienent de par dedens ne sont pas envoïes de Dieu, mes elles sont envoïes de la propre mesaventure du pacient.

1495. Il convient le [1] cyrurgien entendre toutes les dites causes et les divisions d'iceles et aucunes autres autresi en tous les chapistres qui ensuient.

LES SIGNES.

1496. Des quiex .2. choses sont a entendre : la .1. des choses communes a toute ulcere ; la .2. des especiaus a chascune maniere de ulcere especial.

1497. Le[s] communes sont mises souffizanment es pratiques de cyrurgie et enz aucteurs de medecine, et aucune fois poënt estre eues par differences especiaulz qui sont mises en la diffinicion des ulceres et par les divisions dessus dites et apperent au cyrurgien ouvrant en apert [1].

1495. 1 de.

1497. 1 *Latin* : et patent sensui cuilibet cyrurgico experto operanti. *Le traducteur a lu probablement* ex aperto.

LA CURATION.

1498. De la quele .3. : la .1. de la cure preservative;
la .2. de la cure curative; la .3. de la paliative.

LA PRESERVATIVE.

1499. Il couvient celui qui veult [1] estre gardé des
ulcerations que il se subtraie et esloigne et se gart,
tant comme il puet, des choses dessus dites et de toutes
les causes aidantes a ceste maladie, meismement d'aucunes qui sont plus prochainnes et sans moien; car
F° 74 a s'il ne ‖ s'en garde, il ara ulcerations par necessité, et
s'il s'en garde, il ne les ara mie; et ceste cure est cele
meisme o la cure preservative des apostumes [2], en la
quele eles sont gardees que elles ne vienent a insaniation [3] et a apertion [4]; car se les choses dessus dites sont
bien gardees des choses devant dites, ulceration ne sera
faite nule fois après iceles.

CURATIVE.

1500. De la quele .2. : la .1. de la cure general; la
.2. des cures especiaus de chascune maniere de ulcere
dessus dite.

1501. De la .1. sont donnees .3[9]. riulles generaus.

1502. La .1. : Toute fois que discrasie, apostume ou
enfle sont ovec ulcerations, nous curon premierement

1499. 1 ueulz — 2 et ceste cure est cele meisme o la cure preseruatiue des plaies et la curatiue des dessus dis et cŏme la cure
preseruatiue des apostumes. *Latin :* et ista cura est eadem cum
cura praeservativa apostematum. *Cette cure préventive des apostumes se trouve aux* §§ 790 *et suiv.* — 3 insanitation. *Latin :* insa-
niationem — 4 apparition. *Latin :* apertionem.

iceles, ne ne curon pas de la cure des ulcerations
P. 279 jusques a tant que les choses dessus dites sont apaisiees
du tout en tout; et ce dit Avicene en son premier livre,
ou .4. fen, ou .21. chapistre, et ce meisme dit il ou ¹
.4. livre, ou .4. fen, ou .3. traitié, ou .1. chapistre; et
la cause est tele, car les medecines des ulcerations qui
sont dessiccatives empeechent la digestion et la mondification des choses dessus dites.

1503. La .2. riulle : Toute fois que doulour est
ovec ulceration ou aillours, meesmement se elle est
forte, premierement soit assouagie la doulour; et ce
dist Avicene ou .1. livre, ou .4. fen, ou peneultime chapistre entitulé : « de sedation de doulour »; et ce est
la cause, car Galien dit sus le .3. de gouvernement des
maladies agües, sus la partie *Screatus optimus* : « forte
doulour acravente la vertu ».

1504. La ¹ .3. : Ulcerations ne soient pas curees, se
elles ne sont enchiés espurgies et desechies de leur
ordures; et ‖ ce dit Galien, ou .5. de Megategne, ou F⁰ 74 b
.3. chapistre, etc., et Avicene es chapistres alleguiés des
cures des ulcerations.

1505. La .4. : Se le membre ulceré ou tout le cors
soient discrasiés, rectefie la discrasiation d'iceux, enciez
que tu penses de l'ulceration, o evacuations et o gouvernement deu et o choses contraires a discrasie mises
dessus, après ce cure l'ulceration; et ce dit Avicene ou
chapistre alleguié des cures des ulcerations.

1506. La .5. : Se le foie ou l'esplain ou l'estomac
soient discrasiés, rectefie la discrasie d'iceux, après ce
cure l'ulceration. La cause est tele, car les operations
d'icés sont necessaires a tout le cors, que bon sanc soit
engendré en icelui; car quant eulz sont blecies, sanc

1502. ¹ ont.
1504. ¹ Les.

nient ¹ couvenable a la curation des ulcerations est engendré en iceus meismes ².

1507. La .6. : Se humeurs en qualité ou en quantité ou en l'un[e] et en l'autre pechent en tout le cors, ou en .1. seul membre ulceré, ou en aucun membre mandant a l'ulceration ¹, soient evacu[e]es ou atrempees o flobothomie ou o medecine laxative ou o l'un[e] et o l'autre ² et o bon gouvernement contraires aus humeurs pechantes, car celes humeurs sont nient couvenables a l'incarnation des ulceres et a l'union ³ des membres.

1508. La .7. : Se mauveses humeurs qui sont cause de l'ulcere, courent en aucun membre, soit entrepris ¹ le flus ou trestourné en autre lieu ; et ce dit Avicene ou .1. livre, ou .4. fen, ou chapistre alleguié.

1509. La ¹ .8. : Toute ulcere soit procuree o viandes et o medecines et o choses convenables mises sus, c'est a savoir desiccatives ² et [o] ³ gouvernement deu en .6. choses ne mie naturelz, les queles soient con‖traires a ⁴ la cause de la maladie ; et ce dist Avicene ou chapistre alleguié.

F⁰ 74 c

1510. La .9. : En la cure de toutes les ulceres soit eschivee putrefaction dedens et dehors, tant comme il est possible ; et ce dit Avicene en celui meisme chapistre.

1511. La .10. riulle : Medecine moiste ne soit ame-

1506. 1 muet. Nient couvenable *rend* ineptus, *comme au § suivant —* 2 *Latin :* cum autem laesae sunt (operationes), generatur in eis ineptus sanguis curationi ulcerum.

1507. 1 *C'est-à-dire envoyant des humeurs à l'ulcère —* 2 ou o lun ou lautre. *Latin :* utroque — 3 *Dans le manuscrit le mot est illisible. Latin :* et unioni membrorum.

1508. 1 soit contredit. *Latin :* intercipiatur

1509. 1 Le — 2 mises sus ou desiccatiues. *Latin :* localibus congruis scilicet desiccativis — 3 *Latin:* et cum debito regimine — 4 en.

nistree aus ulceres; la cause [1], car Avicene dit ou .i. livre, ou chapistre alleguié : « L'entencion de guerir ulceres est que elles soient desechiees. »

1512. La .11. : Miedi et [1] aer chaut et moiste nuisent a la cure de toutes les ulceres, pour quoi eles ne doivent pas estre descouvertes en tielle disposicion de aer; et ce dit Avicene ou .4. livre, ou chapistre alleguié; et ce est la cause, car ces choses causent [2] putrefaction enz [3] ulceres et par tout, la quelle putrefaction empeeche la cure d'iceles, si comme il est veu.

1513. La .12. : Nule medecine froide en fait [1] ne soit amenistree aus ulceres, car Ypocras dit en l'aufforisme de la .5. partie : *frigidum ulceribus mordax, etc.*

1514. La .13. : Choses froides soient appliquies aus ulceres qui sont cheues en chalour; choses chaudez soient appliquies a celes qui sont cheues en froideur, car Galien dit sus l'auforisme de la .2. partie : *ex plenitudine quecumque egritudines, etc.* La dit il : « tote chose contraire est curee par son contraire », et Ypocras en la fin du dit aufforisme dit ce : *et aliorum contrarietas.*

1515. La .14. : Nule medecine corrosive ne soit mise aus ulceres intrinseques ou penetrantes, si comme a la concavité du pis; la cause, car ele s'en parfondiroit aus concavités, si qu'ele n'en porroit estre traite hors.

1516. La .15. : Medecines plus seches soient appliquies aus ulceres plus parfondes et plus moistes, car la vertu de la medecine est moult refrainte || en trespassant F° 74 d

---

1511. 1 *Traduction mot à mot du latin :* causa : quia, *etc. c'est-à-dire : et la cause est la suivante, ou : et la cause est telle, comme dans les §§ précédents et suivants.*

1512. 1 et *répété* — 2 causes — 3 eulz.

1513. 1 en fait *traduit* actu, *c'est-à-dire réellement froide et non en puissance,* potentialiter, *comme dit plus haut (§ 1511) notre auteur avec une élégance toute scolastique :* Nulla medicina potentialiter humida.

au parfont de l'ulcere, et pour ce medecine reductive de santé doit estre plus forte ou fieble selonc la cause de la maladie [1].

1517. La .16. : L'en doit garder en la cure d'aucunes ulceres que membres divers qui sont pres a pres, ne p. 280 soient encharnés ensemble, si comme la paupiere [ovec la paupiere ou] ovec l'œil, ou le doit [ovec le doit] [1]; la cause apert.

1518. La .17. : Les ulceres engendrees es successions de maladie sont fortes a curer, car nature envoie en iceles le remaignant des superfluités corrompues.

1519. La .18. : Les ulcere[s] qui dejectent les peulz qui sont entour eulz, sont de forte cure; car ce est signe que la matiere est corrumpue environ l'ulcere, si comme Galien dit sus l'aufforisme de la .8. [1] partie : *circonfluencia vulnera, etc.*

1520. La .19. : Les ulceres qui sont en la queue de l'espine sont de forte cure, et ce dit Avicene ou .1. livre, ou chapistre alleguié. De la quele .4. causes poënt estre assigniees : la .1., car mout [1] de ners se determinent en cel lieu qui detraient [2] les parties du lieu; la .2., car eles sont a pres les caneaus des ordures; la .3., car elles sont par desous; la .4., car quant homme s'efforce en chiant, mouvement et dilatation sont causés [3] en l'ulcere, les quelles .2. choses empeechent consolidation ; car Galien dit ou .5. de Megategne, ou .3. chapistre de la cure des plaies de dedens, parlant des plaies du pommon : « repos est necessaire ou membre navré ou ulceré ».

1516. 1 *Peu compréhensible. Le latin n'est pas plus clair:* quia majori lapsui necessaria est medicina fortior reductiva.

1517. 1 *Les mots entre* [ ] *manquent dans le manuscrit. Latin:* ut palpebra cum palpebra aut cum oculo, aut digitus cum digito.

1519. 1 *Latin:* .6.

1520. 1 ml't — 2 restrait. *Latin:* distrahunt — 3 chauses, *l'h exponctuée.*

1521. La .20. : Les ulceres qui sont sus le genoil, sus l'aguëce du coute [1], sus toutes jointures et generaument en [2] tout membre qui est meu par propre mouvement et qui puet estre estendu et estraint, si comme les leivres, les paupieres, le vit et semblables, sont [3] ‖ de F° 75 a forte cure; et ce dit Avicene ou .1. livre, ou chapistre alleguié; et la cause est, car repos est necessaire ou membre navré.

1522. La .21. : Les ulceres des lieus nerveus sont de forte cure, car eles sont mout [1] dolereuses; et ce dit Galien sus l'aufforisme de la .5. partie : *si vulneribus malis, etc.* : la ou il a doulour, c'est signe que les humeurs decourent; et pour ce que les ners sont membres spermatiques, ne sont il pas restaurés si legierement comme la char.

1523. La .22.: Les ulceres roondes sont de forte cure; de quoi .3. causes sont : la .1., car iluec est grant deperdition, et pour ce il couvient avoir lonc temps a leur restauration; la .2. cause, car nature ne sait [1] de quele partie ele doit commanchier, car le lieu est roont le quel n'a commancement ne fin; la .3. cause et la mellour est, car les leivres d'iceles sont plus detraites, car ce est de toutes parties; ce ne sont il pas en la plaie qui est beslongue, fors es costés, et se eles sont retraites es bous, si se [2] joignent eles [es] costés.

1524. La .23. : Les ulceres roondes tuent les enfans, car eles sont dolereuses, et de tele ulcere qui est egaument dolereuse dit Avicene ou .4. livre, ou chapistre alleguié; et la cause est, car la fieble vertu s'acouce a la forte dolour.

1525. La .24. Les ulceres qui sont sus l'espine ou

1521. 1 la guete du coute *qui traduit* supra aciem cubiti, *c'est-à-dire sur la pointe, l'extrémité du coude, l'olecrâne qui fait saillie, en pliant le bras* — 2 est. *Latin :* in — 3 font.
1522. 1 m'lt.
1523. 1 soit — 2 cc.

pres et sus la partie de la jambe [1] de par devant sont de forte curation, car iluecques sont lacertes nerveus qui sont legierement spasmés, et en après la permixtion ensiout de raison [2]; et ce dit Avicene ou .4. livre, ou chapistre alleguié.

1526. La .25. : Se le seul membre ulceré soit discrasié, ajouste cure || a lui tant seulement; et ce dit Thede- F° 75 b ric ou .1. livre, en le .8. chapistre de canons de la curation des ulceres croniques [1].

1527. La .26. : Vomit et medecine laxative aident mout [1] au propos en la cure des ulceres dolereuses et anciannes; et ce dit Tederic en cel meisme lieu.

1528. La .27. [1] : Ulceres roondes et concaves soient ramenees a fourme longue, si comme il est possible, o incision ou o cautere; [et ce dit Tederic en cel meisme lieu] [2].

1529. La .28. : Se les leivres ou le fons des ulceres soi[e]nt enduriés, soit osté du tout en tout tout ce qui est endurci o incision ou o cautere, car eles ne se poënt rejoindre tant comme la dureur i soit.

1530. La .29. : Les humeurs decourent a l'ulcere ou elles ont lessié a courre : se eles decourent [1], soient p. 281 espurgies couvenablement ou soient tournees; se eles ont cessé a courre et la couleur du membre ulceré soit mauvese, soit evacué [2] le membre o sansues ou o ventouses, et soit procuree l'ulcere o choses desicatives, et

----

1525. 1 cause. *Latin :* supra anteriorem partem cruris — 2 *Le latin n'est pas plus clair :* et deinde sequitur permixtio rationis. *L'auteur fait probablement allusion ici à sa théorie de la production du spasme §§ 1259 et suiv.*

1526. 1 des ulceres des croniques. *Latin :* de canonibus curationis ulcerum chronicorum.

1527. 1 ml't.

1528. 1 .17.—2 *Le passage entre* [] *manque et répond au latin :* idem ibidem.

1530. 1 se eles ne decourent. *Latin :* Si fluunt, purgentur — 2 euacuce

se ce ne souffist, soit purgié le membre de rechief si comme devant. [Ce dit Tederic en cel meisme lieu] [3].

1531. La .3o. : Se ulcere ancianne ne puisse estre autrement curee, chose profitable est fere nouvele ulcere jouste icele et tenir la ouverte jusques a tant que la .1. ulcere soit curee ; car ainsi sera entrepris ou sera deceu le flus des humeurs courans a la .1. ulcere, la quel chose [sera] curee plus legierement que la .1. ou l'ancianne ne fust cur[e]e. Ce dit Tederic [1] ou .1. livre, ou .1o. chapistre.

1532. La .31. : Quiconques veut garir ulceres, il couvient de necessité que il ait emplastres et autres medecinemens attrattis d'os ou de toutes choses, queles qu'eles soient, qui se poënt atapir outre nature. Ce dit Avicene ou .1. livre, ‖ ou chapistre alleguié.

F° 75 c

1533. La .32. : Comme l'ulcere est ou commancement, le pacient ne l'ulcere ne doivent pas estre baigniés de eaue chaude ; mes se l'ulcere soit vers la fin et ele envoie ordure loable, adoncques puet le pacient estre baignié et lavé, les riulles gardees qui sont a garder ; et se il couvient que le cors soit baignié par necessité ou commancement de l'ulcere, adonques soit couverte l'ulcere [1] (si que eaue n'i puist entrer), et soit li[e] de lieure couvenable.

1534. La maniere de laver, la met Galien ou .6. de Megategne, ou .1. chapistre ; car s'il estoit baignié ou commancement, le baing actreroit [1] et formeroit apostume en l'ulcere ; et ce dit Avicene ou .1. livre, ou chapistre alleguié.

---

3 *La phrase entre* [ ] *manque et traduit :* idem ibidem.

1531. 1 Auicene. *Latin :* idem *c'est-à-dire* Tederic.

1533. 1 *Latin :* ulcus cooperiatur sparadrapo. *Ce dernier mot n'a pas été traduit, parce qu'il embarrassait peut-être notre traducteur qui l'a remplacé par la mention de l'utilité du* sparadrap *dans ce cas.*

1534. 1 actreroit, *c'est-à-dire* attreroit. *Latin :* attraheret.

1535. La .33. : Ulcere parfonde ou reposte a mestier de plus fortes medecines que la plainne et apparante, et de tant comme elle est plus reposte ou parfonde, en tant a ele mestier de plus fors medecinemens ; car tant comme les medecines trespassent plus em parfont, tant est plus tost sa vertu degastee [1] ; et ce dit Avicene en cel meisme lieu.

1536. La.34.: Toute fois que matiere estrange decoure a aucune ulcere et aucune operation cruel doie estre faite en icele, la matiere qui est decourante doit estre premierement tournee ou ostee, car le flux [1] est acreu de l'operation d'icele.

1537. La .35. : Quant estrange matiere decourt a l'ulcere, se evacuation i doit estre faite, soit faite des lointaignes parties ou des parties qui sont rusees [1] de cel lieu ; et se il n'i decourt estrange matiere, soit faite evacuation de l'ulcere ou de pres.

1538. La cause de la .1. riulle est, car l'evacuation F⁰ 75 d qui est faite de lointaigne partie est plus trestour‖nant que cele qui est faite de pres ; et c'est ce de quoi nous avons besoing au propos, car prochaine evacuation est plus attractive que trestournant. La cause de la .2. riulle est, car puis que riens ne court, nous n'avons mestier fors de l'evacuation de l'ulcere et des parties d'environ liè.

1539. La .36. : Se .1. accident est compost ovec l'ulcere, si comme discrasie, ou pluseurs, si comme apostume et dolour, soit compost le medecinement de l'ulcere en regardant a iceles, car quant la maladie est composte, la medecine doit estre composte, etc.

1540. La .37. : En apliquant les medecines aus ul-

1535. 1 *Le traducteur a traduit mot à mot :* quia quanto magis medicinae transeunt ad profundum, tanto magis consumitur sua virtus, *en* mettant *sa vertu* au lieu de *leur vertu.*

1536. 1 fluxe.

1537. 1 *Latin :* fiat de longinquis partibus aut remotis.

ceres, nous i devons entendre la noblesce du lieu, la
sensibilité et la vicinité d'icelui [1] aus nobles et aus principaus, et l'oposition [2] du membre et toutes [3] les choses
semblables, et jouste toutes ces choses nous devon
appliquier medecinemens fiebles, fors ou moiens, car
la diversité d'icés choses diversefie la cure des ulceres.

1541. La .38. : Se vers sont engendrés en aucunes
ulceres, soient tués en metant jus de calaman de fleuve
et de persiquere, de fuilles de peschier, d'aluisne, de
centaure, de mentastre et de semblables; et ce dit Avicene ou .4. livre, ou chapistre alleguié [1].

1542. La .39. : Les ulceres qui sont de cause intrinseque, [qui sont] es cors plains de mauveses humeurs
p. 282 ou replés, qui sont o dolor, qui sont o fievre, qui sont
de matiere aduste ou de choses envenimees, qui sont
enduries, qui sont noires, pales ou vertes, qui sont o
spasme, es queles char est ajoustee, es queles os corrupt
s'atapist ou autre chose extrinseque, qui sont de moult
d'umidité, qui sont envielllies, qui sont o deperdicion F° 76 a
de substance, selonc plus ou mains, qui sont o flux
de sanc, qui sont embevrees d'aillors, et semblables,
sont de plus forte cure que les autres ulceres es queles
les condicions dessus dites sont contraires.

1543. Les causes sont dites pour une partie, et les
autres ne mie dites aperent a chascun qui i regarde [1].

1544. Le cyrurgien qui est ouvriers, puet tres bien
pronostiquier ou propos, des divisions et des ruilles

1540. 1 la noblesse du lieu la sensibilite la sechete et la vicinité dicele. *Latin :* debemus attendere loci nobilitatem, sensibili-
tatem situs et vicinitatem ejus. *Le traducteur a-t-il lu* sitim *au lieu
de* situs, *ou cru que c'était un mot signifiant secheresse, secheté?* —
2 et a lopositions. *Latin :* et membri oppositionem — 3 et a toutes.
Latin : omniaque horum similia.

1541. alleg'.

1543. 1 Les causes sont dites pour la partie et n'aperent pas
dites a chascun qui i regarde. *Latin :* Causae pro parte dictae sunt
et reliquae non dictae patent cuilibet intuenti.

maintenant dites, queles ulceres sont curables et queles sont incurables, et des curables les quelles sont fiebles et les quelles fortes a curer, et si puet eslire a bien poi toute la cure universel, et o tout ce grant partie des cures particulieres des ulceres [1], et toutes les ruilles dessus dites sont suppostes en toutes les cures particulieres [2].

CURES ESPECIAUS DE .7. MANIERES DE [1] ULCERES PARTICULIERES DEVANT MISES [2]. LA DIFFINITION DE ULCERE PLAIN.

1545. Ulcere plaine [1] est cele en la quele le seul cuir deffaut, si comme sont escorcheures de trop grande confrication [2], et semblables, si comme sont toutes les ulceres, queles que il soient qui ont premierement esté, des quelles toute la concavité est raemplie de char [3], fors que le cuir deffaut encore en iceles tant seulement.

1546. La curation est faite o medecines desiccatives, ne mie mordicatives, car mordication empeeche consolidation, pour ce que mordication deboute hors et consume la matiere de la quele le cuir doit estre engendré.

1547. Queles medecines soient ou propos d'iceste

1544. 1 et o tout ce des cures particulieres des ulceres en grant partie. *Latin :* et cum hoc curarum particularium ulcerum magnam partem — 2 et toutes les ruilles dessus dites en toutes choses sont sous mises aus particulieres. *Latin :* et omnes supradictae regulae in omnibus curis particularibus supponuntur.
CURES ESPECIAUS — 1 DES — 2 DEVANT MISES *traduit* PROPOSITORUM.
1545. 1 *Latin :* ulcus planum aut plenum, quod est idem. *Le traducteur a omis avec raison ce passage ; car* planum *et* plenum *ne sont pas précisément la même chose* — 2 confiecation. *Latin :* confricatione — 3 chars. *Latin :* carne repleta.

chose et a tout propos de toutes les ulceres conferentes [1], les simples et les compostes, et la ma‖niere de confire F° 76 b les compostes et de user de chascune d'iceles et d'appliquier iceles, et quant et combien longuement chascune d'iceles doit [2] estre appliquie [3], et quant nous devons tresporter de l'une a l'autre, toutes ces choses nous seront demonstrees ou propre chapistre en antidotaire [4].

LA DIFFINICION DE ULCERE CONCAVE EN GENERAL.

1548. Ulcere concave en general est en la quele o deperdicion de cuir est perdue ou i defaut aucune porcion de char [1].

1549. La curation est double : universeil et particulier.

1550. De la cure universel sont donnees .2. riulles generaulz.

1551. La .1. : A la cure de toutes les ulceres concaves, quant [1] eles se different et de quele maniere que eles soient, puis que l'ulcere est apparellie et raemplie de pulvilles, d'oignemens ou d'autres medecines du commancement de la curation d'icele jusques a la fin continuelment, et en chascune preparation l'en doit metre dessus aucun medecinement mondificatif de miel et d'autres mondificatis estendus sus .1. drapel de lin competent, car cest mondificatif mondefie tous jours

---

1547. 1 les ulceres les conferentes. *Latin :* Quae sint medicinae ad propositum hujusmodi et ad omne propositum omnium ulcerum conferentes, *c'est-à-dire conférentes, adaptées, idoines au propos. Le traducteur s'est contenté de suivre en français l'ordre des mots latins, ce qui n'est pas clair.* — 2 doiuent — 3 appliquies — 4 *C'est le chap. 6 de l'Antidotaire qui n'a pas été traduit.*

1548. 1 ulcere concaue en general en laquele le cuir est perdu o deperdicion ou aucune porcion de char i defaut. *Latin :* Ulcus concavum in generali est in quo cum cutis deperditione deperditur aut deficit carnis portio aliqualis.

1551. *Latin :* quomodocunque differant

aucune chose ², mes non pas trop ; et comme l'ulcere concave est raemplie souffisanment de char, adonques est ele appelce plainne et ne mie concave, et adonques i soit mis [hors] tout ³ mondificatif, et soit procuré par la cure de l'ulcere plainne.

1552. La .2. riulle : Du commancement de la curation de ceste ¹ ulcere, de quele condicion ou espoisse qu'ele soit, soient ointes les leivres de l'ulcere tout a tour, jusques a tant qu'ele soit souffisanment raemplie de char, d'aucun medecinement deffensif, et meismement de la partie de la quele l'en crient plus que le F° 76 c flux des humeurs viengne, et doit estre ‖ le deffensif aussi comme cestui oignement general deffensif :

1553. R. Bole armeniac ¹ $\tilde{3}$ ² .1.

Terre seelee $\tilde{3}$ .f. ³.

Et soit confit l'oignement si comme miel espés ovec .2. parties d'uille rosat et une partie de vin aigre, encor- p. 283 porant la dite huile et le vin aigre ovec les poudres des choses dessus dites, en mellant les emsemble petit et petit.

1554. L'abondance et l'art des deffensis et des repercutis est trouvee en l'antidotaire, et poënt estre diversés a tout propos, si comme des autres choses en mout ¹ de manieres et artificialment.

---

2 aucune fois chose. *Latin :* semper aliquid mundificat — 3 *Latin :* suspendatur.

1552. 1 de la curation ou de ceste.

1553. 1 armoniac. *Latin :* boli armenicæ, *c'est-à-dire Bol d'Arménie, argile ocreuse rouge, grasse au toucher* — 2 5 .1. *Latin :* unc .1. — 3 f. *c'est-à-dire* semis, 1/2.

1554. 1 ml't.

LA CURE PARTICULIERE OU REGART DES CHOSES DESUS DITES,
TOUTEVOIES GENERAL OU REGART DE[S] .5. ESPOISSES DES
ULCERES CONCAVES APPARANTES, DE LA QUELE CURE UNE
RIULLE GENERAL EST DONNEE.

1555. La ruille general est tele : la lieure d'icestes se
doit commancier sus l'ulcere et doit estre menee a
chascune partie du membre et moiennement et doit
plus forment estraindre icelle ulcere que les parties de
l'ulcere adjacentes, et en tant comme la lieure est plus
esloingie de l'ulcere, de tant doit elle proceder en relas-
chant petit et petit.

LA DIFFINICION D'ULCERE ENVENIMEE ET LA DIFFERENCE
DE L'ULCERE FROIT DU CHAUT ET DE CONTRAIRE.

1556. Ulcere venimeuse est cele qui met hors moult
de venin subtil ou cler ; car tout venin d'ulcere puet
estre double, c'est a savoir froit ou chaut.

1557. Le chaut est engendré en ulcere qui est chaude
par dessus [1], du quel les signes sont teulz : car l'ulcere
et les parties d'icele [2] adjacentes sont rouges petit ou
mout [3] et le venin qui est issant [4] de l'ulcere e[s]t rouge
mout [3] ou poi, si comme laveure de char, et est agu,
mordicant l'ulcere et fait punctions en icele.

1558. Le froit est engendré en l'ulcere desus enfroidi[e] [1] de la ‖ quele les signes sont que l'ulcere est mout F° 76 d
blance ou elle est tendante a aucune blancheur, et n'est
pas la couleur du cuir naturele alteree en l'ulcere ne
environ, s'ele n'est a la fiee plus blance ou plus pale,
ne n'est pas faite mordication en l'ulcere de l'acuité du

· **1557.** 1 chaude par dessus *rend* supercalefacto — 2 iceles —
3 ml't — 4 ou sanc. *Latin :* et virus exiens ab ulcere.
1558. 1 desus enfroidi *traduit* superfrigidato

venin ne pointures [2]; et toutevoies l'un et l'autre venim
e[s]t engendré de la segnorie de chalour innaturel sus
la naturel, toutevoies differanment, car chalour innaturel a greignour segnourie en venin chaut que ou froit
et oevre plus forment.

1559. La cure est diversee selonc ce que le venim ou
l'ulcere sont chaus ou frois, car l'ulcere froide est curee
o laveures enfroidissantes et desiccantes et o autres
medecines semblables de vertu.

1560. La laveure au propos puet estre faite de eaue [1]
de decoction de roses, de antere, d'orge et de balaustes,
de psidies, du queil alun que il te plera [2], de lentilles,
de fuilles de nefflier, de perier, de plantain, d'aucunes
d'icés choses ou de toutes ensemble et d'autres qui ont
la vertu semblable ; et est tres bonne laveure au propos
de jus de plantain ou quel roses sont cuites et anteres [3],
de la quele laveure meismement, puis que l'ulcere en a
esté lavee souffisanment, soient amoisties fascies et pulvilles de cele meisme laveure et soient appliquiees a
l'ulcere [4].

1561. La froide soit curee o laveures chaudes desiccatives ou o autres medecines de semblable vertu.

1562. La laveure au propos puet estre de vin de
decoction de mirre, d'aluisne et de marrouge [1], du quel

---

2 pointueres.

1560. 1 eaone. *Latin :* aqua — 2 de psidiar du queil alun
que il de plera. *Latin :* psidiarum, aluminis cujuslibet. *Dans
le manuscrit les mots* du queil *et* que il de plera *ont été exponctués. Ils traduisent* cujuslibet, *c'est-à-dire que l'on prendra parmi
les nombreuses qualités d'alun, celle que l'on voudra : alun de ro-
che, de Rome, du Levant, d'Angleterre, etc. Une main du* xv° *siècle a écrit au-dessus du mot* il *le mot* da *que nous ne saurions
expliquer* — 3 antera. *Latin :* anterae — 4 *Le traducteur omet ici :*
quae lotiones ad fundum ulceris omnibus modis, quibus possibile
est, impellantur.

1562. 1 *Une main du* xv° *siècle a écrit au-dessus de* marrouge,
marrubii *qui est le mot latin que traduit* marrouge *et qui probablement n'était plus compris alors*

origan que tu voudras ², de calaman, de pouliol ³, de queil ambroise qu'il te plest ⁴, de centaure, de lavende, tanoisie, de toutes ces choses ou d'aucunes et d'autres qui sont ‖ semblables en vertu, aus queles miel doit F° 77 a estre autresi ajousté.

1563. Se l'ulcere et le venim soient desechiés souffisanment des dites medecines appliquies a l'ulcere, chascune a son propre, adonques generacion de char et cicatrizacion soient procurees o medecines qui seront demoustrees en antidotaire.

1564. Se ¹ l'ulcere ne le venin ne sont amenuisiez ou acreus des dites medecines, les medecines d'iceles ne sont pas dessiccatives ou regart du cors ou du membre ulceré, ains doit estre ajousté ovec iceles aucun abstersif [si comme miel] ² et aucun stiptique, si comme gales et alun et semblables, et se l'ulcere ou le venin sont plus desechiés ³ que il ne doivent pour les choses ajoustees et appliquees a l'ulcere, adoncques cest medecinement est plus fort que il ne doit en regart du membre ou du cors ulceré, et adonques la desiccation du medecinement et l'astersion ⁴ et la mondification et la stipticité ⁵ soient rapraintes ⁶, en meslant medecines qui aient operations contraires et vertus a iceles.

p. 284

1565. Et quicunquez sera ignorant le canon de ceste chose de la maniere de transferer soi d'une mede-

2 *Une main du* xv° *siècle a écrit au dessus de* du quel origan « ou dorigani ». *Même observation que ci-dessus.* Du quel origan que tu voudras *traduit* cujuslibet origani, *comme au* § *1560 du* queil alun que il te plera *traduit* aluminis cujuslibet — 3 *La même main a mis* ou *au dessus de* calaman *et* pouliol, *ce qui n'est pas justifié par le texte latin* — 4 de queilque ambroise quil te plest. *La même main a exponctué* de queilque *et mis* ou dambroise du quel quil te plest. *Ce passage traduit* cujuslibet ambrosiae. *Voy. ci-dessus note 2 du même* § *et la note 2 du* § *1560.*

1564. 1 Et. *Latin* : Si — 2 *Latin :* sicut mel — 3 desechiees — 4 et de la ustersion. *Latin :* abstersio — 5 stiptitice. *Latin* : stipticitas — 6 r
rainz.

cine a l'autre, et [1] l'operation de l'autre et [2] la vertu, il
ne curera nule fois les ulceres ; et ce dit Avicene ou .4.
livre, ou .4. fen, ou .3. traitié, ou chapistre de la cure
des ulceres venimeuses, et se il a curé iceles, ce n'est
pas de soi, mes de fortune [3], si comme il puet estre trait
d'Avicene ou .4. livre, ou .1. fen, ou chapistre du gouvernement des fievres.

LA DIFFINITION D'ULCERE SOULLABLE.

1566. Ulcere soullable est cil qui a les crostes
grosses aussi comme es‖chardes [1], si comme fleume
salé, et aucune samblance de mort mal et aucune maniere de escroeles ou qui a la char soullable, globeuse,
si comme escrouelles qui [2] sont plaines de neus ou
d'eschardes, qui sont de fleume salé et de melancolie et
de choses semblables.

1567. La cure est faite en ostant les crostes, se eles
sont desus, o choses unctueuses, amoistissantes et
remollitives, si comme o l'oingnement blanc [1] Rasis [2]
ou semblable ou par ablutions remollitives ou semblables ; en après les crostes ostees ou les choses crostues [3], soient procurees les dites ulceres o choses corrosives et mondificatives jusques a tant que toute
l'ordure soit ostee, en commençant tous jours des plus
fortes, si comme Avicene commande ou .4. livre, ou
.4. fen, ou .3. traitié, ou chapistre de la cure des ulceres
soullables, et Thederic autresi ; en après en descendant
as choses fiebles de degré en degré et petit et petit, et
iceles meismes ulceres estant mondefiees, la regenera-

F° 77 b

1565. 1 de — 2 et de — 3 de fortune *répété*.
1566. 1 eschardes *traduit ici et plus bas* squamas — 2 ou
qui. *Latin :* scrophulae nodosae squamosae.
1567. 1 blans — 2 rasic — 3 les crostes ostees des crostues.
Latin : amotis crustis aut crustosis

tion et consolidation soit procuree [4] o medecines competentes, les queles seront demonstrees en antidotaire [5].

LA DIFFINITION DES ULCERES QUI CORRODENT LE CUIR PAR FRAUDE, EN RAMPANT OU EN ESLARGISSANT.

1568. L'ulcere corrosive par fraude [en] rampant ou
en eslargissant, qui sont une meisme chose, est du quel
les parties sont corrodees en tout le jour jusques a tant
que la concavité d'icele est acreue manifestement pour
l'acuité et l'adustion du sanc ou de l'umour.

1569. La cure est rapraindre l'acuité de l'umeur o
viandes et o potions enfroidissantes et par la purgation
des humeurs agües adu‖stes, et en metant environ def- F° 77 c
fensif et dessus medecines froides consolidatives, si
comme le blanc oignement Rasis [1] et choses semblables,
les queles seront enseignies en antidotaire.

1570. Thederic ajouste ou propos : que la cure ne
soit differee que elle ne soit empiree ; car la corrosion
est aucune fois tant acreue que il couvient de nécessité
que tout le membre soit coupé, a ceste fin que le cors
soit deffendu de la corrosion ; et ce dit Avicene ou .4.
livre, ou chapistre alleguié [1], et traite tres bien ceste
cure.

1571. Item Thederic ajoste que des ulceres corrosives
les unez sont sans putrefaction notable, les autres o
putrefaction notable : celes qui sont sans putrefaction

4 et la regeneration et consolidation diceux mondificatis soit procuree. *Latin : et ipsis mundificatis regeneratio et consolidatio,
etc.* — 5 *Le traducteur a oublié la phrase suivante : et jam
aliquae de ipsis dictae sunt cap. 10 doctr. 1 hujus tractatus·
Voy.* §§ *1214-1252.*

1569. 1 *Onguent composé d'huile rosat, de cire, de céruse, de
camphre et de blancs d'œufs dont la composition est donnée dans
l'Antidotaire, p. 539 de l'éd. Pagel.*

1570. 1 alleg'.

notable soient curees o medecines enfroidissantes et
sechantes, si comme eau[e] de mirte [1], eaue de rose [2],
eaue de pluie, plummeuse, de jus de plantain et de
vin aigre et semblables; celes qui sont o putrefaction
soient curees o eaue de cendre, eaue [3] de la mer ou
salee et semblables qui sont trouvees enz aucteurs et
seront enseignies en antidotaire.

LA DIFFINICION DE ULCERE PORRI.

1572. Ulcere porri est ou quel est pueur et grande
putrefaction o estrange chalour orrible, ne mie acous- p. 285
tumee.

1573. La difference de la quel fetour ne puet estre
dite ne escrite par lettres, tant est grant envers les autres
fetours et poretures [1] et chalours, la quel fetour, putrefaction et chalour est comprise et aperceue des cyrurgiens esprouvés, tantost comme il entrent en la chambre
du pacient, ja soit ce que il ne soi[en]t de rien enfour-
més de la maladie; car la fumee malicieuse et venimeuse est espandue par mi la chambre, la quele enve-
nime le lieu et est de tel odour com se ce fust cha-
F° 77 d roi‖gne porrie de gens mors.

1574. Et ce fait herisipille en la quelle est ulcerations
corrodee, la quele avient souvent ou vit ou aillours;
si raemplit la maison de fetour tres orrible, la quele
maladie est appelee en France le mal Nostre Dame, en
Bourgoigne le mal Saint Antoinne, en Normandie le
feu Saint Lorens, en autres liex est apelé autrement.

1571. 1 mirre. *Le latin dit :* aqua myrtillorum, *c'est-à-dire eau*
d'airelle — 2 eflue rose. *Latin :* aqua rosarum — 3 de eaue.
1573. 1 poreteures.

LA CURE DE HERISIPILLA.

1575. La cure est toute en somme que premierement l'en doit oster la pugnesie et puis la pourreture.

1576. La pugnasie soit ostee o lavemens qui sont de ydromel, mirre, sandalles, roses, violes, nenufar, camomille, mellilote, canfre et o choses semblables de bonne odour.

1577. La porreture soit ostee o choses fors mondificatives dessus dites, c'est a savoir o lesive, o eaue de mer et o eaue salee ou o teles choses semblables.[1] qui sont dessus dites.

1578. A noter est selonc Avicene ou .4. livre, ou chapistre alleguié desus; la dit il que les seules ulcerations corrosives et porries sont aucune fois ambulatives, aucune fois non ambulatives, ainçois se tienent en un lieu selonc leur meisme disposicion par l'espasse d'aucun temps. Chascune de ces ulceres sont dites ambulatives, quant il rampent[1] et s'estendent d'un lieu en autre cha et la tout environ, et ne s'aparfondissent pas mout[2] en la char, mes tant seulement ou cuir et en la char qui est desous le cuir et voisine jointe au cuir, illec font ulceration ambulative et corrosive, si comme une dertre qui ne s'aparfondist pas en la char, mes tant seulement s'espant[3] en la seule substance du cuir.

1579. Et de ce Thederic ne fait point de devision des ambulatives contre les ‖ autres ulceres, ne ne met pas F° 78 a l'espoisse de l'ulcere ambulative devisee des autres

---

1577. *Latin :* aqua maris aut salsa, capitello aut similibus supradictis. *Nous ignorons à quoi se rapporte* capitello *non traduit dans le manuscrit.*

1578. 1 quant il rampent en uout. *Incompréhensible, le latin dit simplement :* quando serpunt et dilatantur — 2 ml't — 3 respant. *Latin :* dilatant

espoisses des ulceres; ainçois selonc lui et selonc la
verité je croi que toute ulcere, quele que ele soit, qui
est ambulative, est corrosive ou pourrie; car il ajouste
aucunes choses o les medecines curatives des ulceres
qui ne sont pas ambulativez, a ce que icelez meismez
medecines vaillent aus ulceres qui sont ambulatives; et
pour ce aucuns ordenent [1] especial chapistre de la cure
de l'ulceration ambulative ou de cestes selonc ce que
elles sont dites ambulatives, le quel chapistre est que
flobothomie soit faite et farmacie espurgant l'umeur
agüe, colerique, aduste; et soit faite purgation particuliere au membre, s'il est besoing, o scarificationz, o sansues et o ventouses, et des choses mises sus le lieu soit
mis deffensif et aucun mondificatif froit.

1580. Toutevoies le cautere est le derrain remede et
le souverain, et si convient aucune fois que, puis que
la corrosion est creue si que le membre en est tout corrompu, que celui membre ulceré soit osté du tout en
tout, se ce puet estre fait en bonne maniere; a tel fin est
ce fait que l'ambulation et la corrosion ne s'espande et
corrode par tout le cors.

LA DIFFINICION DE L'ULCERE
QUI EST DE FORT CONSOLIDATION [1].

1581. Et cele diffinition est selonc Avicene ou .4.
livre, ou chapistre alleguié : la dit il que ce n'est fistule
ne chancre ne mort mal ne semblable, et toutevoies il
ne puet estre soudé; mes c'est ulcere qui de sa proprieté
est mauvese et malicieuse, et vient par aventure de la
mauvese qualité de tout le cors de celui; et pour ce ele
F° 78 b ne puet es‖tre consolidee. La cause de la quel malice

---

1579. 1 ordrenent.

LA DIFFINICION — 1 DE FORT CONSOLIDATION *traduit* DIFFICILIS
CONSOLIDATIONIS.

ne puet estre conneue aucune fois par sens de veue ne par atouchement, et toutevoies puet ele estre aperceue p. 286 et comprise par entendement. Et aucune fois avient il que la cause de ceste malice n'est pas des empeeche- mens retardans la cure des plaies devant dites ou des ulceres, selonc ce que il est acoustumé, les queles choses sont devant dites ou .2. traitié, ou chapistre penultime de la .1. doctrine '.

1582. La cure de ceste ulcere tout en somme est que, se la cause de la difficulté de la consolidation soit com- prise par le ' sens, ou soit une ou soit pluseurs, oste cele ou celes, si comme il fu dit ou .2. traitié, ou cha- pistre penultime de la .1. doctrine ; car se tu ne l'ostes, la dite ulcere ne sera ja curee.

1583. Et puis après, quant la cause est ostee, procure lors la garison o la cure commune des ulceres qui est dessus dite ', et rengendre char et fait cicatrization.

1584. Se la difficulté de la cure de l'ulcere ne puet estre comprise par aucun sens, cele puet estre comprise par entendement.

1585. Et se cele ulceration est par la mauvese dispo- sition de tout le cors ou tant seulement par la mauvese disposition du membre ou par l'un et l'autre, soit lors la cure purgation universeil de tout le cors o flobotho- mie ou o farmacie ou o l'un[e] ou o l'autre ', et soit faite [o] clistre et choses semblables ², ou soit faite purgacion au membre ulceré tant seulement o scarification ³, san- sues, ventouses et leur semblables.

1586. Puis en après soit curee o medecines apropriees a teles ulceres des aucteurs de medecine et des pratiques F° 78 c de cyrurgie estraites, les queles seront demou‖strees en

---

1581. 1 *Chap. 11*, §§ *1253 et suiv.*

1582. 1 par nul sens. *Latin* : sensu apprehendatur.

1583. 1 §§ *1452-1544.*

1585. 1 laut° — 2 *C'est le précepte du* « Malade imaginaire » : saignare, purgare et clysterium donare — 3 scurification.

l'antidotaire; et soient procurees o toute la cure commune qui est devant dite des ulceres [1].

1587. Quant et comment les dites purgations doivent estre faites, tant universeles comme particulieres, et les quieles d'icel[es] doivent aler devant et les queles après, et se l'en en doit faire une ou pliuseurs par succession de tempz, en fu desclairié ou .1. chapistre de la .1. division du .2. traitié [1] ou quel parole est faite des purgations aidans auz navrés, au meins generalment, et si est de ce miex traitié ens auctenrs de medecine.

1588. De la maniere de lier toutes les ulceres aparans, de quelque espoisse et de quelconques condicion que il soient, de la quel chose a noter est, supposees les medecines competentes a ce et toutes les medecines qui doivent estre sousmises a la lieure a tout pourpos [1], que ces manieres de ulceration sont liees par .7. manieres diverses l'une a l'autre ; de ce soit mis essample sensible, a tel fin que ce soit miex veu, de l'ulcere qui est faite en la jambe entre la jointure du piè et [2] le genoul en la partie devant; car par celes manieres est il fait en mout [3] d'autres ulceres.

1589. Dont en la .1. maniere est aucune fois liee l'ulcere, en cousant environ liè une fascie estraite o une revolucion tant seulement, et ceste lieure est reprouvee pour .3. choses a present :

1590. La .1. est, car elle restraint en .1. seul lieu, si

1586. 1 §§ *1452 et suiv.*

1587. 1 *Latin :* in cap. 1 doctr. 1 scilicet tractatus 11 *qui est la 5 partie principale* §§ *750 et suiv.*

1588. 1 *Latin :* suppositis medicaminibus competentibus ad omne propositum et ceteris omnibus supponendis, *c'est-à-dire : et toutes les autres choses devant être supposées* — 2 et *répété* — 3 ml't₁

comme une ceinture, par la quele estrainture dolour ensiout et fievre et apostume [1].

1591. La .2. est, pour ce qu'ele n'ataint pas aus parties adjacentes qui sont environ, les queles sont pitoiables de l'ulcere [1].

1592. La .3. est, car elle ne remaint pas sus l'ulcere, ‖ mes descent tous jours a la plus grelle partie.   F° 78 d

1593. La .2. lieure est faite o une fascie qui a languetes, la quele est reprouvee, ja soit ce que ele demeurge bien sus l'ulcere, car elle n'estraint pas par la partie derriere artificialment en tout, mes les languetes estraingnent, et le lieu qui est ou milieu des languetes est lasche et sans lieure.

1594. La .3. lieure est faite, en cousant chascune des dites lieures o une lieure estroite, la quele lieure est [1] et est faite sous le plei [2] du genoul, si que la fascie ne descent point au desous de la jambe, et ainsi ceste lieure est un poi rectefie et meilleur que les .2. autres [3].

p. 287   **1595.** La .4. lieure est faite o une longue fascie qui n'a que un seul chief, la quele est mise environ la jambe, en estraignant et en laschant et en commençant, si comme il fu dit es ruilles generaulz.

1596. La .5. lieure est faite o une fascie la quelle a .2. chiés et en tel maniere com de cele qui n'a que .1. chief.

1597. La .6. lieure est faite o une seule fascie la quele a mout [1] de languetes, et muet des le plei [2] du

---

1590. 1 et en fieure et apostume. *Latin :* et sequitur dolor et apostema.

1591. 1 *Latin :* quae compatiuntur ulceri.

1594. 1 ist — 2 plet. *Latin :* sub poplitis plicatura — 3 *Dans l'éd. latine, p. 286, l'ordre de ces différentes manières de lier les ulcères n'est pas le même ; la 4ᵉ est la 6ᵉ de notre traduction qui a suivi le ms. B. N. fonds latin 7131. Les 5ᵉ et 6ᵉ du texte latin deviennent respectivement les 4ᵉ et 5ᵉ de la traduction. La 7ᵉ est identique dans le texte et la traduction.*

1597. 1 ml't — 2 plet.

genoil duc'au desous de l'ulcere, et ceste lieure ne doit pas estre ostee toute a chascune preparation de l'ulcere, fors tant seulement les languetes qui quevrent cele ulcere.

1598. La .7. lieure est que toute la jambe soit liee o une seule fascie qui ait .2. chiés ou o une fascie qui ait .1. chief ou o .2. fascies des queles chascune ait .1. chief, et est lessie l'ulcere descouverte ou est fait un pertuis en la lieure droitement sus l'ulcere, en tel maniere que, quant toute la jambe demorra lie, que l'ulcere puisse estre apparellie, quant mestiers sera, sans remuer la lieure ; et com elle sera apparellie, soit F° 79 a lie[e] sus o com‖mune lieure.

1599. Et ceste maniere de lier est la plus profitable et la plus legiere des autres desus dites pour .2. choses : la .1. est, car ele deboute et oste les humeurs nuisives dont la jambe est embevree et l'ulcere ; la .2., car elle devee et restraint la jambe a tel fin que le flus des choses flusibles ne courge en cel lieu [1]; et si est plus legiere, car il ne convient pas la dite premiere lieure remuer chascun jour ; mes souffist a toute la preparation de l'ulcere oster la darreniere lieure tant seulement, c'est a savoir cele qui cuevre l'ulcere.

1600. Et ces [.2.] darrenieres manieres a bien pres sont, environ les anciens, ou derrain de bonté [1]; mes le derrain de tous, le quel est trouvé nouvelement, est tres parfait [2] sus tous les autres [3]; et ce appaira, se il est hanté par cyrurgien bien esprouvé en l'art.

1599. 1 *Latin :* 2^m : quia fluxurorum aliunde prohibet fluxum et restringit.

1600. 1 *Latin :* et duo penultimi modi apud antiquos sunt in ultimo bonitatis — 2 parfact. *Latin :* perfectissimus — 3 *Le traducteur met :* le derrain de tous, le quel, *etc., en suivant mot à mot le latin :* ultimus omnium, *sans se rappeler qu'il a rendu le masculin* modus *par le féminin* maniere.

LA DIFFINICION DE L'ULCERE CAVERNEUSE
ET QUI EST REPOSTE, QUI EST UNE MEISME CHOSE.

1601. Ce est que cele ulcere est tele de la quele toute la parfondesce ne ¹ puet estre veue, mes est reposte a la veue, la quele ² est aucune fois large, aucune fois est estroite, aucune fois droite, aucune fois tortue, aucune fois est une seule, aucune fois sont pluiseurs ; et ceste ulcere est appelee du commun et des ydiotes cyrurgiens fistule, ja soit ce que il dient mal, si comme il aparra es declarations.

1602. La ¹ cure de ceste ulcere est faite o purgacions, o diete, o choses mises sus, en ouvrant et en appliquant au lieu, si com l'en doit.

1603. La purgacion est double, universeil et particuliere : cele qui est universeil ¹ purge de tout le cors et du membre ulceré ; ‖ cele qui est particuliere purge F⁰ 79 b de l'ulcere tant seulement et des parties qui li sont adjacentes.

1604. L'universel ¹ est faite o farmacie, flobothomie et o choses semblables au propos.

1605. La particulere est faite o scarification, ablution, mondification, frication, sansues, ventouses et o choses semblables.

1606. La diete soit digestible, generative de bon sanc, desiccative, declinant au contraire de la cause de la maladie. Se l'ulcere est chaut, soit la diete froide ; s'ele est froide, soit la diete chaude.

p. 288 **1607.** Les choses mises sus sont doubles : simples et compostes :

1601. ɪ me — 2 de laquele.
1602. ɪ de la cure.
1603. ɪ cele qui est double uniuerseil.
1604. ɪ Luniuerser.

1608. Les simples sont appliquies en .2. manieres :
ou ce est si comme eles sont en leur propre fourme [1],
toutes seules [2], [non mellees] [3] d'autre chose [4] sans nule
commistion ; ou il sont mellés et sont compos ensemble [5], et ainsi il n'a point de difference entre yceulz
et les compos, mes sont iceus meisme compos.

1609. Les choses [compostes] [1] mises sus sont emplastres, oignemens, poudres, ablucions et leur semblable.

1610. Toutes les choses soient desiccativez et conferentes de choses simples desiccatives [1]. La confeccion
qui est mise sus soit tous jours misé chaude en faisant [2], ja soit ce que cele chose soit chaude ou froide
par nature, selonc le propos le quel doit estre au contraire de la cause de la maladie et de la complexion de
l'ulcere et du membre.

1611. Soient aussi par semblable les mondificatis,
les regeneratis, les cicatrizatis fors ou moiens ou fiebles
au propos, selonc ce que la cause requiert, regardees
les choses, les condicions particuleres de l'ulcere diliganment, les queles condicions et toutes les choses

F° 79 c dessus dites sont tres bien traitiez ‖ ens aucteurs de medecine [1] et es pratiques de cyrurgie ; et aussi furent eles
aucun poi desclairies ou commancement de cest chapistre [2].

1612. Queles soient les medecines proposees simples
et compostes, et a quoi chascune vaut, et quant et com-

1608. 1 fourmes — 2 toute seulz — 3 *Latin* : aut sicut sunt in
propria forma impermixta sola a quolibet alio — 4 choses — 5
Le traducteur oubliant que les choses mises sus *sont au féminin,
emploie ici le masculin qui traduit le neutre du latin.*

1609. 1 *Latin* : composita localia.

1610. 1 *Latin* : quae omnia sint desiccativa et ex desiccativis
simplicibus confecta — 2 chaude en faisant *traduit* actu calida *en
opposition avec* in potentia tamen calida aut frigida, *expressions
de dialectique scolastique.*

1611. 1 medecines — 2 §§ *1482 et suiv.*

ment et combien longuement elles doivent estre amenistrees, et quant et comment nous nous devons trans-
muer de l'un[e] a l'autre, et la maniere par la quele les
medecines compostes sont compostes des simples [1], ce
mousteron nous en l'antidotoire.

1613. De teles manieres de ulceres est une ruille
general donnee qui est tele : ulcere parfonde qui est
plus fresche et qui a la bouche moiennement large au
regart de la concavité, [et de la quele la concavité] [1] est
large moiennement, en telle maniere que elle puet estre
mondefiee souffisanment et que la medecine i puet estre
mise, de la quele la concavité est droite et une, et [2] la
quele est en lieu charnu, le quel est rusé [3] de ners, d'os,
de jointures et de membres principaus et nobles, la
quele ne penetre pas aus concavités invisibles, si com
des oreilles, ne aus concavités dedens, si com du pis ou
de tiex semblables, car tele ulcere est miex curee
et plus tost et plus legierement que n'est cele qui a les
condicions dessus dites contraires [4] a liè.

LA MANIERE D'OUVRER.

1614. L'ouvraige [1] ou [2] propos est en .4. choses : la
.1. est en la maniere d'apliquier aus ulceres [3] les medecines dessus dites, c'est a savoir emplastres, oignemens,
poudres, ablusions et choses semblables ; la .2. en la
maniere de faire incisions ; la .3. en la maniere de faire
cauteres ; la .4. en la maniere de lier.

1612. 1 les medecines simples et compostes. *Latin* : et modum
per quem composita ex simplicibus componuntur.

1613. 1 *Latin :* et cujus concavitas est ampla — 2 est droite en
unite la quele. *Latin :* et cujus concavitas est recta et unica propter idem et quod, *etc.* — 3 *Latin* : et quod est in loco carnoso
remoto a nervis — 4 contraites. *Latin* : contrarias.

1614. 1 Lourraige — 2 du. *Latin :* in — 3 aus propos. *Latin :*
primo in modo applicandi ulceribus medicamina.

1615. La maniere d'apliquier les choses au lieu est assés conneue as ouvriers, ne ne puet estre parfaitement F⁰ 79 d seue ne comprise, se ele n'est ‖ bien hantee et ensivee.

1616. Toutevoies la maniere de faire ablucion et lavement, la quele est plus artificiel, et plus puet estre notefiee; et sont dites aucunes de ces ablucions ou chapistre ou mencion est faite de ulcere venimmeuse, [1] chaude ou froide, selonc ce que la disposition de l'ulcere requiert, la quele ablucion puet estre mise o clistere ou autre chose semblable, si com o duiteur [2] d'eaue, par le quel les enfans getent l'eaue l'un a l'autre de loing, la quele eaue est en .1. estrument creus [3], lonc et roont, le quel est apelé « esquiche » [4].

1617. Du .2. : la maniere de faire toutes incisions profitables, necessaires et artificiaus, des queles le cors humain a besoing a tout propos selonc l'art de medecine et de cirurgie, tout ce sera moustré ou .3. traitié, en la doctrine en la quele il sera determiné de toutes evacuations qui sont a faire o estrumens de cyrurgie [1].

1618. Du .3. : tout autresi sera dite la maniere commune de faire les cautere[s] artificiaus qui sont fais [non] [1] enz ulceres, apostumes et [chars] [2] croissantes, les queles cauteres sont faites pour la cure d'iceles par election [3] et selonc art pour la purgation et la santé du cors et du membre et pour aucuns cas especiaus [4].

1619. Mes la maniere especial de faire cauteres pour la cure des ulceres sera ci mise, la quele maniere est double : la .1. : le cautere est fait en l'ulcere meisme [1]

1616. 1 §§ *1556 et suiv.* — 2 dugeur. *Latin :* sicut cum injectorio — 3 cruel — 4 sicut cum injectorio, quod est instrumentum quod vocatur vulgariter in gallico « esclice ».

1617. 1 *Ce troisième traité (éd. Pagel, p. 341) n'a pas été traduit.*

1618. *Latin :* quae fiunt non in ipsis ulceribus — 2 *Latin :* excrescentiis — 3 elections. *Latin :* per electionem — 4 *Ces deux* §§ *1617 et 1618 reproduisent le texte de la première édition, plus court que celui de l'éd. Pagel, pp. 289-290.*

1619. 1 en cel coste. *Latin :* in ipso ulcere.

aucune fois; la .2. : il est fait aucune fois hors de l'ulcere.

p. 291   **1620.** Il est fait [1] en l'ulcere en ostant la char dure ou les leivres et leur semblable et a rectefier et pour oster la discrasie de l'ulcere et du membre, s'il ne poënt autrement estre ostés, et est fait, ‖ si comme il est dit Fº 80 a de l'incision, gardees les riulles qui sont a garder dessus dites et celes qui seront demoustrees ou chapistre des cauteres [2].

1621. Par dehors de l'ulcere est fet cautere au propos par [1] .2. manieres : la .1. que les humeurs soient entreprises qui sont courans a l'ulcere d'aucun lieu [2]; la .2. que les humeurs soient trestournees de l'ulcere.

1622. Essample : se aucuns a aucune ulcere ou milieu de la jambe, soit li faite premierement cautere en la fontenele sous le genoul de cele partie; car ainsi est entrepris le flus des humeurs et espurgié par le cautere, et l'ulcere en est faite plus seche et plus legierement curee.

1623. La. 2. : se le dit cautere ne souffist, soit faite .1. autre a faire diversion et trestournement de la matiere, et ceste diversion sera double, ou de lointaignes parties ou de prochainnes : de lointaignes puet estre fait en .2. liex, ou en aucune fontainne du bras de cele partie ou en aucune fontainne de l'autre jambe.

1624. Le prochain cautere doit estre fait jouste l'ulcere en la partie en la quelle les umidités [1] de l'ulcere sont plus legierement derivees, et soit cel cautere courant duc'a tant que l'ulcere premiere soit soudee.

1625. Du .4. : la maniere de lier au propos est double : universel et particuliere.

1626. De la maniere universeil de lier et de faire pre-

1620. 1 il ē dit et fait — 2 *C'est au chapitre* vii *de l'antidotaire* (*éd. Pagel, p. 541*).

1621. 1 pour. *Latin :* duobus modis — 2 bien. *Latin :* aliunde.

1624. 1 lumidites. *Latin :* humiditates.

paration de ceste ulcere parfonde sont donnees .3. ruilles generaulz :

1627. [Du .1. :] ulcere parfonde soit liee en tel maniere, comme il fu dit des ulceres apparantes [1], jusques a tant que l'en voie que elle soit du tout en tout mondefiee.

1628. Du .2. : puis que elle est mondefie souffizanment et lavee o choses desiccatives, des lors soit liee par la maniere contraire a cele desus dite, c'est a savoir en faisant la lieure mout [2] estroite. La quele lieure com-

F° 80 b mencera du fons de ‖ sous et sera continuee jusques joustes la plaie, et la s'areste et soit cousue ou nouee.

1629. Puis après, de l'autre partie de l'ulcere soit faite en tel maniere semblable lieure et soit cousue, en lessant entre les .2. lieures la bouce de l'ulcere desliee, ne ne soi[en]t point ostees les .2. dites lieures quant l'en apparelle la plaie, mes demeurgent sans estre ostees longuement ou jusques a tant que la plaie soit encharnee, si com il sembrera au cirurgien que miex sera a faire.

1630. La cause est que les ulceres sont plus tost encharnees en reposant [1].

1631. Du .3. : la bouche de la plaie de l'ulcere qui est entre les .2. dites lieures, la quelle n'est atouchiee d'eles, soit liee de la .3. lieure commune et ancianne, la quele seule soit muee en chascune preparation.

1632. La maniere particuliere de lier, de preparer, d'adrecier telz manieres d'ulcere est variee par mout [1] de manieres, et de ce soit mise tel essample, com j'ai dit devant [2], l'ulcere de la jambe, et se elle n'est semblable du tout en tout des autres ulceres, toutevoies des

---

1627. 1 *Le latin a : de apostematibus. Voy.* §§ *1588 et suiv.*
1628. 1 ml't.
1630. 1 repoussant. *Latin :* quiescendo.
1632. 1 ml't — 2 § *1588*

choses dites et a dire porra estre desclairie maniere commune convenable en totes manieres de ouvrer.

1633. Dont premierement est apparellie l'ulcere parfonde au propos : soit mise en la bouce de l'ulcere une tente ferme et puis dessus un drap de lin oint de chose a ce convenable [1] ou d'aucun semblable, puis après soient liés dessus pulvilles et estoupes, si comme il est dit desus de la maniere de lier ulcere apparante [2]; mes ceste lieure est reprouvee ou pourpos pour .3. choses teles com il fu dit illuec meisme dessus.

1634. .2. L'ulcere est preparee a bien prez par cele p. 292 meisme maniere o tente et o oingnement et o pulvilles, si com il est maintenant dit [1], ‖ fors que la lieure est diverse, la quele est faite o fassie large, la quele a pluseurs grelles chiés ou languetes, les quiex sont noués ensemble sus les muscles de la jambe ; et ceste lieure ou propos est reprouvee, si comme ele fu illuec meisme reprouvee.

F° 80 c

1635. .3. L'ulcere est apparelliee par la quele que il te plest des dites .2. manieres et o toutes les devant dites, si com devant, fors que chascune des dites lieures est nouee o l'autre.

1636. La .3. lieure qui est faite estroite sous le plei [1] du genoil, devee [2] que les dites lieures ne descendent a la grelle partie de la jambe, si com il descendoient quant elles estoient mises seules, et sont ainsi anexees o la .3. lieure et continues, mes il sont descontinuees et separees et non artificielz, si com il apparra après.

1637. .4. Soit preparee en ajoustant suz les dites .2. [1] lieures ou sus la quele que tu veus, que le fons de l'ulcere soit eslevé et la bouche de liè soit deprimee ; et

---

1633. 1 conuenables — 2 §§ *1589 et suiv.*
1634. 1 § *1633.*
1636. 1 plet. *Latin :* plicatura — 2 qui devee.
1637. 1 *Latin :* trium.

ceste preparation est reprouvee, car pour nient est faite
l'aptation de cel membre, tant com la tente ferme est
mise dedens l'ulcere, la quele tente tient en chartre et
enclot la porreture en l'ulcere.

1638. La .5. preparation est en susajoustant a chascune des dites preparations ablucion de l'ulcere ; et
ceste preparation est reprouvee et pour nient est faite,
puis que l'ulcere n'est liee artificialment après la dite
ablucion.

1639. La .6. : L'en prepare la dite ulcere, en susajoustant a la quele que tu veus des dites manieres pressures couvenables et maniere de lier artificialment; et
ceste preparation est nient profitable et est faite pour
nient, tant comme la tente, qui est en l'ulcere, enclot la
porreture, car ele oevre contre la lieure. ||

F° 80 d **1640.** La .7. : Ceste ulcere est apparellie par la quel
que maniere dessus dite que tu veus sans tente ; et ceste
preparation est reprouvee, pour ce que tantost la bouche
de l'ulcere est raemplie et est estoupee de superflue
char mauvese, en la quele la porreture est emprisonnee,
et en suient accidens et dolours plus felons que devant.

1641. .8. preparation : La parfondesce de l'ulcere est
trenchie en continuant la trencheure des la bouche de
l'ulcere duc' au fons ; et ceste preparation est reprouvee
pour .2. choses, si com il apparra après ou commun
chapistre des incisions [1].

1642. La .9. preparation [soit faite] en seurajous-
tant en chascune des dites preparations overture de
l'ulcere environ le fons ; et ceste preparation ne doit
pas estre faite duc' a tant que toutes les autres manieres
soient deffaillans.

1643. La .10. preparation soit faite par la quele maniere que ce soit des manieres de preparer, fors que, en

---

1641. 1 *C'est le premier chapitre du IIIe traité (dans l'éd. latine,*
p. 341) et dans la traduction §§ 2134 et suiv.

lieu de tente ferme, soit mise tente cruese; et ceste preparation est reprouvee, car acoustumee [1] solucion et relanssacion faite par mout [2] de fois a la lieure de l'ulcere vers le fons empeeche et parlongne l'incarnation de cele ulcere.

1644. La .II. est preparee a souffisante mondification precedant [1], en metant en la bouche de l'ulcere p. 293 tente concave et en faisant .2. lieures o pressures artificielz inmouvables environ l'ulcere, et les autres choses es devant dites .3. ruilles generauls soient faites; et ceste preparation après la mondification de l'ulcere est reputee artificial et parfaite [2]; et tous les pulvilles et le[s] fascies et les pressures soient amolliees en aucune licour chaude, si com en vin, ou froide, si com en eaue de roses ou en choses semblables [3] au propos, puis soient prains ‖ et mis sus.   F° 81 a

PALLIATIVE.

1645. La palliative commune de toutes ulceres, de la quelle il est a savoir qu'ele a grant convenience o les autres cures :

1646. Premierement, ele a convenience o les preservatives, en tant comme elle est palliative de l'ulcere de plus legiere curation et est faite preservative de l'ulcere de fort et enuieuse curation; et paulliative des ulceres e[s]t preservative de fistule.

1647. Secondement, ele a convenience o la cure

1643. 1 acoustumee *traduit* frequens — 2 ml't.

1644. 1 *Latin :* undecimo praeparatur, sufficienti mundificatione praecedente, imponendo, *etc.* — 2 artificial est reputee parfaite. *Latin :* artificialis et perfecta reputatur — 3 soient amolliees en aucune licour si com en vin chaut ou froit ou en eaue rose ou en choses semblables. *Latin :* aliquo liquore calido, sicut vino, aut frigido, sicut aqua rosarum et succo plantaginis et similibus.

curative en tant que, par bonne et deue administration des choses mises sus [1] et par regiment [2] deu au pacient es .6. choses non natureux, est aucune fois la maladie curee complectement, ja soit ce que l'en ne le cuide pas.

1648. Lors la palliative d'une maladie est faite curable de cele meisme maladie, si com j'ai veu aucune fois des cancres ulcerés [1] et des semblables plaies desesperees, de[s] queles plaies moult de mires fuioient qui estoient de grant renom, les quiex conselloient au malade tant seulement que il tersist la maladie et la desechast et mondefiast o estoupes et o drapiaux et o choses semblables, et que il leur sambloit que la maladie estoit simplement incurable par [2] le benefice de cyrurgie; et toutevoies en gouvernant celui en tel maniere par procession de temps o le benefice de nature et o l'aide de Dieu il estoit curé, sans ce que le jugement des cirurgiens dessus dit li neust de riens.

1649. De ceste cure palliative a present .2. : la .1. de general; la .2. d'especial.

1650. La maniere paliative general de toutes ulceres est en procurant les parties de l'ulcere qui sont adjacentes en la circonference o oingnement deffensif [1] qui F° 81 b fu dit en cest chapistre, ‖ c'est a savoir en la .2. ruille general de la cure des ulceres concaves [2], et aussi en [3] mondefiant et essuiant et deseichant ou .2. ou pluseurs [fois] le jour, si com le cirurgien verra que ce sera miex a faire.

1651. De la palliative especial .2. : la .1. de la palliation des apparantes; la .2. de la palliation des parfondes.

1647. 1 administration des liex blecies. *Latin :* per bonam et debitam administrationem localium, *c'est-à-dire des médicaments locaux, externes,* des choses mises sus, *comme dit notre traducteur* — 2 *Latin :* per debitum regimen patientis.

1648. 1 des caueures des ulceres. *Latin :* de cancris ulceratis — 2 incurable quant par le.

1650. 1 deffensist. *Latin :* defensivo — 2 § *1552* — 3 ne.

1652. Du .1., .3. :

1653. Le .1. : Palliees poent estre ulcere venimeuse chaude, ulcere o boe porrie [1], ulcere qui corrode et est rampant, detenant ou tapissant [2], ulcere de forte consolidation, gardees les ruilles generaulz dessus dites, en metant sus l'oingnement blanc Rasis ou autres de semblables vertus, si com ceux qui restraignent l'acuité des humeurs et la corrosion et la dilatacion des ulceres dessus dites.

1654. Le ' .2. : Ulceres venimeuses froides sont palliees, supposees les ruilles dessus dites, en metant sus l'ulcere choses chaudes et seiches qui sont dites en la cure curative de cele ulcere [2].

1655. Le ' .3. : Ulcere porrie et toutes les autres ulceres, puis que elles sont ambulatives, sont paullies, si com il sera enseignié es paulliations du chancre ulceré p. 294 ou .3. chapistre ensuiant, gardees semblablement les riulles universelz dessus dites.

1656. Les ulceres parfondes sont palliees, si com il est possible, par teil maniere com il sera enseignié ou .2. chapistre ensivant parlant de la conservation et du regimen des fistules incurables [1], gardees les riulles qui sont a garder, les communes dessus dites [2].

1653. 1 o boe porrie *traduit* sordidum — 2 *Latin :* fraudulentum repens sive dilatans.

1654. 1 La — 2 §§ *1561, 1562.*

1655. 1 La.

1656. 1 *Le latin dit :* curabilium, *mais c'est une faute d'impression* — 2 *C'est la traduction de la première rédaction (mss. Q. 197 et 7131). La 2ᵉ rédaction suivie par l'éd. Pagel, p. 294, a :* observatis regulis omnibus supradictis.

DECLARATIONS DES DEVANT DITES CHOSES ET DES CHOSES QUI LES TOUCHENT, DES QUELES .II. [1] CHOSES SONT A NOTER. ||

F° 81 c   **1657.** La .1. a noter est, si com il fu veu es declarations ou .1. chapistre de la .1. division du .2. [1] traitié, [ou] [.1]4. notable [2], aus queles [3] l'en doit recourre, quant a ce que solucion de continuité est genre [4] a toutes plaies, et plaie a ulcere simple, et ulcere simple a ulcere parfonde ou aparant et a toutes espoisses de cestes ulceres [5], et otout ce est genre a fistule, chancre, mort mal, fleugme sause ulcere[e] et leur semblable, fors que chascun de ces derrains et semblables ajouste sus l'ulcere propre difference qui les desclaire, si com il apparra es propres chapistres d'iceux.

1658. Il fu dit devant es dites declaracions qu'est solucions de continuité, que est plaie, qu'est navre, qu'est ulcere ; et de la [puet] estre veue la convenience et la difference d'iceles ; et par semblable [1] maniere puet l'en recourre au .11. chapistre de la .1. [2] division du .2. [3] traitié [4] ou quel est determiné des empeechemens empeechans la droite cure et estroite [5] des plaies acoustumee.

1659. La [1] .2. a noter est environ la diffinicion de l'ulcere, car il vaut miex a dire : « ulcere [2] est plaie »

DECLARATIONS — 1 .2. *Le texte latin (éd. Pagel, p. 294) a douze remarques, notre traduction n'en a que onze, comme le ms. B. N. 7131.*

1657. 1 .1. — 2 notables. *Ces déclarations, comme il a été dit, n'ont pas été traduites. L'auteur renvoie à la quatorzième note des* « Declarationes praeambulae » *p. 149 de l'éd. Pagel* — 3 quiex — 4 genté. *Latin :* genus — 5 et a toutes cestes espoisses. *Latin :* et ad omnes istorum species.

1658. 1 semblables — 2 .11. — 3 .4. — 4 §§ *1253 et suiv.* — 5 *Le latin dit :* certam et rectam curam vulnerum consuetam.

1659. 1 Le — 2 ulcere *répété*

que : « ulcere est solucion de continuité » ; ja soit ce que l'un et l'autre soit maniere de plaie, plaie toutevoies est immediatif ; et diffinition doit estre donnee par imme-diatif, si con dit le Philosophe ou .6. de Topiques ; dont par la diffinition de plaie sont mises hors toute[s] les froisseures des os et leur semblables de la diffinicion de ulcere et tous apostumes qui ne sont ouvers, les queles toutes sont solucion de continuité ; toutevoies ne sont eles pas aparans a veue, et pour ce il ne sont pas dis plaies selonc les parlans communement. Je croi toute-voies que, selonc la verité, toute [3] solucion de conti-nui||té, tant dedens comme dehors, puet et doit estre F° 81 d appelee plaie ; par ce que l'en dit porrie ou putrefiee, sont mises hors lez plaies en tant com eles sont plaies, qui ne sont ulceres ; par ce que il sont dites rendans porreture plus que il ne doivent, sont mises hors les plaies apostumees [4], car ja soit ce que il rendent porre-ture un jour ou .2., toutevoies il ne la rendent pas plus que il ne doivent, car il sont tost rectifiees, s'il sont pro-curees par maniere deue.

1660. La .3. a noter est que l'ulcere est dite porrie qui de son commancement rent continuelment humi-dité qui n'est pas loable, si com il apert es fixures des apostumes et es ouvertures [1].

1661. Item ulcere est dite porrie la quele rendi en son conmancement boe loable et en après la rent o hu-midité mauvese et inloable.

1662. Dont il apert que toute ulcere est proprement porrie, fors ce[le] tant seulement qui a succession de plaie [1]; et toute fois que aucune plaie est anciane, la p. 295 quele rent boe et humidité inloable ou croustes ou es-

---

3 que toute — 4 apostumes. *Latin* : vulnera apostemata.

1660. 1 *Latin* : sicut aperturae et fissurae apostematum.

1662. 1 qui a succession de plaie *traduit* quod succedit ex vul-neribus.

chardes ou aucune autre chose qui n'a pas condicionz loables ne porreture loable, des lors ele ne doit pas estre appelee plaie.

1663. La [1] .4. a noter est qu'est porreture, qu'est venin, qu'est ordure, qu'est escharde, qu'est croste et les condicions de chascun et de quel matiere et de quel efficace et par quel maniere chascune d'iceles est engendree.

1664. [DE BOE]. Boe est humidité, partie naturel, partie desnaturel, ne n'est pas pure superfluité, la quele est engendree es plaies, es queles plaies est superfluité de la .3. digestive [1].

1665. Les condicions loables de boe sont que ele [1] doit estre droitement blanche, legiere (c'est soueve) [2] a atouchier, egal o espoisseté par tout, ‖ jointe ensamble ne mie espandue, ne departie par motiaus [3], et soit sans fetour, c'est sans corruption; (car fetour est cause de corruption) [4].

1666. Toutes les dites condicions met Ypocras en la [.1.] [1] partie des Pronostiques ou il parle : « cele pourreture est lo[e]e [2] » etc., et Galien les expose illuec et rent cause d'iceles ou comment : Boe est engendree [3] materialment de sanc qui est issu des veines, le [4] quel est delessié du gouvernement de nature, car il est hors de son lieu naturel, pour la quel chose il a conceu mauvaise qualité.

1667. Ele [1] est engendr[e]e par effet partie de cele

F° 82 a

1663. 1 Le.

1664. 1 *Latin :* quae generatur in vulneribus in quantum vulnera a tertia digestiva. *Le latin n'est pas plus clair que la traduction.*

1665. 1 eles — 2 souseue. *Latin :* suavis — 3 mociaus; par motiaus *traduit* per globos (cf. § 1673) — 4 *L'explication entre parenthèses est du traducteur.*

1666. 1 *Latin :* 1ª parte — 2 *Latin :* laudatur — 3 eles sont engendrees. *Latin :* sanies generatur — 4 la.

1667. 1 il

[chaleur] ² naturel pourdominant et partie de cele non naturel affebliee et sous mise ³.

1668. La maniere de la generacion d'icele ¹ est que la chaleur naturel entent a garder le sanc sous sa propre fourme ou corriger la male qualité que il a conceue ; et la chaleur desnaturel entent a corrumpre le sanc ; et ainsi est faite une bataille de .2. chauz ² et par consequent dolour environ la generation de la boue ³, si comme Ypocras dit en auforisme en la .2. partie « environ les generations de boe, etc. » ; et quant la boe est engendree, la dite bataille de ces .2. cesse et la dolour est alegie, meismement se la boe ist hors et la chalour est estainte et par consequent la fievre, s'ele i est, si com dit illuec Galiens ou comment.

1669. DE VENIM. Venim est humidité ou porreture soutille. Venim est double, chaut ou froit, etc., [choses] qui sont dites ou chapistre ou parole est faite de la cure de l'ulcere venimeuse ¹.

1670. Les condicions : il est subtil, cler, liquide, puant ; s'il est chaut, il est sousrous, si com laveure de char ; s'il est froit, il est blanc, si com eaue de formage ou creme de let.

1671. Il est engendré materialment de subtilité des humeurz ‖ eaveuses, si com dit Thederic ou .1. livre, F° 82 b ou .9. chapistre ; il est engendré ¹ en effec par chaleur desnaturel segnorissant par dessus chaleur naturel ; et c'est par maniere contraire a la generation de boe.

1672. DE PORRETURE. Porreture est humidité desna-

---

2 *Latin :* partim a calore naturali — 3 *Latin :* partim a calore naturali praedominante et partim a calore non naturali succumbente. *Inutile de noter la futilité de ces explications scolastiques.*

1668. 1 de lui. *Il s'agit de la* boe, *pus, comme au paragraphe précédent* — 2 chamz. *Latin :* pugna duorum calorum — 3 bonne. *Latin :* circa generationem saniei.

1669. 1 §§ *1556 et suiv.*

1671. 1 elle est engendree. *Il s'agit du* venin.

turel puant outre mesure, etc., la quele est devisee ou chapistre ou parole est faite d'ulcere porrie [1].

1673. Les condicions aperent iluec : est grosse et par motiaus [1], aucune fois blance, aucune fois sousrousse, et n'est nule fois egal; ele est engendree materialment de groisseur de humeurs ; ele est engendree par effec p. 296 de .2. chaleurs. La maniere de la generation est si com ou venim.

1674. [DE ORDE] PORRETURE. Orde porreture [1] est grosse humidité desnaturel, puant, entremeslee de pieches de char porrie et corrumpue.

1675. La matiere de liè et les condicions aperent assés es choses dessus dites; ele est engendree par effec, si comme venim, et est faite souvente fois es grosses contusions qui sont corrumpues. La maniere de la generation de liè est si com de venim.

1676. [DE] CROSTE OU ESCHARDE. Sont aussi comme escorces et sont aussi comme une chose, fors que ·la croste droitement est plus grosse et plus espesse que l'escharde, et est la croste droitement sus l'ulcere et la queuvre.

1677. Les eschardes sont meneurs et pluseurs couvrans lez parties adjacentes de l'ulcere, et sont aussi com eschales de bren ou com eschales de poisson, les queles sont en sause fleugme non ulceree [1].

1678. Les condicions : sont dures et fermes, aucune fois blances, aucunes fois noires, aucune fois moiannes ou de couleur [1] composte ; les noires sont engendrees materialment de melancolie, les blances de fleugme sausse, les moiannes de l'un et de l'autre. Il sont engen-

---

1672. 1 § *1572*.
1673. 1 par motiaus *traduit* globosa.
1674. 1 Orde porreture *traduit* sordicies *et correspond à la* gangrène.
1677. 1 ulceres.
1678. 1 chaleur. *Latin :* vel coloris compositi

drees en effec de .2. chaleurs, [de choses] grossez ‖ F⁰ 82 c
et seiches ².

1679. La maniere et la matiere de cestes est petite,
seiche, aherdant, visqueuse, non decourant, aduste, et
pour ce ele se demeure iluec longuement et ne court,
mes et se deseiche et est condansee et engroissie, si com
fait la fumee qui s'ahert aus parés et i prent viscosité.

1680. La ¹ .5. a noter est que le commun de Salerne
et leur sequaces et tous les cyrurgiens qui ne sont pas
letrés et auques tout le commun apelent toute plaie ou
ulcere, qui n'est pas curee dedens .6. semainnes ou .2.
mois au plus, fistule ou chancre, la quel chose est
fausse, si com il apparra es propres chapistres es quiex
diffinicion sera faite de chancre et de fistule.

1681. Car quant iceux curoient les ulceres o les propres medecines competentes a ce ¹, lors il creoient et
affermoient que il avoient curé les chancres et les fistules, et appelent encore ces medecines qui sont des
ulceres, medecines de fistules et les nombrent en leur
livres; dont il avient mout ² de fois que lez cyrurgiens
qui or sont, sont deceus, car il apliquent aus chancres
et aus fistules les dites medecines des ulceres, les queles
n'euvrent de rien es fistules ni es chancres pour la flebeté
d'elles, ne ne les mordefient ³ ne ne curent, mes passe
le temps et les dites maladies en sont empoiries, ne mie
contrestant la dite fieble medecine.

1682. Et d'autre part, quant les vraies ulceres sont

---

2 *Latin* : generantur effective ex duobus caloribue, ex densitate
et siccitate ? ?

1680. 1 Le.

1681. 1 *Latin* : cum sibi propriis medicinis, *ce qui est un peu
différent* — 2 ml't — 3 *Le latin, éd. Pagel, p. 296, a* mortificant.
*Mais le traducteur, ordinairement si exact, avait probablement
dans son texte* mordificant, *c'est-à-dire corrodent, qui nous semble
ici la bonne leçon, car il ne s'agit pas de* mortificare, *mais de* corrodere, mordicare, mordificare.

offertes aus cyrurgiens d'ore a estre procurees et guer-
ries, les queles ulceres il croient selonc le jugement des
anciens estre fistules ou chancres, lors il appliquent a
ces ulceres medecines de fistules et de chancres, les
F° 82 d queles medecines sont corrosives forment, et par ce les
vraies ulceres qui estoient ‖ legieres a curer, sont faites
corrosives forment et par violence, et sont ainsi incurables; car les humidités sont traites a eles de tout le
cors, si com dit Galien sus l'auforisme de la .5. partie :
« et en ces choses il couvient user de froit [1], etc. », et
aussi par semblable est il dit ou .3. de l'Engin, ou .4.
chapistre « des membres qui ont chalour et doulour » :
[doulour] [2] qui est en aucun lieu est cause de traire d'aillours la mauvestié des humeurs a celui lieu, (car ou lieu
ou est dolour, la est le flus des humeurs) [3].

1683. La [1] .6. a noter est que l'en puet arguer encontre
ce qui est dit : es ablucions des ulceres chaudes soit i
mis alun, que tout alun, de quelque maniere que ce soit
ou de quelque espoisse est chaut ; donques est ce mal,
car les contraires sont curés [2] par leur contraires, si
com dit Galien ou .2. [3] de Megategne, ou .3. chapistre
pres du commancement : « les choses qui sont outre
nature doivent estre deboutees et mises hors o leur con- p. 297
traire », et Ypocras en la fin d'auforisme de la .2. [4] partie : *ex plenitudine, etc.*, la dit le semblable. A dire est
que ainsi dit Avicene ou .4. livre, ou .4. fen, ou .3. traitié, ou chapistre « de la cure des ulceres venimeuses »,
que eaue d'alun netoie et est repercutive et deseiche ; et
pour ce espoir que lui et les autres entendirent d'aucun
alun, le quel n'est pas vers nous, qui puet estre froit,
ou puet l'en dire que, ja soit ce que l'alun de quoi nous

1682. 1 a fer. *Latin :* frigido — 2 *Le copiste a sauté ce mot
qui était déjà écrit* — 3 *L'aphorisme entre parenthèses a été
ajouté par le traducteur.*
    1683. 1 Le — 2 curees — 3 .3. *Latin :* II° — 4 .3. *Latin :* 2ᵃ

uson soi chaut et sec, toutevoies il puet estre adjoustee
tant de eaue et autres medecines froides, que la chaleur
et la secheresce de l'alun poent estre restraintes et
engroissies [5].

1684. La .7. a noter ‖ est que l'en puet arguer contre ce F⁰ 83 a
qui est dit en la cure des ulceres ordes et boeuses, que
l'en doit commencier des plus fors medecines, [etc.] [1],
comme [que] Costentin die ou livre [2] des iex ou chapistre « de la cure du fleugmon des iex » en la fin : iluec dist
il que l'en doit commancier des choses plus legieres.

1685. A ce l'en doit dire que ceste derrainne propo-
sicion tient lieu [1] ou la maladie donne induces et termes,
et ou le mire [2] tente et espreuve les medecines; mes il
est certain que medecines fieblez ne souffissent pas a
faire mondification a l'ulcere orde et boeuse; et pour ce
ci endroit [3] l'en doit commancier par les plus fors, si
com dit Avicene et Thederic.

1686. La [1] .8. a noter est que Avicene ou .4. livre,
ou chapistre alleguié, acomparage la fistule a chose qui
est reposte et crueuse, disant que fistule a dedens char
endurcie, si com pane d'oisel, la quele durté avironne
la fistule par dedens; mes absconsion n'a nulle char
endurcie [2]. Absconsion est ulcere qui est un poi aparfondie, c'est a savoir tant seulement entre le cuir et la
char. Caverne est ulcere qui est mout [3] aparfondie dedens la char (et ainsi fistule est acomparagie) [4].

1687. [La .9. a noter est, selonc Avicene ou .4. livre] [1],

---

5 estre restraintes et engroissies *traduit* reprimi et obtundi.

1684. 1 *L'auteur renvoie au § 1567* — 2 lieure.

1685. 1 tient lieu *traduit* intelligitur — 2 et ou lieu ou le mire.
Latin : et ubi medicus — 3 et pour ce ci endroit *traduit* ideo hic.

1686. 1 Le — 2 *Ce dernier membre de phrase traduit :* absconsio nullam habet carnem induratam, *qui ne se trouve que dans
les mss. de Paris 7131 et d'Erfurt Q. 197* — 3 ml't — 4 *Cette
phrase entre parenthèses est du traducteur.*

1687. 1 *Ce qui est entre crochets manque dans le manuscrit. Latin :* 9⁰) Notandum secundum Avicennam l. 4 capitulis, *etc.*

ou chapistre alleguié, c'est assavoir de la cure des ulceres parfondes, que il ont besoing que il soient rem-
plies de char et que le venim ne soit pas retenu en
elles ; et aucune fois ces ulceres ne sont pas curees se
leur medecines ne sont courans et lavatives, si que
il puissent plungier et avenir duc' au fons de l'ulcere,
et aucune fois il est necessaires que les medecines
soient visqueuses et que eles s'aherdent a l'ulcere, a tel

F⁰ 83 b fin que eles y ‖ demeurgent plus longuement, et ainsi
eles oevrent miex ; car si com dit Avicene ou chapistre alleguié vers la fin, parlant de la cure des ulceres
ordes ² et boeuses : « des choses qui sont a ce necessaires
est que icele ³ meisme medecine soit .3. jours sus l'ulcere. »

1688. La ¹. 10. a noter est que speradrapu ², par le
quel nous uson ³ en la cure des ulceres et aucune fois
aillours, est emplastre visqueus, le quel est embeuvré par
teile ; et chacun l'ordenne a ⁴ sa propre volenté, toutevoies communement il est ainsi fait :

1689. ℞. Cire   ℥ .2. ¹
Resine   lb' .2. ²
Pegoule, c'est pois
noire, lb' .2.
Encens, ⎱ de chascun ℥ .2.
Galbanne ⎰
De suif ³ de mouton ce qui souffist.

2 ordres — 3 iceles.

1688. 1 Le — 2 *Latin :* sparadrapum. *Le manuscrit a en marge
d'une main postérieure* « id est emplastrum », *explication parfaitement inutile, le texte disant fort bien ce qu'est le sparadrap* —
3 *Le traducteur aurait peut-être mieux fait de dire :* du quel nous
uson — 4 et. *Latin :* ad.

1689. 1 cire ℥ .3. *Latin :* unc .2. *Le signe* ℥ *indique l'once,
tandis que le signe* ℈ *indique la drachme ou gros* — 2 3 lb'. *Latin :*
lb' .2. — 3 *Le mot* suif *est dans l'interligne et d'une main postérieure, à ce qu'il semble. Il était, en effet, nécessaire pour traduire :*
sepi arietis.

p. 298 **1690.** La ¹ .II. a noter est que, non mie nuisant la ruille dessus dite qui dit que l'en doit commancier des plus legieres choses, que ² les causes, pour [quoi] ³ la cure palliative est mise après la curative, poent estre pluseurs.

1691. L'une est, car en tous cas et en toutes cures, es queles les .2. dites cures sont competentes, premierement la curative doit estre faite et, s'ele ne soufist ou ele ne plest, l'en puet avoir recours a la palliative ; car premierement l'en doit metre a execution la curative, et ce apert, car la complete curative n'a pas mestier que elle ait recours a la palliative ; mes se la palliative est mise a execution et ele ne souffisse, il couvient lors recorre par necessité a la curative, se nous devon curer la maladie.

1692. La .2. cause, car pluseurs ont apetit de la curative et n'ont cure de la palliative.

1693. La .3. cause, car pluseurs s'entremetent de la curative ¹, qui ne sevent rien de la palliative ; dom il avient que il curent la maladie, ou il tuent ‖ leur pacient, F• 83 c ou il delaissent la maladie sans estre curee ; car il ne s'aperçoivent ne ne prennent garde de la cure des maladies qui est palliative, la quele il mesconnoissent du tout.

1690. ı Le. *Cette onzième remarque est la douzième du texte latin, parce que notre traduction a suivi le ms. 7131 B. N., un des trois manuscrits indiqués par Pagel, p. 297, qui ne contiennent pas la remarque onze du texte latin donné par les autres manuscrits.* — 2 Ce que *est déjà mis au commencement de la phrase* — 3 Latin : quare.

1693. ı curation. *Latin :* de curativa se intromittunt.

LE .2. CHAPISTRE

DE LA .2. DIVISION DU .2. TRAITIÉ

DE LA CURE DE TOUTES MORSURES ET POINTURES DE TOUTES BESTES ALANS ET RUNGANS ET VOLANS, ENVENIMEES ET VENIMEUSES, ET QUI NE SONT ENVENIMEES NE VENIMEUSES.

1694. De cest .2. chapistre de la .2. division du .2. traitié qui est de la cure de toutes morsures et pointures de toutes bestes et de serpens envenimees ou venimeuses qui font morsures ou pointures, .2. choses [1] sont a entendre.

1695. La .1. : des morsures ou pointures de aucunes bestes, les queles n'enveniment pas le pacient par leur morsure ou pointure, mes toutevoies il rendent aucune fois la morsure ou la pointure soupechonneuse a venim, car il se duellent plus que les simples ulceres.

1696. La .2. est des morsures ou des pointures d'aucunes bestes qui sont envenimees, si comme chien enragié et son [1] semblable, ou de bestes venimeuses, si con sont serpens et leur semblables; les queles bestes font de leur lesion ou lessent les plaies envenimees et enveniment par leur ouvraigne le pacient [2].

1697. Du .1., .3. [1] : le .1. de la connoissance de ceste passion; le .2. de la cure; le .3. des declarations.

1694. 1 peintures en ces .2. choses.
1696. 1 sont — 2 *Latin* : et venenant actualiter patientes.
1697. 1 *Latin* : De quorum amborum propositorum quolibet tria.

DE LA CONNOISSANCE.

1698. De la quele .4. : le .1. de la diffinicion ou [1] description ; le .2. des divisions ; le .3. des causes ; le .4. des signes.

1699. DIFFINICION : Morsure ou pointure, tant com il apartient a la .1. partie du chapistre, ce sont unes ulceres ne mie venimeuses, mes tant seulement ‖ soupe- F° 83 d choneuses a venim, mis[es] ou cors humain de bestes qui ne sont pas envenimees ne venimeuses, si com est connin, lievre, chien ne mie enragié et semblables, puces, pououls, moussces communes et semblables ; mes morsures ou pointures, tant comme il apartient a la .2. partie du chapistre, sont ulceres mises ou cors humain de bestes envenimees, si com est chien enragié et semblables, ou venimeuses, si comme serpens et semblables, qui enveniment en mordant ou en poignant p. 299 les paciens de leur meisme lesion.

1700. DIVISIONS : De ces lesions [1] les unes sont faites de bestes qui [onques] [2] ne sont [3] ou ne sont pas faites envenimees ou venimeuses ou enragiees.

1701. Les mordantes d'icestes sont : porc, connin, lievre et semblables, qui ne mordent onques, s'eles ne sont prinses ou aguillonnees par force.

1702. Les poignans d'iceles sont : puces, *berbecini*, *platelli*, mousches et semblables [1].

1698. 1 sans. *Latin : sive. Le traducteur a lu* sine.

1700. 1 les diuisions de ces lesions — 2 *Latin :* nunquam — 3 font.

1702. 1 puces mousches et semblables berbotiui, platelli. *Latin :* pulices, berbetivi (*corrige* berbecini), platelli muscae et similia. *Le traducteur ne comprenant pas* berbecini, platelli, *les a trans-crits tels quels. Les* platelli *sont les* pediculi pubis, *vulgo* mor-pions : « Platelli sive pesolatae sunt animalia plata, rotunda, multorum pedum, quae raro movent se, immo ita se adhaerent

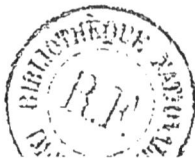

1703. Les autres sont faites de bestes qui adonques ne sont pas enragies et toutevoies eles poënt bien estre enragies aucune fois, si comme chien, cheval, mulet, louf, goupil, chat, mustelle et semblables[1], et [2] les morsures de toutes iceles, tant comme elles ne sont pas enragies, se l'en seit vraiement qu'eles ne le sont pas, les morsures ne sont pas, ne ne doivent estre reputees envenimees, mes s'eles mordent aucun, tant comme eles sont enragiees, les morsures d'iceles sont envenimees, et les unes d'iceles plus, les unes mains.

1704. Les autres sont faites de bestes qui de leur complexion naturele sont venimeuse[s] et ne mie par accident, et toutes les lesions de toutes icestes, ou soient apaisies ou a||guillonnees, sont naturelment envenimees, toutevoies les unes plus, si comme de serpent tyri [1] et semblables, les autres mains, si comme vespes, mouche a miel, cantarides et semblables, et toutes icestes plus ou temps ou quel eles sont escommeues [2] a ire et ou temps qu'eles chauchent ou [sont] en chalour.

1705. Item [de] toutes ces lesions les unes sont

F° 84 a

---

loco, cui insident, quod vix eradicari possunt vivi, et nascuntur communiter in pectine et sub assellis. » *Mondeville, Chirurgia, page 435 de l'éd. Pagel. Quant aux* berbecini, *je suppose que l'auteur a voulu désigner les* tiques, *parasites des animaux domestiques et de l'homme, dont une espèce,* le pou du berger, pediculus opilionis, *aurait été appelé en latin vulgaire* pediculus berbecinus *pour le classique* vervecinus, *pou de brebis.*

1703. 1 *Latin* : ut canis, lepus, mulus, equus, lupus, vulpes, taxa, mustela et similia. *L'énumération du traducteur est un peu différente; il n'a pas cité le lièvre rangé dans la catégorie précédente* (§ *1701) des bêtes qui ne peuvent devenir enragées. A la place du taisson (*taxa, *prob. pour* taxo), *il a mis avec raison le chat* — 2 ou.

1704. 1 *Latin* : serpentis tyri. *Le* tyr *est la* vipère. *Voy.* §§ *1719, 1823. Le traducteur s'est contenté de reproduire le latin* — 2 es escommeues.

petites, les autres grandes, les autres plus pernicieuses, les autres mains, [les autres plus dolereuses, les autres mains], [1] les autres larges, les autres estroites, les autres moiennes, les autres nouveles, les autres enveilliees, et de cestes les unes plus, les autres mains, les autres en cors fors, les autres en cors delgiés [2], qui se deulent de poi [3], [qui ont le cuer chaut, les autres non] [4], les autres en moiens [5], les autres chaudes, les autres froides, les autres en pacient aiiant le cuer chaut, les autres non ; les autres en membres nobles, les autres loing d'iceux, les autres jouste iceux ; les autres en lieu qui a droitement regart et larges entrees au cuer, si com les liex du poulz et pres des grans arteres, les autres non ; les autres de beste malle, jane, fameilleuse, de lieu sec, en esté, les autres d'autres ; les autres sont curees o medecines qui leur sont appropriees, les autres o toutes medecines ou pluseurs autres communes, et ainsi des autres. Il est necessaires que le cirurgien ouvrant entende toute[s] ces divisions et aucunes autres.

1706. LES CAUSES pour quoi nous sommes mors de mout [1] d'icestes nous sont aucunes fois nient conneues, ja soit ce qu'eles soient conneues a iceles [2]; a la fie nous sont conneues, si comme d'aucunes qui mordent, car eles ont fain ; aucune fois ‖ d'aventure, si comme se F° 84 b chien enragié morde homme qui s'enfuit de lui, aucune fois ne sont pas d'aventure, si comme quant la lievre mort homme qui l'estraint trop cruelment [3], ou quant

---

1705. 1 *Latin* : aliae magis dolorosae, aliae minus — 2 les autres en liex fors, les autres en liex delicieux. *Latin* : aliae in robustis, aliae in delicatis — 3 *Latin* : passibilibus — 4 *Latin* : habentibus cor calidum, aliae non — 5 *Latin* : aliae in mediis, *c'est-à-dire qui ont le cœur ni trop chaud ni trop froid.*
1706. 1 ml't — 2 *Comment l'auteur pouvait-il savoir cela ?* — — 3 *Ici notre traduction a* : ou quant chien qui est aguillonne mort homme qui lestraint trop cruelment, *ce qui ne se trouve pas dans le texte latin et est un mélange de ce qui précède et de ce qui suit.*

chien qui est aguillonné, mort chelui qui l'aguillonne, et quant serpent mort celui qui aproce a sa caverne, et semblables.

1707. Les signes de ces lesions : les uns sont communs, les autres especiaux : des communs les uns sont qui senefient le pacient estre blecié ; les autres sont qui signifient ces lesions, en devisant iceles des plaies et des autres ulceres ; les autres qui devisent entre les diverses espoisses de ces lesions.

1708. Les signes que le pacient soit blecié, si sont assés manifestes, se il n'est demi mort, insensible, yvre ou endormi, car tantost il sent ou lieu [de] la lesion dolour mordicative [1] ou poingitive [2], et a la fie arsure et enfle.

1709. Les signes qui demoustrent ceste lesion et la devisent de toutes les autres sont, car le pacient sent les signes qui sont maintenant dis, et sa lesion ne fu p. 300 d'espee ne de baston ne de contusion ne d'aventure et semblables, pour quoi il est delaissié que sa lesion fu morsure ou pointure la quele, se ele est venimeuse, ele ajouste, outre les signes qui sont maintenant diz, aucuns accidens plus griès, si comme il aparra après.

1710. Des signes especiaus par les quiex chascune morsure ou pointure est conneue de toutes les autres 2. [1] choses avon a veoir :

1711. La .1. que nous n'avons pas besoin d'iceus en la cure des lesions des bestes ne mie envenimees ne venimeuses, car la cure de toutes ‖ icestes est une meisme.

F° 84 c

1712. La .2. que nous avons besoing d'iceus es cures des lesions envenimees et venimeuses, mesmement des plus communes et de celes qui nous avienent plus souvent, si comme de chien enragié et semblables ; car des diverses la cure est diverse.

1708. 1 mortificatiue. *Latin :* mordicativus — 2 poigitiue.
1710. 1 .3. *Latin :* duo.

1713. Le pacient est a la feie blecié en dormant, ou soit jour ou nuit, et donc il n'aperçoit pas la lesion devant qu'il est esperi [1]; a la fie il est blecié en liex obscurs, ou veille ou dorme; a la fie ou jour, et [2] en lieu cler et enluminé, mes la beste se depart soudement, si comme mousche a miel ou serpent; a la fie ou jour et [3] en lieu enluminé, et voit le pacient longuement la beste qui li fait la lesion, et par aventure il la prent, mes il ne la connoit pas, ne ne soit [4] son non ne la nature du venim.

1714. Car adonques en ces cas et en mout [1] de semblables nous ne savons deviser entre icestes ou fait de la lesion ne ou regart d'icele ou commancement, mes il nous convient atendre et regarder as accidens qui ensuient ceste lesion; et pour ce entre ces .2. manieres de signes desus dites nous avons besoing de la .3. maniere, c'est a savoir des signes especiaus devisans entre ces [2] diverses lesions.

1715. Donques premierement des signes de morsure de chien enragié, des quiex .2. choses sont a entendre: la .1. par les quels [1] l'en soit que le chien soit enragié; la .2. de ceux qui apperent ou pacient mors de chien enragié, ja soit ce qu'il n'ait pas veu ne conneu le chien mordant.

1716. Du .1. : le chien esragié est conneu se la mie du pain est en ‖ tainte ou sanc de sa morsure et il soit F° 84 d offert a la geline [1], car ele ne le mengera pas s'ele n'est fameilleuse, et s'ele le mengüe, ele morra dedens .2. jours; encore les oreilles [du chien] [2] sont dependantes, et est le dos tourné [3]; la coue est apressee entre ses

---

1713. 1 deuant quele est espartie. *Latin :* donec expergefiat
— 2 ou. *Latin :* et — 3 ou. *Latin :* et — 4 *Latin :* scit.

1714. 1 ml't — 2 ses.

1715. 1 queles.

1716. 1 geule. *Latin :* gallinae — 2 *Latin :* aures canis —
3 *Traduit* dorsum incurvatur

cuisses, il alaine poi [4] et est enroué, et mort larrecineusement et en taisant soi, et quant il va, il chancele, aussi comme l'ivre qui va jouste les murs [5]; il va seul, il ne congnoist pas le seignour ne la meison, ses yex rougoient, sa salive li ist de la bouche, humidité decourt de ses narilles, il abaie son umbre, il trait sa langue, il fuit de eaue.

1717. Du .2., c'est a savoir des signes apparens ou mors de chien enragié : le pacient a songes espouentables, paourous, et est esbahi ; il sent mordications fors et pointures en tot le cors, il a sangloit et soif et secheresse de bouche et permixtion de raison, et en la fin il crient eaue, et après ces choses il muert assés tost; toutevoies le venim de ceste morsure est aucune fois longuement repost, ne n'aperent pas ces accidens dessus [dis] ou pacient jusques après .15. jours, a la fiee après .6. mois, a la fie après .7. [ans] [1], et ce est fait selonc [2] la diversité du venim et la disposicion et le regimen du pacient; toutevoies communement il commencent a aparoir environ .8. jours après la morsure.

1718. Les signes que le pacient ait esté point de scor- p. 3o1 pion sont, car les leivres de la pointure sont endurcies, si comme cal, ne n'i est pas si grant enfle ne rougeur, et il vient soudainnement doulour et a la fie se depart; le pacient sue quant la passion est esloingnie [1], et a la F° 85 a fiee ‖ s'enfroidissent les extremités du cors.

1719. Les signes que le pacient soit mors de tir ou de serpentele qui sont une meisme chose : premierement la doulour est faite eu lieu, en [1] après ele en [est] espartie par tout le cors. Le masle fait seulement .2.

---

4 *Latin* : raro latrat — 5 *Latin* : cum vadit, titubat sicut ebrius ; incedit juxta muros.

1717. 1 *Latin* : aliquando post septem annos — 2 se il ont. *Latin* : secundum.

1718. 1 est esloingnie *traduit* prolongatur.

1719. 1 ens

pertuis, la femelle en fait pluseurs; sanc et ordure olea-
gineuse ist de l'ulcere ². Le cors du pacient est fait vert
ou le lieu de la morsure.

1720. Les signes de la pointure du serpent sont : dolour ou lieu, mordication et enfleure, et est muee la
coulour de la face du pacient, maintenant en blancheur,
c'est a savoir quant la chalour et l'esperit s'en entrent
dedens le cors, maintenant a verdeur ou a verteur tendant a lividité, c'est a savoir comme la chalour et l'esperit repairent par dehors; et a ou lieu chalour outre
mesure et arsure, et l'ensuient vomite, strangurie et
torsion ¹ de ventre.

1721. Les signes faisans distinction de pointure de
mouche a miel envers les autres pointures de volatiles
sont, car la mouche a miel lesse son aguillon en la
pointure et les autres ne les i lessent pas.

1722. Les signes qui devisent la pointure de cantaride
des autres sont, car elle est plus doulereuse et plus per-
nicieuse, et le pacient a mout ¹ grant talent de pissier.

1723. Les pointures des vespes, de formi volant et
de mout ¹ d'autres semblables n'ont pas signes qui
soient devisables de celes qui leur sont semblables.

LA CURE.

1724. De la quele .2. : la .1. de la cure des lesions
des bestes qui ne sont pas envenimees ne venimeuses;
la .2. de la cure de celes qui sont envenimees et venimeuses.

1725. De la .1. soit delaiss[i]e la cure preservative

---

2 *On ne lit dans le manuscrit que la dernière partie du mot :*
||||cere. *Latin :* ab ulcere.

1720. 1 torsionte. *Latin :* torsio ventris.

1722. 1 ml't.

1723. 1 ml't.

F° 85 b et palliative, car nous n'avons pas besoing ‖ d'icestes en
ces propos.

LA CURE DES LESIONS DES BESTES NE VENIMEUSES
NE ENVENIMEES.

1726. La cure des lesions des bestes ne venimeuses
ni envenimees est double, commune et particuliere.

1727. La commune est si comme la cure de la plaie
simple, en contregardant la complexion naturel du
membre blecié et de tout le cors, etc.

1728. Toutevoies, se la lesion soit faite de beste fameilleuse [1], ele [2] est mout [3] mauvaise, et se ele est de
beste jeüne, ele est encore pire, et se ele soit, ovec tot
ce, de mauvaise complexion, si comme d'omme ou de
beste mauvesement complexionnee ou usante de mauvese[s] viandes ou replecte de mauveses humeurs, et se
le membre blecié soit fieble, en tant est pire chose, et
adonques cest emplastre est conferent :

1729. Soit encorporé .i. oignon ovec seil et ovec
miel, et soit mis [1] tiede sus [2], a tant que la plaie soit mondefiee, ou feives frasees [3], crües [4], maschies, ou huile de
vesce et choses semblables, et soit lavee de eaue de mer
ou salee ; ou il suffist enoindre le lieu fois après autre o
huile chaude de jusques a tant que la dolour soit apaisiee ; en après soient apliquiees les feives maschies ou
forment maschié, et vaut plus se celui qui les masche
soit jeün et enfant.

1730. Item il soufist oignon triblé ovec miel de
moches a miel ou de roses et mie de pain maschie;

1728. 1 femele. *Latin :* ab animali famelico — 2 et le — 3 ml't.

1729. 1 mises — 2 *Le latin est un peu différent :* incorporetur
vinum cepae cum sale et oleo rosaceo aut oleo communi secundum diversitatem particularium et cum melle et tepidum appo-
natur. *Le traducteur est allé de* cum sale *à* et cum melle, *en sau-
tant le reste* — 3 *Latin :* fractae — 4 cruees. *Latin :* crudae.

toutevoies plus seure chose est que le mors de toutes les bestes qui poent estre enragiees, soit procuré ansi comme se elles fussent enragies, en après soient encharnees et soient consolidees o cest oignement noir, le quel est tel :

1731. ℞ Cire,
Suif, } ana 3 .f. [1]
Pois
Galban 3 .3.

1732. Car ‖ cest oignement [plus vaut] [1] ou propos F° 85 c et en morsurez et en pointures que les oiseus vivans de rapine font o leur ongles ou o bec.

1733. Des lesions [1] faites d'aucunes bestes [2] dessus [dites] auchunes choses sont encore a dire, especialment du mors de la moustele, le quel deut mout et est de fusque couleur ; le pacient menjuce oignons et alz, o p. 302 bon vin, et soient emplastrees ces meismes choses sus le lieu ou figues meures ovec farine de vesce, et se cele meisme mustelle soit emplastree sus le propre ou sus le mors du chien, ele cure [3] tantost la morsure.

DE LA MORSURE DE HOMME.

1734. De la morsure de homme, et s'il soit jeün, soit curee ainsi : soit emplastree de pois ou de oignons triblés o miel ou o racine de yreos qui est dite flambe ; trible ovec vin aigre ou o rachine de fenoil triblee [1] ovec miel ou o farine de feves ovec eaue et vin aigre.

1731. 1 *C'est-à-dire* de chaque 1/2 gros *ou* drachme, ana *étant la particule grecque* ἀνά, *de chaque;* 3 *le signe de la drachme ou gros, environ* 4 grammes ; *et* ſ *ou* β *l'abréviation de* semis, *demi, moitié.*

1732. 1 *Latin :* praevalet.

1733. 1 cisions. *Latin :* de laesionibus — 2 faites d'aucunes choses des bestes. *Latin :* factis ab aliquibus nunc dictis — 3 cura. *Latin :* curat.

1734. 1 tribree.

DU MORS DE SINGE ET DE CHIEN NE MIE ENRAGIÉ.

1735. Soient curez o oignons et seil triblés o miel, ou o laine singneuse amoistie de vin aigre et de huile tiede ou de cest oignement :

1736. ℞ Cire,
Gresse de geline } ana 3 .4. [1]
Huile lavee   3 .10.
Soient mellees.

1737. Se icestes [1] sont apostumees, soit mis dessus litargie ovec eaue.

DES POINTURES DES MOUCHES A MIEL, DES VESPES ET DE TOUTES CHOSES SEMBLABLEZ VOLANTES.

1738. Nous devon noter que la pointure de mousches a miel blece mains, en après cele du fourmi volant blece plus; mes la pointure des vespes est encore pire la pointure de la cantaride tres mauvese.

1739. La [1] curation de toutes ces pointurez est emperique ou artificial.

· **1740.** L'emperique est [cele] [1] que le menu pueple
F° 85 d fait : il appliquent tantost a la lesion fer ‖ froit, en après il pranent aucune chose des bestes qui ont fait la pointure et la triblent et appliquent a la lesion, ou il metent le membre en eaue chaude par l'espasse d'un jour, en après [en] [2] eaue salee ovec [3] vin aigre.

1736. 1 *Le latin dit* : .5.

1737. 1 *Le traducteur, ayant oublié qu'il s'était servi du mot* mors *masculin, emploie le féminin se rapportant à* morsures.

1739. 1 de la.

1740. 1 *Le traducteur a suivi mot pour mot le latin :* Empirica est quam facit vulgus — 2 *Latin :* deinde in aqua salsa — 3 oues.

1741. La cure commune de toutes icestes est artificial par bevrages et par choses qui sont dessus mises.

1742. Les beuvrages sont : semence de altee (altea est guimauve) ' 3 .5. Soient cuites en lb' .f. de eaue et 5 .1. de vin, et soit beue; ou [fueilles de altee 5 .1. et .f. o] ² 5 .2. de sirop de chenevis ³ ou de corriandre sec poudré et de sucre ãã 5 .1. et .f.. Soit beu ou [o] ⁴ eaue froide ou ovec le jus d'aucune herbe froide, si comme laitue et semblables ou le sirop de agreste.

1743. Les choses que l'en doit metre dessus sont craie poudree ovec vin aigre ou lentilles avec vin aigre ou pain entaint de vin aigre et de eaue [de] rose ou coriandre vert ovec vin aigre.

DE LA CURE DES LESIONS DE TOUTES LES BESTES NATURELMENT VENIMEUSES [OU] ACCIDENTELEMENT ENVENIMEES.

1744. De la quele .4. choses sont : la .1. de la preservative; la .2. de la curative; la .3. de la paliative; la .4. de la diete.

LA PRESERVATIVE.

1745. Il convient celui qui veult estre gardé d'icestes soustraire soi et eslongnier ¹, tant comme il puet, d'icés bestes, meismement quant eles sont escommeues a four-senerie ou a chaucier et en temps chaut, ne ne les aguil-lonne pas, ne ne blece, ne n'apreche a leur cavernes;

1742. 1 *L'explication entre parenthèses est du traducteur* — 2 *Les mots entre crochets manquent. Latin :* aut foliorum altheae dr. 1 1/2 cum unc. 2 syrupi — 3 de sirop scambin. *Latin :* syrupi seminis canabini — 4 *Latin :* cum.

1745. 1 *Construction mot à mot du latin :* Oportet eum qui vult ab istis praeservari, se subtrahere et elongare.

toutevoies il escouvient aucune fois que homme se combate o le chien ou le leuf enragiez, ou il le convient aucune fois esrer, par aucune[s] regions, es queles l'en
treuve grant habundance de serpens, et adonques il
convient prendre du triacle de nois a la preservation
F° 86 a d'iceux; car il est de for‖te operation en ce, et qui en
use, venin ne se puet croistre en celui par nul tempz.

1746. R. .2. parties de rue seche et tant de mouelle
de nois et la .5. part de seil et .1. part de figues seches.
Soient encorporees en frotant o les mains.

1747. Autresi vaut mout[1] en ce le grant triacle, si p. 3o3
com je croi; et se le blecié ait pris par devant aucunes
des medecines aidans a curer[2], si comme dyamargariton ou semblable, des quels Avicene dit et determine
devant les autres[3] en son livre des medecines cordiaulz,
et autresi les autres aucteurs de medecine communement determinent de cele meisme maniere; tele[s]
choses seroient mout[1] contraires au trespassement[4]
des venins, meismement o la maniere de ouvrer et o
choses mises sus le lieu qui ensuient.

LES FUMIGATIONS CHASSANTES LES SERPENS ET TOUTES AUTRES CHOSES VENIMEUSES.

1748. Les fumigations chassantes les serpens et
toutes autres choses venimeuses, les queles aident
mout[1] a la preservation, se les habitans et les trespassans par les lieux es quiex habondance de ces bestes
est trouvee, soient enseigniés[2] et garnis de ces choses,
les queles sont:

1747. 1 ml't — 2 aidans a curer *traduit* cordialibus; *on ne voit
pas trop pourquoi, puisque le traducteur le traduit plus bas par*
cordiaulz — 3 *Latin :* de quibus prae ceteris determinat Avicenna
— 4 o trespassent. *Latin:* transitui.

1748. 1 ml't — 2 enseigniees.

1749. Fumigation qui est faite o corne de chevreul chasce toutes reptilles, meismement les serpens.

1750. Autresi fumigation d'ongles de chievres ou de moustarde ou de souphre ou de opiom ou de corne de cherf ou de cheveux humains ou de galban ou de serapion, et moustarde triblee et mise es pertuis d'iceux les tue, et chardon autresi; et se escorpions soient brullé[s] en une maison, les autres escorpions s'enfuiront d'icele.

LA CURATIVE.

1751. De la quele .2. : la .1. de la cure general; la .2. des cures especiaus de chascune morsure ou pointure de chascune de ces bestes.

1752. De la cure general encore .4. [1] : la .1. d'unes ruilles mout [2] generaulz; || la .2. des medecines qui sont F° 86 b prises par la bouche; la .3. des choses appliquiez sus le lieu; la .4. de la diete.

1753. Riulles generaus sont .2. :

1754. La .1. segont Rabi Moises en son traitié des venins, ou .3. chapistre de la .1. maniere [1] : toutefois que nous voulons donner au propos par la bouce aucune medecine ou simple ou composte, se nous ne connoissons la beste qui a faite la lesion, nous devons regarder as accidens du pacient; car se il sent grant chalour, si comme il avient a ceux qui sont mors de serpent, soient donnees a icelui les medecines ovec let ou ovec vin aigre et se il sent grant [froit] [2], si com il avient a celui qui est blecié de escorpion ou de tir, adonques la medecine soit donnee ovec vin [3]; et s'il ne la puet

---

1752. 1 *Le latin a* tria, *parce qu'il ne comprend pas la diète dans la cure générale* — 2 ml't.

1754. 1 La .2. toutefois. *Erreur manifeste du copiste; le mot* toutefois *commence l'énoncé de cette première règle générale* — 2 *Latin :* magnum frigus — 3 ouec uin aige; aige *est exponctué. Latin :* cum vino.

prendre ovec vin, praigne la ovec decoction de anis, car tous les sages anciens s'acordent que anis vaut souverainement en toutes ces lesions.

1755. [La .2.] [1] : les quantités sous [2] escriptes sans moien [3] des medecines que l'en donne par la bouche, l'en les doit seulement a ceux qui sont entre .23. [4] ans et .40. ou environ ; et a ceus qui sont entre .10. ans et .13., et qui sont de .40., tant comme la viellesce dure en outre, la dite medecine doit estre moienne de degré en degré, toutevoies en regardant [a la force du venin et] en la complexion [du pacient], a l'aage, au temps, a la region et meesmement a la vertu ; car [au fort venin], a la bonne complexion, ou moien aage, ou temps froit, en la region froide, et meesmement a la vertu forte doit estre donnee grant quantité [5], aus contrair[e]s petite [6] et aus moiens moienne ; et se enfant de .10. ans ou de mains et viel decrepite aient esté envenimez, icés pour

F° 86 c certain eschient a painne le peril de mort ; ‖ toutevoies leur soit donnee [7] la .4. partie des medecines simples

---

1755. 1 *Latin :* 2ᵃ — 2 sus. *Latin :* subscriptae. *Ce sont les doses de la longue énumération de drogues qui va suivre* — 3 *Traduit* immediate. *Les doses inscrites immédiatement à la suite, celles qui figurent aux §§ suivants* — 4 .33. *Latin :* .13. ; 23 *que donnent d'autres manuscrits est plus rationnel* — 5 *Tout ce passage depuis «* toutevoies en regardant *» est corrompu dans le manuscrit ; nous donnons ici le texte du manuscrit et le latin qui sert à reconstituer la phrase :*

Ms. — touteuoies en regardant en la complexion a laage au temps a la region et mesmement a la uertu forte regardees du mire medecines car a la bonne complexion ou moien aage ou temps froit en la region froide et meesmement a uertu forte doit estre donee grant quantite.

Latin. — inspiciendo tamen ad fortitudinem veneni et ad patientis complexionem, aetatem, regionem, tempus et maxime ad virtutem, quia forti veneno, bonae complexioni, aetati mediae, tempore frigido, regioni frigidae et maxime virtuti forti debetur magna dosis

— 6 petites — 7 touteuoies ces choses leur soient donnees —

en après [8] dites et des triacles en après [8] dis de la .4.
partie d'une .5. jusques a la .4. partie d'une .5. &. f;
les choses dessus dites particulieres doivent estre
enciés diliganment [regardees du mire] [9].

1756. [Medecines a] [1] donner par la bouche : des p. 304
queles .2. : la .1. des simples ; la .2. des compostes.

[LES MEDECINES SIMPLES A DONNER PAR LA BOUCHE.]

1757. Les medecines simples [1] tres bonnes sont cestes :
1758. Grains *citri citranguli vel* [1] *aurancii* [2], qui est
une meisme chose, et est pomme [3] roonde, moienne,
bele, citrine, la quele croist en la riviere de Janes et est
apelleé en franchois « pomme d'orenge »; car eles devisent les venins portant mort et leur sont contraires,
comment que ces venins soient pris ou par dehors ou
par la bouce, s'il [4] sont amenistrez mondefiés, ou leur
jus, de .5. 1. et .β. duc' a .2. 3 , ou segont Avicene .5.
3. o vin ou o eaue chaude.
1759. Par cele maniere et autretant vaut la pierre

8 devant. *Le manuscrit latin suivi par le traducteur, identique
au ms. 7131 de la Bibl. nat., contient en effet* praedictarum,
devant dites ; *mais c'est une erreur, puisqu'il s'agit des remèdes
et thériaques dont l'énumération va suivre,* medicinarum dicen-
darum et de dicendis tyriacis, *comme portent avec raison les
manuscrits suivis par l'édition latine de Pagel, p. 303 — 9 Les
mots entre crochets manquent ; ils se trouvent maladroitement
intercalés dans le manuscrit reproduit à la note 5 du présent
§ 1755. Latin :* inspectis prius a medico praedictis particularibus diligenter.
1756. 1 *Latin :* medicinae exhibendae per os.
1557. 1 Les medecines de cures simples. *Latin :* medicinae
simplices.
1758. 1 ul' — 2 *Le traducteur a simplement transcrit le latin.
Nous ne savons ce que signifie* citranguli — 3 põrcia. *Latin :* pomum rotondum — 4 *Le traducteur, oubliant qu'il s'agit d'oranges,
après avoir mis un peu plus haut* « eles devisent », *emploie ici le
masculin, se rapportant aux* grains.

d'esmeraude verte resplendissante, si comme dit Avenzoar, triblee, donnee ovec eaue froide ou o vin le pois de
.9. grains; car elle met hors le venin o vomist; et spicanarde ovec vin .ʒ. ɪ. et aus pelés triblés et transgloutis
de .ʒ. ɪ. et .β. jusques a .ʒ. 3.; car il valent aussi comme
triacle.

1760. [Galien ou .12. de Megategne mout recom-
mende les aus][1] a tous venins frois; et aident aus chaus
et rachine de mandragore triblee .ʒ. .2. avec .ɪ. ℥. de
miel, et aristologe longue triblee coulee .ʒ. ɪ. et .β.
ovec vin, et rachine de yreos .ʒ. 2., et semenche d'ache
.ʒ. 3. ovec vin, [et][2] coumin pulverisé .ʒ. 4. ovec vin
ou eaue, et anis autresi, et eaue de decoction de chancres de fleu[v]e et de miel cru .ʒ. 3. ovec .℥.[3] .ɪ. d'uile
[de] rose et de canele triblee .ʒ. ɪ. et .β., [et de semence
de fenoil][4] .ʒ. 2. ovec eaue froide, et semence de rue
domestique ou sauvage .ʒ. 2. et .β. ovec vin, et le caillé
de lievre .ʒ. .β. jusques a .ʒ. ɪ. et demie ovec .ɪ. petit
F° 86 d ‖ de vin aigre; et en France est esprouvee communement
racine de tourmentille mengie, ou enpulverizee et beue,
et chascun en prent tant comme il veut; elle[5] cure indifferanment toutes les morsures et les pointures qui avienent aus hommes et aus chevax, et vault aus venins
prins par la bouche; et la donnent les veneurs a leurs
chienz, quant il sont poins des serpens, et sont tantost
curés.

[LES MEDECINES COMPOSTES A DONNER PAR LA BOUCHE]

1761. Les medecines compostes a donner par la

1760. ɪ *Latin :* Galenus XII° megategni valde commendat allia
omnibus venenis frigidis — 2 *Latin :* et ciminum — 3 .ʒ. ɪ. *Latin :*
cum unc. .ɪ. olei. *Le copiste a confondu le signe ℥ de l'once avec
le signe ʒ de la drachme* — 4 *Latin :* et seminis aneti dr. 2 cum
aqua frigida — 5 et le.

bouche plus renommees, profitables et esprouv[é]es sont cestes :

1762. Le triacle grant [1] de la .4. partie de .ʒ. 1 . et [2] .β̃. jusques a .ʒ. .β̃. [3] ; et ce est selonc Raby Moyses, et selonc Averroës [4] et en son livre du triacle poi plus que le pois de .2. deniers [5] ovec vin meslé o eaue ; la recete de cel triacle est en l'antidotaire [6].

1763. Autresi le triacle de .4. espoisses, du quel soit donné d'une ʒ. jusques a .2. ʒ., et de cestui chacune medecine est triacle, s'il est pris tout seul, le quel est :

1764. ℞. Mirre,

     Baies [1] de lorier escorchies, ⎫
     Genciane romaine [2],   ⎬ ââ
     Aristologe longue   ⎭

Soient confites ovec le treble de eulz de miel escumé; et cest triacle fu ancianement commancement a toutes les pocions aus venins.

1765. Après cestui vault triacle de assa fetida, qui est plus approprié et plus profitable aus venins frois, du quel l'en donne es regions chaudes d'une .ʒ. jusques a [1] .2. et es froides de .ʒ. 2. jusques a .4., le quel est :

1762. 1 les triacles grans. *Latin :* tyriaca magna. *Le traducteur qui fait toujours* triacle *du masculin, a cru être en présence d'un pluriel neutre* — 2 le. *Le texte de Pagel, p. 304, porte :* a quarta parte drachmae usque ad dr. 1/2. *Mais le ms. 7131, suivi par notre traducteur, a* a quarta parte drachmae et 1/2 usque ad dr. 1/2. — 3 a. ʒ et .β̃. — 4 Auerroem. *Latin :* Averrhoëm. *Le traducteur a copié le latin* — 5 2 denariorum *est dans le ms. Q. 197 qui suit la leçon du ms. 7131. L'éd. latine, p. 304 a :* parum plus quam pondus 2 dr.; *peut-être* dr. *est-il une abréviation fautive de* denariorum *dans les autres mss.* — 6 *Le latin a :* in antidotario Nicolai. *En effet, nous n'avons pas trouvé cette recette dans l'antidotaire de Mondeville.*

1764. 1 uajes. *Latin :* baccarum lauri — 2 *Les mss. Q. 197 et 7131 ont seuls :* gentianae romanae. *Les autres, comme l'éd. p. 304 ont :* gentianae radicis.

1765. 1 au.

1766. ℞. Mirre,
    Fuil de rue seche,
    de Cost,
    de Mentastre sec,   aa .ℨ. 1.
    de poivre noir,
    de piretre
    de assa fetida   .ℨ. 1. et .β.

Soit dissoust assa fetida en vin, et les autres medecines seches soient triblees, et soient encorporees ovec
F° 87 ᵃ miel despumé et ¹ bien ‖ cuit.

LES CHOSES MISES SUS LE LIEU.

1767. Des queles .2. : la .1. de la maniere d'ouvrer p. 3o5
et d'apliquier les choses mises par dessus ; la .2. des
choses sur le lieu a estre appliquiees.

1768. [De la .1.], ¹ .15. ruilles par nombre ² sont au
propos :

1769. La .1. En toutes ces lesions la .1. entente doit
estre traire hors et debouter le venin, tant comme nous
poons, o medecines forment attratives et incisives ¹, et
ce dit Galien ou .13. de Megatene en la fin du .4. chapistre.

1770. La .2. Quant le ¹ venin est trait et mis hors,
nous devons alterer les choses demourans, et ce dit Galien ou lieu dessus dit, et sus ces ruilles est fondee toute
la curation et totes les ruilles qui ensuient.

1771. La .3. Se lesion soit es cuisses ou es espaulles

1766. 1 de.

1768. 1 *Latin :* de primo dantur regulae — 2 *Le texte latin
n'en compte que 14 (éd. Pagel, p. 3o5); mais les mss. Q. 197
et B. N. 7131, dont le traducteur a suivi la leçon, en énumèrent
15. La 15ᵉ §§ 1783 et suiv. concerne la manière d'élargir l'ulcère.*

1769. *Le traducteur omet :* et cum sumptis per os.

1770. 1 de. *Le traducteur a suivi le mot à mot :* Debemus veneni extracti et expulsi reliquias ad melius alterare.

et par dessous ¹, soit faite lieure estroite, toutevoies toulerable, entre la lesion et le four du cors (c'est l'estomac) ², et soit le liement bien estroit en l'estremité qui
est plus loing du membre ou la lesion est. La cause est
que le cors du venin soit trestourné du four du cors;
mes se la lesion soit fait[e] ou four du cors, illuec n'est
pas liure competente.

1772. La .4. Jouste la .1. lieure soit faite ointure o
triacle partout environ le membre ou en autre medecine semblable a triacle.

1773. La .5. Les choses devant [dites] ¹ faites, la ou
eles sont conferentes, et non pas faites, ou ² eles ne
sont pas conferentes, soit faite succion ou lieu de la
bouche suchante lavee enciés d'uille seule ou de huille
ovec vin tiedes ³ ensembles; en après soient ointes les
leivres d'uile violat ou semblable, et soit enciés l'estomac replet d'aulz, de nois, de rue, de figues et de vin,
et soit recommancié pluseurs fois

1774. La .6. S'il est aucun qui ne vuille suchier, ‖ soit   F° 87 b
plumé le cul d'un coc ou de la geline, et soit appliquié
a l'ulcere, et soit tenu longuement o violence duc' a tant
qu'il meurge, et adonques soit appliquié l'autre, et ainsi
le ¹ .3., et ainsi en après tant longuement comme il
morront.

1775. La .7. Les choses dessus dites faites, fai scarification ¹ sus le lieu et sus les partiez adjacentes, et

---

1771. ı dedens. *Latin :* infra. *Le traducteur, qui traduit sans se
rendre compte, a lu* intra. *Ce passage est un de ceux qui montrent
qu'il n'était pas médecin* — 2 *L'explication entre parenthèses est
du traducteur. Le latin dit :* inter laesionem et clibanum corporis, *c'est-à-dire : entre la lésion et le tronc.*

1773. ı *Latin :* Factis praedictis — 2 et non pas es liex ou.
Le latin dit : Factis praedictis, ubi conferunt, et non factis, ubi
non conferunt. *Le traducteur a-t-il lu :* et non in locis? —
3 tiedies. *Latin :* aut oleo cum vino simul tepidis.

1774. ı les. *Latin :* et sic tertius.

1775. ı sacrification. *Latin :* scarificetur.

soient appliquiees ventouses forment aerdantes ou sansues, s'eles s'i vuelent aerder.

1776. La .8. est que tout aussi tost comme il ara aide
des. medecines dessus dites ou d'aucune, tant que le
poulz soit enforcié et la chalour naturel amendee et la
dolour cessee, il n'a lors mestier fors qu'il soit gardé
dormir et qu'il use de bon regimen, et soit procuree
l'ulcere o choses dessus mises qui seront dites.

1777. La .9. Totes les choses devant dites ensuiees
par ordre, se la dolour ne soit apaisiee, soient fendus
les petis pigeons [1] du coulomp, et tantost soient appliquiés [2] a l'ulcere, et quant il seront refroidiés, soient
ostés, et ainsi soient appliquiés [2] pluseurs successivement, ou ce soit fait ou les poucins des gelines; ou soit
espandu par dessus vin aigre tiede ou farine cuite ovec
huile, car ces choses sont grandement sedatives.

1778. La .10. Se la dolour ne soit apaisie par ces
choses, ou les choses dessus dites ne profitent ne ne
souffisent, mes la doulour et mauvés accidens perse-
verent ou soient acreus, et le pacient sincopise, adonques ceste doctrine ne soufist pas, mes requeurge au
perit mire qui oevre selonc la longue art ou segont la
propre complexion de la beste qui est blechant et le
pacient.

1779. La [1] .11. Se toutes les choses devant dites ne
souffissent, soit cauterizié le lieu superficial‖ment ou
parfondement, si comme la disposition du lieu blecié le
requiert.

F° 87 c

1780. La .12. Toutes evacuations, fors sueur et
baing, sont nuisibles ou propos, jusques a tant que la
chose qui puet estre traite soit traite, ou que ce qui doit
penetrer aus choses dedens ara penetré, la [1] quel chose

1777. 1 pignons. *Latin :* pulli columbini — 2 appliquiees.
1779. 1 Le.
1780. 1 le

est faite tost ou tart, selonc la complexion du venin et meismement de celui qui est envenimé ².

1781. La .13. Se poi ou nient a esté trait du venin par negligence, et donques ' a primes soit apelé le cirurgien quant il sera ja mout ² aprochié as choses de par dedens ³, adonques soient faites plus fortes diversions, en liant forment et en frotant les mains et les piès, etc., et en faisant plus fortes evacuations par medecines laxatives, en clisterizant ⁴, en faisant flobothomies et choses semblables, plus que se ces meismes choses eussent esté ensuiees au commancement.

p. 306

1782. La .14. Se le mire ne le cirurgien otout leur art et otout leur instrumens et o cautere ne souffissent, adonques il couvient trenchier le membre envenimé, s'il soit petit, si comme le ' doit, la main, le bras jusques au coute, l'orteil, le piè, la jambe jusques au genoul et non outre.

1783. La .15. ' Se la plaie soit estroite, soit eslargie; se ele est close, soit ouverte. L'eslargie et l'ouverte artificialment ou la large de [soi] ² soit ainsi continuee o tentes amoisties ovec fiel de buef ou d'aucune autre medecine clere ³, au propos conferente, ne ne soit lessie l'ulcere estre close devant que toute la paour du venin ⁴ sera boutee hors.||

---

2 enuenimee.

1781. 1 douquel. *Latin :* et tunc — 2 ml't — 3 *Traduit* quando multum jam processit (venenum) ad interius — 4 enclutizant. *Latin :* clysterizando.

1782. 1 len.

1783. 1 *Ce paragraphe n'est pas considéré comme une règle générale par les manuscrits autres que ceux suivis par le traducteur,* Q. *197 et* B. N. *7131* (*voy. éd. Pagel p. 306*). *L'édition latine n'a donc que quatorze règles générales, tandis que notre traduction et les deux manuscrits cités en ont quinze* — 2 *Latin :* largum de se — 3 clere *traduit* liquida — 4 *Le latin a p. 306* donec totus tumor veneni, *mais ce doit être une faute d'impression pour* timor.

1784. La maniere d'eslargir l'ulcere estroite en ces[t] [1] propos est meilleur ou un trancheur et après, comme mout [2] de sanc sera decouru, o cautere couvenable [3]; et se pacient ne veult ce souffrir, soit fichee tente après tente ointe de oingnement ruptoire ou corrosif, en continuant iceles et en engroissant par sengles preparations [4].

1785. La maniere de ouvrer l'ulcere close est qu'ele soit faite ou trenchement ou o cautere sans trenchement [1], et se le pacient ne sueffre le fer ne le feu, soit dessus mis le ruptoire qui sera dit en l'antidotaire [2] ou cantarides o levain ou cest emplastre :

1786. ℞. Oppoponax, }
Pois } ana

Soient fondus et soit adjousté
Nouel de nois triblé.

Soit appliquié par .3. heures ; vessie sera faite qui soit ouverte, et i soit fichie tente après tente, en engroissant continuelment, si comme il est dessus dit [1]. Puis que l'ulcere sera ouverte ou de soi ou artificialment, soit [2] procuree continuelment jusques au terme dit o choses mises [dessus], simples ou compostes qui ensuient :

1784. 1 *Latin :* in isto proposito — 2 ml't — 3 *Traduit* cum cauterio actuali— 4 *Latin :* ipsas (tentas) continuando et singulis praeparationibus ingrossando, *c'est-à-dire, croyons-nous, en continuant à appliquer des tentes, et en augmentant leur volume à chaque pansement.*

1785. 1 *Latin :* cum incisorio aut cauterio, scilicet cum eorum unico aut utroque — 2 *Au chapitre* VII *de l'Antidotaire, p. 545 de l'éd. Pagel, où Mondeville cite cinq espèces de* ruptoria, *c'est-à-dire de cautères potentiels dont la base est les cantarides, la chaux vive, la poix liquide, le savon de potasse, l'ail.*

1786. 1 *A la fin du* § *1784* — 2 et soit,

LES MEDECINES A METRE SUS LE LIEU SIMPLES
TRAIANTES VENIN.

1787. S'eles soient appliquiees a l'ulcere, sont cestes : mentastre fluvial, basilicon calcadis [1], fiente de coulomp, d'ane et de chievre, souphre, assa fetida, bedellium, sel, auls, chascun d'icez triblé et destrempé o miel, appliquié après l'extracion du venin par aucune maniere ou par pluseurs dessus dite[s].

1788. Et ce meisme fet fiel de buef enoint autresi, grain ou semence de citre devant dit triblé, emplastré [1]; car de sa propriété il rachete [2] les envenimés de [mort] [3].

1787. 1 *Le texte latin p. 306 et notre traduction portent* basilicon calcadis. *On donnait le nom de* basilicon *à plusieurs substances auxquelles on attribuait de grandes vertus, des vertus royales. Notre codex contient encore l'*onguent basilicum *ou onguent suppuratif. Quant au mot* calcadis, *voici ce qu'en dit Mondeville au chap.* ix *de son antidotaire* § 157, p. 570 *de l'éd. Pagel :*

« § 157. *Dragantum,* vitriolum, zegi, colcotar, calcadis, vitriolum Romanum, cuperosa idem secundum aliquos; secundum alios non idem, sed propinqua et propinquae virtutis. » *Le* calcadis *était peut-être une* couperose (*sulfates de cuivre, de fer ou de zinc*) *ou un* colcotar (*safran de Mars astringent, sexquioxyde de fer*) *ou un* vitriol (*alun, sulfate de zinc, de cuivre, de chaux, de fer, etc.*), *en tout cas un corps astringent et même corrosif qui, incorporé à la graisse ou à la cire, formait ce* Basilicon calcadis *que Mondeville cite ici, sans en faire mention parmi les onguents corrosifs p. 544.*

1788. 1 *Les autres manuscrits suivis par l'éd. de Pagel, p. 306, donnent* tritum *et* pulveratum. *Les mss.* Q. 197 *et* B. N. 7131 *ont* tritum *et* emplastratum *comme notre traduction* — 2 *Éd. latine :* sua enim proprietate reddunt. *Mss.* Q. 197 *et* B. N. 7131 : sua enim proprietate redimit. *Comme plus haut le traducteur reproduit cette leçon qui est celle de la première rédaction* — 3 *Latin :* redimit a morte venenatos.

1789. Les medecines a mettre sus le lieu compostes a ce meismes sont cestes :

℞. Fiente de coulomp,
Sel,
Aulz
} ana

Trible et met dessus.

1790. Autre : semence de altee verte ou seche triblee o vin aigre et o huile. Soit appliquee.

1791. Autrement mentastre cuit o vin aigre.

1792. Autre recepte :

Cendre de figuier ou de cerement,
De sel de nitre ¹
} ana

Soient triblees et confites o vin aigre et o fiel de chien.

F° 88 a   **1793.** Autre esprouvee en sedation de doulour ‖ et en l'extraction du venin en toute morsure et pointure :

1794.   ℞. Serapion,
Castor,
Assa fetida,
Souffre,
Fiens de coulomp,
Mantastre,
Calmant
} ana

Soient destrempés ¹ o huile vielle chaude ², et soient demenés forment, et soit gardé.

1795. Autre : soit emplastré le lieu de triacle.   p. 307

1792. 1 de nitre de sel. *Latin :* salis nitri.
1794. 1 destrempees — 2 chaudes.

1796. Autrement :

℞. Galban,
Serapin,
Mirre [1],
Assa fetida,   } [ana] [2]
Oppoponac,
Poivre,
Souffre

Soient trempés o vin [3].

1797. Autrement : branches [1] de pommes granate[s] et figuez. Soient triblees et soient appliquies [2].

LA CURE DE MORSURE DE CHIEN ENRAGIÉ.

1798. De la quele merveilleuse, no[ta]ble [1] et legiere experience est eue en Normandie, ne n'i a nul de tout le pueple, tant soit ignorant, que ne la sache bien, la quele est que quiconques homme ou cheval sera mors de chien enragié ou de quelque beste que ce soit qui ara esté morse d'icelui chien, mes toutevoies que ceste morsure ait eu son nessement de chien enragié, voise a la mer et se pluinge [2] en icele par .9. fois ou environ, pour certain il eschivera tout le peril, ne n'avra puis besoing, fors de simple cure de plaies, ne n'a puis besoing de triacle ne de medecines triacleuses.

1796. 1 mirre an. *Ce signe signifiant* de chaque *doit être reporté à la fin de l'énumération des médicaments composant la recette, comme dans le latin* — 2 ana *manque ici; le copiste l'avait mis après* mirre. *Latin :* sulfuris ana — 3 *Latin :* temperentur et incorporentur cum vino. *Le traducteur a sauté le second verbe.*

1797. 1 blanches. *Latin :* frondes — 2 *Inutile de dire que tout ce fatras de drogues, y compris les fientes d'animaux, n'ont aucune efficacité. C'était l'héritage honteux de la polypharmacie des Arabes.*

1798. 1 *Latin :* notabilis — 2 pluige.

1799. Car j'ai veu pluseurs et hommes et bestes mener a la mer qui avoient ja mauveses meurs [1] et pouoient a paines estre menés paisiblement, les quiex je veoie ramener paisibles et en repos ; et par aventure que l'experience de tormentille devant dite [2] est competente en ces[t] [3] propos.

1800. Toutevoies la cure raisonable esprouvee, ordenee des aucteurs est tele, de la quele sont donnees, outre les choses generalz devant dites, .4. ruilles generaulz.

1801. La .1. Il convient que le mire soit acoustumé [1] F° 88 b egaument de mors de chien ne mie ‖ enragié et de l'enragié, des queles s'il n'est certain souffizanment, il cura [2] toutes les dites morsures autresi comme se eles fuscent de chien enragié.

1802. La cause de la ruille est que le mire ne soit deceu, et qu'il ne croie [aucun] [1] estre curé, ja soit ce qu'il ne soit pas curé ; car il est avenu a aucuns, des quieux les ulceres de la morsure estoient curees devant .40. jours, et faisoient souffizanment leur besoignes, qu'i[l] leur sourvenoit mauvez accidens et paour de eaue et mouroient, et toutevoies se la plaie fust ouverte, les accidens dessus dis ne s'aparussent pas ; pour quoi il couvient ouvrer tres sagement en cest propos, car la malice de cest venin ne movra pas racionablement [2], mes forssenablement et furieusement [3].

1803. La .2. Se le cyrurgien soit appelé premierement ou .7. jour ou environ, des donques n'est pas le baing conferent, ja soit ce qu'il li [1] eust esté convenable

---

1799. 1 *Latin :* malos mores. *Probablement qui donnaient déjà les signes de la rage : envies de mordre, etc.* — 2 *Voy.* § *1760 à la fin* — 3 *Latin :* in proposito.

1801. 1 *Latin :* esse sollicitum — 2 *Latin :* curet.

1802. 1 *Latin :* credat aliquem esse curatum — 2 *Traduit* rationabiliter *qui ne se trouve que dans les mss.* Q. *197, et* B. N. *7130, 7131. Voy. éd. Pagel, p. 307, note 3* — 3 fullerieusement. *Latin :* sed maxime furiose.

1803. 1 ce qui le eust

ou commancement, et se la plaie soit ja close, ne soit pas ouverte ne n'i soit appliquié [2] nul fort attratif ; car le venin est ja esparti, et pour ce il feroit pour nient lesion au pacient.

1804. La .3. Farmacie ne soit faite devant que .3. jours soient passés, ne flobothomie, ne vomist, ne clistere; toutevoies après .3. jours soient faites toutes icés choses successivement, par ordre, en tel maniere que ou commencement et une fois soit donnee medecine laxative, en après vomit, en après flobothomie, en après legier clistere chascun jour, en après, se le cors est mout [1] plectorique, flobothomie puet estre recommencie [2], et en la fin de la besoigne le baing vaut souverainnement.

1805. La .4. Les dites evacuationz, l'apercion de l'ulcere, les pocions, les choses mises ‖ sus le lieu et le F° 88 c regimen qui ensuient ne soient pas entrelessiés jusques a .40. jours.

LA MANIERE D'OUVRER LES POCIONS.

1806. Tantost comme la morsure sera faite et au commencement le pacient doit prendre triacle ou choses semblables qui sont [1] : Boive chascun jour continuelment jusque a .40. jours *licii indi* [2] bon 3 .1. et .β. o eau[e] froide.

1807. Autrement : semence de neele rommainne triblee et criblee autretant et par cele meisme maniere.

2 appliquiée.

1804. 1 ml't — 2 *Absolument comme dans le Malade imaginaire.*

1806. 1 qui sont *traduit* quae sunt, *mots qui ne se trouvent que dans les deux mss. Q. 197 et B. N. 7131. Voy. éd. Pagel, p. 307, note 6* — 2 *Latin :* licii mundi et boni. *Le traducteur, ne connaissant pas cette drogue, a reproduit les mots latins. Le* licium, *au dire de Mondeville (chap. 9 de l'Antidotaire, § 126ᵇ, p. 567 de l'éd. Pagel), serait une préparation faite avec le suc des figues de Barbarie, fruits du figuier d'Inde, cactier.*

1808. Autrement : la cendre de chancres de fleuves
.5. .1. ovec eaue ; et ce est mout [1] excellent et esprouvé.

1809. Autrement : recepte :

Genciane	.5. .4. [1]
Encens [2]	.5. .1.
Cendre de chancres de fleuve	.5. .10.	p. 308

Soient triblees et criblees, et en doinse l'en chascun
jour .1. 5. ovec eaue froide.

1810. Autrement : triacle esprouvé au propos :

℞. Olimban	.1. partie,
Genciane	.5. partiez.

Soient triblees et criblees, et en boive chascun jour
jusques a .40. jours, c'est a savoir ou .1. jour .2. 5.
ovec eaue froide, et en chascun jour soit adjousté .5.
β. jusques a tant qu'il viegne a .6. 5., et ne l'acroisse
pas outre.

LES CHOSES MISES SUS LE LIEU.

1811. Soit emplastree farine de vesce ovec miel, ou
amandes triblees ovec miel de mousches, ou de fuilles
de mente nouveles triblees ovec sel, ou soit mis a l'ulcere ouverte vin ou quel assa fetida soit dissouste, ou
soit triblez seil, nois, oignons ovec miel, et soient appliquiés ; et verveine triblee dessus mise cure.

DE LA POINTURE D'ESCORPION.

1812. Escorpion est beste petite, semblable a escharbot, fors que il a queue, et est assés conneu es terres ou
il abite, si comme en aucunes parties de Lombardie et

1808. 1 ml't.
1809. 1 *Le latin a* dr. 5 — 2 en ceux. *Latin :* thuris.

a Aveignon, et sa pointure est tres estroite et puet estre
veue a pai||ne, si comme dit Galien ou .3. des choses de F° 88 d
par dedens ¹ vers la fin en la partie qui se commence :
passio vero que est de genere epilencie ².

LES POCIONS.

1813. La cure est propre et particuliere : selonc
Galien ou .13. de Megataine, en la fin du .4. chapistre, donner aulz ou assa fetida ovec vin ou triacle, et
mettre icele sus la lesion ; car ele eschauffe et deseche et
trait le venin et boute hors et conforte nature et destruit la qualité du venin.

1814. Ce meisme fet metridaton et triacle diatheza-
ron ¹.

1815. A ce meismez autresi est propre le triacle devant dit des .4. espoisses ¹, du quel la quantité de donner est d'une .5. jusques a .4.

1816. A ce meismez vaut le triacle propre de Galien ¹, qui est :

℞. Aristologe	.5. 4.
Poivre	.5. 3.
Semenche d'ache	.5. 1. et .β.
Piretre	.5. 4. et .β.

Soient faites pillules ovec miel a la quantité de feive
egiptiane, et en soient .2. donnees ovec .5. 3. de vin fort.

1817. A ce meismez trez bon : oliban .5. [.1.] et .β.
Soit donné ¹ ; ou aulz triblés en petite quantité ².

1812. 1 *Traduit* de interioribus — 2 *Pour* epilepsiae.

1814. 1 *Latin :* tyriaca dycassaron et socrugene, *deux des nombreuses thériaques qui encombraient la polypharmacie. Le traducteur leur a substitué la diatessaron.*

1815. 1 § *1763.*

1816. 1 *Texte :* a ce meismez uaut le .G. triacle propre.
Latin : Ad idem fecit Galenus tyriacam propriam.

1817. 1 donnee — 2 quantitez.

1818. A ce meisme tres bon et esprouvé [de] legier : aluisne verte; soit triblee et encorporee ovec buire et miel, et soit donné .5. 3.; et apaise tantost; ou le pacient se raemplisse de figues, de nois, d'aus, de rue, et soit enyvré de bon vin, et n'a pas besoing d'autre medecine.

1819. [Meisme]ment [1] par tele maniere puet estre chascun curé de morsure ou de pointure qui est [souffrant [2]] de grant froit ou de grant chaleur.

1820. Item au propos soient donnés .2. 5. de semence de citre; et a noter est pour la ruille que quiconques choses soient donnees ou propos par la bouche, soient donnees ovec bon vin, et se le pacient ne puet prendre

F° 89 a vin par aucune aventure, soient donnees ovec decoction d'a||nis.

[LES CHOSES MISES SUS LE LIEU].

1821. Propres choses legieres et esprovees [1] sont icestes : la pointure soit ointe o huile en la quele escorpions aient esté cuis : singuliere chose est et esprouvee, et apaise tantost.

1822. Ce meisme et par cele meisme maniere fait ointure o terebentine, ou semence de citre triblee et confite [1] ovec vin aigre et miel; et soit cuite ovec icés meismes choses .5. .1. en 2. livres de eaue duc' a tant que la vertu d'iceles s'en isse ovec l'eaue [2], et de[s] ore soit lavee l'ulcere; ou aus triblés soient dessus mis.

DE LA MORSURE DE TYR ET DE VIPERE QUI SONT UNE
MEISME CHOSE.

1823. Tir et vipere sont une meisme chose, mes il

1819. 1 *Latin :* eodem modo — 2 *Latin :* patitur.

1821. 1 *Latin :* Localia propria facilia experta sunt.

1822. 1 triblee confit. *Latin :* tritum et confectum — 2 *Latin :* donec exeat eorum virtus cum aqua. *Obscur.*

different entre les autres serpens; car ces ont les testes
plus lees que les autres serpens et ont les dens plus
longues, c'est assavoir si comme dens de lievre, et
mordent o les dens des costés et ne mie a celes de par
devant [1], et le venin des malles est le pire.

1824. A la morsure des quiex la cure particulier et
p. 309 propre, outre la maniere d'ouvrer et les ruilles generaulz assignees par dessus, est : donner pocions, si
comme triacle frés et choses semblables, ou caillier de
lievre d'une .5. jusques a .5. I. et demie [1], ou assa fetida .5. 3. [2], ou la vete de cierf seche triblee .5. I., ou
de semence de següe, ou de semence de pomme citrine [3],
c'est a savoir d'orenge, ou d'aristologe roonde, ou
buere [vieil [4]], ou cailliers de cerf, et mout [5] autres
choses.

1825. Les choses a mettre sus le lieu sont toutez
choses forment traiantes, et especial a ce est formage
viel triblé ovec eaue chaude, ou fuilles de pommes
aigres [1] cuites en eaue et tres bien triblees.

DES DIVERSITÉS DES SERPENS ET COMMENT YCEUS DIVERS
FONT LESIONS EN DIVERSES MANIERES.

1826. A entendre est que [mout] [1] d'espoisses de serpens sont, si comme il ‖ apert ens aucteurs de mede- F° 89 b
cine, meismement en chaus climas, si comme sont tyrs

1823. 1 *C'est tout le contraire.*

1824. 1 .5. et demie, *c'est-à-dire* .5. 1 *et demie,* comme les
mss. Q. *197 et B. N. 7131. Les autres manuscrits ont* usque ad
dr. 2 1/2 — 2 *Latin :* dr. 2 — 3 pomme de citrine. *Latin :* semen
pomi citri — 4 *Latin :* butyrum antiquum — 5 ml't.

. **1825.** 1 *Le traducteur suit la leçon des deux mss. Q. 197 et
B. N. 7131* aut folia pomorum acidorum, *tandis que les autres
manuscrits ont* aut folia pomorum citridorum. *Voy. éd. Pagel
p. 309, note 2.*

1826. 1 *Latin :* multae sunt species serpentium

ou viperes qui sont une meisme chose, et si comme
sont grans [2] escorpions et petis volans et ne mie volans,
dragons, aspides [3], basiliques et mout [4] d'autres qui ne
sont pas de France, si ne nous appartient pas a en parler [5] ; toutevoies nous avons tant seulement culoevres,
loisardes, stellions que nous apelon morones [6], ce sont
loisardes meseles, et chascunes de cestes sont de bois,
de chans, de lacs ; et [en] aucuns lieus en France i ai
veu tant de culovres ensemble qui s'attapissoient en
boes par les rues et estables et en aucunes concavités [7],
et les peust mettre un fort homme en un sac et l'en
emplir, et courent par les maisons et montent en haut
et partout, ne ne blecent de rien ceuz qui sont es lieux,
s'il ne les esmuevent ou blecent ; leur bleceure est petite
au resgart des autres lesions.

1827. Culoevres blecent en poignant o la langue et o
la queue [1], et quant mention est faite vers nous [2] des
serpens, c'est a entendre tant seulement des culevres.

1828. Laisardes et stellions blecent en mordant et [1] il
lessent leur dens en la morsure, et iluec dure continuelment dolour [2], tant qu'il soient traites.

---

2 grant — 3 Aspic *n'était pas encore né* — 4 ml't — 5 *Le
latin dit :* qui non sunt in Francia nec nobis expediti —6 *Latin :*
stelliones quos vocamus morones, *nom vulgaire normand du*
lézard gris *ou* des murailles, *à cause de sa couleur foncée*
— 7 *Latin :* tot colubres simul in sterquiliniis et etiam in vico
absconditas, latitantes ibi in aliquibus concavitatibus.

1827. 1 *Leçon des mss. Q. 197 et B. N. 7131 :* cum]lingua et cum
cauda. *Les autres manuscrits et le texte de Pagel portent :* cum
lingua et mordendo. *Inutile de dire que les couleuvres ne blessent
qu'en mordant* — 2 *Latin :* apud nos.

1828. 1 blecent et en mordant il. *Latin :* laedunt mordendo et
dimittunt dentes in morsu — 2 *Leçon des mss. Q. 197 et B. N.
7131 :* et ibi continue durat dolor, *tandis que les autres manuscrits et l'éd. Pagel, p. 309, ont :* et ibi continuat dolor.

DE LA CURE.

1829. La cure de toutes lesions faites de cestes est la cure commune dessus dite [1] et souffist, ne ne couvient autre chose ajouster sus cele, meismemen[t] vers nous [2]; car ces serpens qui sont vers nous, ne sont pas si malicieus ne si venimeus, si com il seroient s'il habitoient es chaudes regions, mes pour ce que les leisardes et les moronnes lessent leur dens en leur morsure, pour ce est la cure d'iceles aucun || poi variee, et ce est que le lieu soit froté forment o huille et o cendre tant que ces dens issent de la morsure, et s'il ne pouoient istre, soient traites hors de la morsure par quelque engin que ce soit; puis après soit mis huile o cendre dessus, et se la doulour ne se depart par tel maniere, soit le lieu sucié, et soient faites les choses dessus dites semblables [3] et soit baignié le pacient et prengne triacle le grant ou le triacle de Galien ou chapistre [4] de la morsure de l'escorpion dessus escripte [5]. F° 89 c

DES DIVERSITÉS DES YRAIGNES ET COMMENT DIVERSES YRAIGNES BLECENT PAR DIVERSES MANIERES.

1830. Des queles les unes sont poi venimeuses ou non venimeuses, si com celes qui habitent es paraiz des maisons et es cortis, les queles font teiles pour prendre mouches, et cestes si sont apelees communement vers nou[s] [1] yraignes.

1831. Les autres sont venimeuses, mez je ne les con-

1829. 1 § *1727 et suiv.* — 2 *Latin* : apud nos — 3 §§ *1773, 1774* — 4 ou le triacle du .6. chapistre. *Latin* : aut tyriacam a Galeno capitulo. *Le copiste a pris l'abréviation* .G. *de* Galien *pour un* 6 — 5 § *1816.*

1830. 1 *Latin* : apud nos.

nois ; car eles ne sont pas trouvees en France, et cestes sont apelees des aucteurs rutelles [1].

LA CURE DE MORSURE D'IRAIGNE DE PARAI ET DE COURTILZ.

1832. [La morsure] est curee, se le pacient est baigné de eaue simple chaude ; le lieu soit procuré de mirre et de seil broiés o eaue, ou soit mis sus pain maschié, ou farine cuite o miel et seil, et boive le pacient poudre *pigani* [sec] [1], et soit destrempé o vin.   p. 310

1833. La cure [1] de toute morsure de rutelles est la cure universeil devant dite [2] et la cure de la pointure d'escorpions [3] ; toutevoies especialment ou propos est aidant la racine *sparagi* [4] .5. 5. cuite o .6. ℥. de bon vin beue, ou le fruit de tamari broié de .2. 5. duc' a .6. beu, ou aluisne .5. [1.] et β o eaue froi‖de, et soit oint le lieu o eaue de mirre et o vin ; et baing oste tantost la doulour, et a l'issue du baing retourne la doulour par mout [5] de fois.

F° 89 d

DE LA CURE GENERAL PALLIATIVE.

1834. En cest present chapistre de la cure palliative

1831. 1 tutelle. *Latin* : rutelae.

1832. 1 *Latin* : pulvis pigani sicci. *Le* piganon *est* la rue des prés, fausse rhubarbe *ou* des pauvres. *Le* πηγανόν *dont parle Dioscoride, est mentionné par Mondeville dans son Antidotaire, chap. IX,* § *93 (p. 564 de l'éd. Pagel) :* « urtica maura, herba ficaria, milimorbia, scrophularia, quia curat scrophulas et dicitur castrangula, et a quibusdam, quamvis non bene, ruta agrestis et piganum », *et au* § *187, p. 573,* « alia (ruta) dicitur apud Dioscoridem harmala et moly, et aliqui apud nos addunt aliam speciem et male et vocant ipsum piganum. »

1833. 1 de la cure. La cure — 2 §§ *1752 et suiv.* — 3 §§ *1813 et suiv.* — 4 *Latin* : radix sparagi. *Il n'est pas étonnant que le traducteur n'ait pas trouvé de mot français correspondant au latin* sparagus, *car l'asperge au moyen âge, n'était guère connue que dans le Midi* — 5 ml't.

n'est pas grant force ; car les paciens sont tost curé sou
meurent tost, ne ne languissent pas longuement, s'il ne
sont mors de chien enragié ; car en aucuns de ceus qui
sont ainsi mors, en aucun pou le terme de mort [est]
alongié, si comme il est veu souvente fois.

DE LA DIETE.

1835. La diete des envenimés est double : commune
et especial.

1836. La commune est en viandes et en boires.

1837. Les viandes sont croste de pain cuite en huile
et en burre, mout [1] de figues, nois, *fistici* [2], nois de
coudre, aus, oignons, rue, tous ensemble ou devisés par
eulz, mengiés o miel et o burre.

1838. Et se le pacient est moult eschauffé et ait grant
apetit de boivre eaue, soient li donnees tant seulement
viandes acceteuses ou seules ou o burre [1] ; [suche] [2]
pommes aigres et grenates aigres, et use chous et herbes
froides ; et glandes mengiees crues ou cuites i sont
propres et aidans, ainsi les cerveles de gelines boillies
sont aidans a tout homme envenimé, soit dehors ou
dedens, et croissent l'entendement et la science ; aussi
fait jus de troitereles par leur proprieté[s] [3].

1839. Aussi aident aus envenimés escorces de limons
mengiees et le brouet de la decoction de leur fuilles ;
et en toutes les viandes d'iceuz soit mellé mout [1] de sel,
car il consume venin ; soit aussi mellé vin en leur viandes.

1837. 1 ml't — 2 *Le traducteur, ne comprenant pas, a transcrit
le mot du texte latin qui désigne les pistaches, de l'arabe* fustec,
apparenté au grec πιστάχιον.

1838. 1 accceteuses ou sucre ou burre. *Latin :* cibaria acetosa
sola aut cum butyro — 2 *Latin :* sugat poma acida — 3 *Latin :*
suis proprietatibus.

1839. 1 ml't.

1840. Il doivent eschiver toutes chars de volatilles.

1841. Leur boire soit lait nouvel, froiz et douz [1] ‖ ou vin, tant comme il pourront souffrir.

LA DIETE PROPRE DE MORSURE DE CHIEN ENRAGIÉ.

1842. La diete propre de morsure de chien enragié, selonc Maistre Guillaume [1] de Salicest, est que il use diete froide et estroite [duc' a .3. jours, si comme] [2] e[s]t jus de farine d'orge et semblable, eaue d'orge, de prunes, et eaue froide o mie de pain ; puis use de poulez confites o verjus et leur semblable et oefz molz duc' a .40. jours; et use o ses viandes tel poudre :

1843. ℞. de Canele   .3. ℥. [1]
          Chardemoine   .4. ℥. [2]
          Saffran   .1. ℥. [3]

Et ce use o vin blanc o son double de eaue; car la dite diete me semble mout [4] raisonnable.

1844. Toutevoies, selonc Rabi Moises et les autres aucteurs, la diete d'icés est cele meismes et est continue du commancement jusques en la fin ; car a ces sont competentes toutes les viandes du chapistre universeil qui sont dites [1], excepté le seil du quel il prendra pou.

1845. Par tel sembable aident a ces brouez de petis oisiaus champestres, for[s] de coulons ; et par semblable leur aident chous a ce appropriés et chars et broués de chancres de fleuves ; car il leur aident mout [1] et leur sont viande et medecine.

1841. 1 *Latin :* potus eorum sit lac noviter mulsum, *c'est-à-dire du lait nouvellement trait.*

1842. 1 Guill[r] — 2 *Latin :* usque ad tres dies.

1843. 1 ℞ .3. ℥ de canele — 2 *Latin :* unc. 1/2 — 3 *Latin :* unc .1. — 4 ml't.

1844. 1 §§ *770 et suiv.*

1845. 1 ml't.

1846. Menjucent souvent aulz et oignonz crus et cuis, non pas chascun jour, et poissons salés.

1847. Soient amoistis, tant comme il est possible, en humant eaue de poulés et leur semblables; et s'il avient p. 311 que il aient paour de eaue, qui est dite *ydroforbia* [1], boivent lors eaue en la quele fer est estaint, et vin mellé o autant de eaue [2]; et eaue simple, s'il poënt, leur soit moustree; et s'il couvient que le pacient soit lié, lors soit mis sus son estomach epiteme de froides medecines [3]. Toutevoies ces *ydroforbici* [4] eschapent a paine.

1848. Des queles .21. sont a noter :

1849. La [1] .1. de l'introduction de cest chapistre [2] en cest lieu; car aucuns croient que telz manieres de lesions soient plaies, en tant com simplement plaies, la quele chose est fausse, car la diffinicion de plaie assignee avant ne leur est pas competente, c'est assavoir es declarations communes du preambule, ou commancement du .2. traitié, ou .4. notable [3], ou quel est dit qu'est plaie :

1847. 1 *Le traducteur a copié le mot latin* hydrophobia, *dans les mss.* hydrophorbia ; hydrophobie *n'était pas encore introduit dans la langue* — 2.*C'est la leçon des deux mss.* Q. *197 et B. N. 7131 :* et vinum mixtum per medium, *tandis que les autres manuscrits et le texte latin de Pagel, p. 311, ont :* et vinum mixtum per medicinam — 3 *C'est encore la leçon des deux mss.* Q. *197 et B. N. 7131 :* emplastrum de medicinis frigidis, *tandis que les autres manuscrits suivis par l'éd. de Pagel, p. 311, ont :* emplastrum de herbis frigidis — 4 *Comme pour* hydrophobia, *le traducteur a copié le mot latin* hydrophobici.

1849. 1 *Le* — 2 § *1699* — 3 *Ces* declarationes praeambulae *n'ont pas été traduites. La définition reproduite ici ne se trouve pas au 4° notable, mais bien au 3°, p. 145 de l'éd. Pagel*

la est desclairié que plaie est [plaie] fresche [4] ou membre, le quel n'est pas discras[i]é ne desatempré, mes en la façon de cestes plaies et de cestes pations est boutee ou lieu bleciê discrasion et desatrempance de humour [5], la quelle n'est pas vraie ne simple discrasion, mes ovec une corruption intense, et est aucune fois la matiere entre simple desatrempance et desatrempance venimeuse, et aucune fois est pure venimosité ou pur venin, si com ou mors de chien enragié et en la pointure d'escorpion; pour quoi il m'est avis que telz choses ne sont pas plaies simplement, et toutevoies sont il solucion[s] de continuité par dehors [6], donc apert il que il sont ulceres, pour quoi, etc [7].

1850. La .2. [1] est a noter que venin est curé par .5. manieres : la .1. com l'acuité de [2] lui est froissie; la .2. com la substance de lui est resolute ou hors traite; la .3. com le venin est bouté hors; la .4. car le contraire de lui en qualité li est offert, si com est aus, vin, assa fetida, a cil qui est point de scorpion; la .5. maniere

---

4. *Latin :* vulnus est plaga recens in membro non dyscrasiato. *Le traducteur, n'ayant à sa disposition que le mot* plaie *pour traduire* vulnus *et* plaga, *avait mis probablement :* plaie est plaie fresche, *et le copiste aura sauté le second* plaie, *ce qui arrive souvent* — 5 *Ce passage est corrompu. Le voici tel qu'il est dans le manuscrit :* mes en la facon de cestes plaies et de ceste pation en les faisant est de ceuz boute ou lieu blecie discrasion et desatrempance de humour. *Latin :* sed cum istis passionibus in suo fieri introducitur in loco laeso quaedam dyscrasia, *c'est-à-dire, en langage moins scolastique, ces affections entrainent avec elles dans la partie lésée une certaine dyscrasie qui se développera postérieurement* — 6 par dehors *traduit* extrinsecae. *Le traducteur avait risqué* extrinseque *aux §§ 1459 et 1542* — 7 *Cet* etc. *représente une assez longue argumentation dans laquelle l'auteur s'efforce de justifier la place qu'il a donnée aux morsures et aux piqûres d'animaux après le chapitre des ulcères et avant celui des fistules et du cancer.*

1850. 1 Le — 2 de *répété.*

puet estre en contrestant au venin et deffendant que il ne penetre au cuer, si com fait triacle ‖.

1851. La .3. a noter est que cil qui a le cuer chaut F° 90 c est plus tost envenimé ou tué de venin que cil qui a le cuer froit; car cil qui a le cuer chaut a les vaines et les arteres larges et cil qui a le cuer froit les a estroites, pour quoi le venin penetre plus tost au chaut.

1852. La [1] .4. a noter jouste ce que venin est chaut, il est pire que le froit; car il penetre plus tost au cuer, et le froit est pire que le chaut, puis que il a penetré duc' au cuer; car il s'i aert plus fort et pour ce que il est plus contraire aus principes de vie, et ceste sentence est traite de Avicene ou .4. livre, ou .6. fen, ou .1. traitié du .2. chapistre entitulé : des curations des venins.

1853. La .5. a noter est, selonc Averroïs en son livre de triacle, que les medecines delivrans de venin sont moiennes entre les medecines [et le cors] [1] et les venins, et ainsi com triacle n'est pas competent aus cors atrempés ne aus cors qui sont vains ne lapses, mes es grans corps, non pas en chascun grant, mes es grans qui sont lassez et vains materialment, non pas en chacun qui p. 312 est vain materialment, mes en chius qui sont de [2] fleugme et de melancolie ; car en ceux qui sont lapses de sanc ou de cole, triacle n'est pas competent, se le venin ne fait trop grant exceps sus le terme naturel [3]; et tous jours et en quelque lieu que che soit, doit estre le triacle o grant cautele aministré; especialment en fievres l'usage du triacle soit souspendu.

1852. 1 Le.

1853. 1 *Latin* : inter medicinas et corpus et venena — 2 des — 3 naturels. *Dans le latin, ce n'est pas le venin qui dépasse le terme naturel, mais bien les colériques et les sanguins* : in lapsibus autem sanguineis et colericis non competit (tyriaca) nisi vehementius exeant terminum naturalem. *Le traducteur a lu probablement* exeat. *Au reste tout ce passage est un modèle de galimatias scolastique aussi bien dans le latin que dans la traduction.*

1854. La ¹ .6. a noter [est que, par la] ² grace de la cure preservative ³, les serpens fuient de la maison en la quele fumigation est faite de corne de chie[r]f ⁴ ou de cheval, ou de ongles de chievre, ou de souffre, ou de cheveus humains, ou de galbane, ou de serapion ; et ⁵ F° 90 d moustarde ou ⁶ chardons ‖ broiés mis en leur pertuis les chascent.

[DES RAS ET DES SOURIS.]

1855. *Des ras.* Les ras sont chaciés et souspendus par une sonnete qui est pendue au col d'un ¹, quant il [l]a fait sonner et il court entre iceux.

1856. Item, se le cul d'aucun rat est cousu (si que il ne puisse chier), il enrage premierement, puis il mort les autres quant il vet entre eulz, et de ceste morsure il enragent aussi.

1857. Item, les ras sont ochis, se greine de catapuce est broie et encorporee o fourmage mol ou o paste, et leur soit ce offert.

1858. *Des souris.* Les souris sont chasciees de la maison, quant elle est enfumee de calamant, et dit l'en que il s'enfuient, quant une en est liee par le piè o un filet ou milieu de la maison, ou se la teste et le visage d'unne est escorchiee, quant ele court vive parmi la maison, ou s'ele est toute escorchie, ou se l'en pent une sonnete a son col, ou se l'en li oste la queue, ou se le malle est chastré.

1859. Item, a les tuer, emple les pertuis d'iceles de

1854. 1 Le — 2 *Latin :* 6°) notandum gratia curae praeservativae quod serpentes fugiunt. *L'auteur fait ici allusion aux fumigations propres à chasser les serpents* §§ *1748 et suiv.* — 3 preseruatiue que les serpens — 4 *Latin :* cornu cervi — 5 ou de — 6 ou de.

1855. 1 *Le latin est un peu différent :* Rati fugantur, si suspendatur campanula a collo unius eorum.

cendre de chesne; car quant eles i toucent souvent, eles en devienent taigneuses et se meurent.

[DE MUSTELE ET DE TAUPE.]

1860. *De mustelle.* Mustele s'enfuit par l'oudor de la rue.

1861. *De la taupe.* La taupe est ochise se tous ses pertuis sont estoupés, fors un qui est vers la partie du vent, ou quel l'en doit ardoir coques de nois emplies de souffre ou de cedra, c'est pois.

[DES FOURMIS, DES PUCES, DES PUGNESES, DES POOULS.]

1862. *Des fourmis.* Les fourmis s'enfuient, se l'en met en leur cavernes allzitran [1] ou souffre ou assa fetida ou fiel de torel, ou [se] [2] l'en y met souffre ou origanon ou cendre de coinz [3].

1863. *Des puces.* Les puces sont enyvrees, se l'en met en leur lieu canthar, c'est herbe pollicaire; et si s'enfuient, se l'en met en leur lieu herbe persicaire, (qui a teles fuilles com peschier) [1], ‖ c'est currage [2], ou ce font F° 91 a fuilles de nefflier, et se un chien est lavé [3] o jus de fuilles de cost destremprees o eaue, a l'endemain il n'ara nulles puces; et ces .2. derrenier[e]s ai je esprouvces [4].

1862. 1 *C'est la leçon du ms. B. N. 7131* : alzitran. *Les autres manuscrits et le texte latin, p. 312, ont* : alkitran — 2 *Latin* : aut si superponatur sulfur — 3 *Latin* : aut cinis conchularum aut cinis communis. *Le traducteur a lu par inadvertance* cydoniorum ; *le mot* conchularum *représente sans doute* conchyliorum, coquilles.

1863. 1 *L'explication entre parenthèses est du traducteur* — 2 *Latin* : quae dicitur vulgari gallico « currage » — 3 laua — 4 *Leçon des deux mss. Q. 197 et B. N. 7131* : sum expertus. *Les autres manuscrits suivis par Pagel, p. 312, ont* : haec duo ultima sunt experta.

1864. Item, eaue de decoction de rue, de chardons, d'oleandre, d'aluisne, de colloquintide[1] ou de neelle; quant tout ce est mis sus les puces, il sont tuees.

1865. *De pugnesez.* Les pugneses, dites *cimices*, qui sont vers qui puënt, rous et roons et plas, qui habitent es anciennes crevaces des anciennes maisons, il sont naies[1] o fum[e]e de paille ou o estront de vache ou o chaume[2] ou o neele.

1866. (*De poulz.* Pouls sont destruiz par lavement de s[t]afisagre o vin aigre ou par oignement de stafisagre et huile d'olive ou autre grece[1].)

[DES HEES, DES GUESPES.]

1867. *Des hees.* Mousches a miel s'enfuient de cil qui mengüe[1] aulz, ou qui a la bouche puant, ou qui broie amouroustre[2] entre ses mains, ne eles ne mordent[3] celui qui a ses mains et sa face linees[4] de jus de ortie morte, et ne mordent pas celui qui a ses mains linees de jus de mauves ou de mellissa dite piument des gens champestres.

1868. *Des guespes.* Guespes s'enfuient, s'il sont enfumees de souffre, ou d'orpigment citrin, ou de olibane

<hr>

1864. 1 *C'est ainsi que nous interprétons le mot peu lisible du manuscrit et qui traduit* coloquintidis (colocynthidis), *coloquinte; on lit bien le commencement du mot* colloqui, *la fin est composée de six barres terminées par* e.

1865. 1 *Latin :* necantur. *Le traducteur a traduit le mot littéralement pour* tuer, *vrai sens de* necare — 2 culamant. *Latin :* aut calami.

1866. 1 *Ce paragraphe n'est pas dans le texte latin.*

1867. 1 menguent. *Latin :* comedit — 2 *Latin :* amaruscam, *camomille puante, l'*Anthemis cotula *des botanistes* — 3 ou eles mordent. *Latin :* nec mordent — 4 *C'est la leçon des deux mss.* Q. *197 et* B. N. *7131 :* qui linit. *Les autres manuscrits, suivis par l'éd.* Pagel, p. 312, *ont :* qui unxit.

(c'est gros encens) [1]. Eaue [2] de decoction de elleboire noir, ou orpiment [3] citrin pulverisé, donné[s] en lait, les noie[nt] [4] ou musque[s] [5]; ne eles ne blecent [6] celui qui est oint de jus de altea, (c'est guimauve), ou de jus de mauve o huile [7].

p. 313   **1869.** La [1] .7. est a noter pour la grace de la cure que [2] la lieure est faite entre la lesion et le cors, a ce que ele contredie [3] au trespassement du venin [4]; la quele lieure ne doit pas estre trop legiere, car ele ne contrarieroit pas a la painetraction du ve‖nin; ne trop estroite F. 91 b ne doit ele pas estre, car ele engenderroit doulour intollerable.; mes ele doit estre moienne, ne trop lasche ne trop estroite, a cele fin qu'ele contredie au venin et ne l'atraie pas a soi, ne que elle n'engendre doulour int[ol]erable [5].

     1870. La [1] .8. a noter est que onction doit estre faite environ la lieure o triacle, a ce qu'il contrarie [2] au venin [3].

1868. 1 *L'explication entre parenthèses est du traducteur* — 2 ou deaue. *Latin :* Vespae fugiunt si fumigentur sulfure aut auripigmento citrino aut olibano. Aqua decoctionis hellebori nigri aut auripigmentum citrinum pulverizatum data cum lacte necant eas aut muscas. *Le traducteur a pris* aqua *pour un ablatif, mais le* nominatif auripigmentum *aurait dû l'avertir de son inadvertance —* 3 dorpiment — 4 *Latin :* necant. *Ici le traducteur pouvait se servir de l'expression :* les noient, *puisque ces substances tuent les guêpes et les mouches, en les noyant dans le lait, tandis qu'au* § *1865 les punaises sont tuées par la fumée de la paille —* 5 *Latin :* necant eas (vespas) aut muscas (*mieux et* ou ut), *c'est-à-dire tuent les guêpes aussi bien que les mouches —* 6 ou eles blecent. *Latin :* nec laedunt — 7 *Cette dernière phrase commençant par :* ne eles ne blecent, *répond au latin :* nec laedunt cum eo; *qui doit être altéré; et au lieu de* cum eo, *il devait y avoir probablement* cum oleo *qui répond à la fin de notre traduction :* o huile.
     1869. 1 Le — 2 de. *Latin :* quod — 3 engendre. *Latin : ut resistat. Nous mettons* contredie *qui traduit le même mot un peu plus bas —* 4 *L'auteur fait allusion au* § *1771 —* 5 *Latin :* intolerabilem.
     1870. 1 Le — 2 contraire. *Latin :* ut resistat. — 3 *Ce* § *1870 fait allusion au* § *1772.*

1871. La ¹ .9. est a noter [que] ² le lavement de la bouce et l'onction des leivres de cil qui succe le venin par la bouce, est faite que aucune chose du venin ne s'aherde a lui, ne cil qui suche ne doit pas avoir la dent percie ne ulceration en la bouche, pour ce que le venin ne s'aherde a lui, mes doit avoir la bouche saine ³.

1872. La ¹ .10. a noter est que cil qui doit succier le venin, doit estre raempli d'aulz et de choses semblables, a cele fin que se aucune chose du venin passoit au sto- mach, que il ne descende pas duc' au fons du stomach et que il ne s'aherde ² au stomach, et que il ³ puisse plus legierement vomir ; mes cil qui succe, se il est geün, succe plus fort que se il est replet ; et le succe- ment du geün est meilleur au pacient et pire a cil qui succe, et le succement de cil qui est replet fait le contraire.

1873. La .11. a noter est que la maniere de faire aherdre les sansues est que le lieu soit lavé de eaue chaude, puis soit un poi escorchié et de rechief lavé, puis soit oint d'aucun pur sanc ou de homme ou de aignel ¹ ou de coulomp ².

1874. La ¹ .12. a noter est pour quoi dormir est deffendu, quant les accidens sont apaisiés ; c'est pour ce que il rapelle les esperis et le venin du lieu de la lesion aus menbres dedens et aus membres principaus, la quel ‖ chose est contre les ruilles communes desus dites, et est destruction du pacient ².

F° 91 c

1875. La ¹ .13. est a noter que suour et baing aident au commancement, car il traient hors ; mes medecine

1871. 1 Le — 2 *Latin :* notandum quod. — 3 *Ce § et le suivant 1872 font allusion au* § *1773.*

1872. 1 Le — 2 aherdent. *Latin :* ut ei non adhaereat — 3 *Ces il se rapportant tantôt au venin, tantôt au psylle qui le suce, rendent la phrase peu claire.*

1873. 1 *Le latin a :* edi, *de bouc* — 2 *Ce § fait allusion au* § *1775*

1874. 1 Le — 2 *Ce § fait allusion au* § *1776.*

laxative et flobothomie et leur semblable nuisent, car il traient dedens le venin et font aparfondir et le detraient de la lesion, qui est dehors, par dedens; mes quant le venin est trait, lors nuist la suour et le baing, se ce n'est en la fin; et lors aide la flobothomie et la medecine et leur semblables [2].

1876. La .14. a noter est [1] que, quant l'ulcere est eslargie, incision doit devant aler, puis le cautere, a ce que le sanc corrumpu isse et courge hors, et le cautere doit estre après, a ce que le remaignant du venin soit corrigé et que la complexion du membre soit corrigiee, etc. [2].

1877. La .15. [chose] notable est que quant l'en dist : le basiliques tue les hommes, etc. tant seulement pour son seul regart, ce est par la seule corruption de lui dont il corrompt l'air, et ainsi cil qui est regardé du basilique sans atouchement corporel, est tué par l'air que il atrait, le quel air est corrompu du basilique.

1878. Item que salive d'omme jeün naie [1] le basilique, et que le basilique, quant il voit sa figure au miroir, meurt pour la reverberation du venin que le miroir li rent.

1879. La [1] .16. [chose] notable est; car sus ces presens chapistres [2] nessent mout [3] de doutances, c'est a savoir [4] mon se la submersion qui est faite en l'eaue de mer, cure morsures ou pointures de serpens et d'escorpions et leur semblables, si comme ele cure morsures de chiens enragiés, et savoir mon se l'eaue artificialment salee aide ou propos, si comme eaue de

---

1875. 1 Le — 2 *Allusion aux* §§ *1780, 1781.*
1876. La .14. est a noter est — 2 *Allusion au* § *1779.*
1878. 1 *Traduit* necat *qui est la leçon des deux manuscrits suivis par notre traducteur : Q. 197 et B. N. 7131, tandis que les autres manuscrits suivis par l'éd. Pagel, p. 313 ont :* interficit.
1879. 1 Le — 2 *Latin :* super prius capitulum — 3 mlt' — 4 sauoir *répété*

mer (eaue artificialment salee a .4. lb' de eaue .1. lb' de

sel) ⁵, et savoir mon se l'eaue ‖ de la mer orientel ou meridionel, la quele ne croist ne ne retrait, si com fait la mer occidentel, se cele eide ou propos, si com fait icele mer occidentel ; car cele cure est mesconneue des voisins d'icele mer orientel ou meridionel. Cestes choses et leur semblables soient lessies a enquerre aus fusiciens ⁶.

1880. La .17. a noter est que cil qui est mors de chien enragié, ne doit ja veoir s'orine, car il i aperent aussi comme pieces de char, ne quant il est saignié, il ne doit pas veoir son sanc ; il li sambleroit que il p. 314 verroit dedens ses entrailles ¹, et pour la cause qui sera tost dite et ² demoustree.

1881. La .18. est a noter que, se cil qui est mors de chien enragié, encourt paour de eaue, la quele maladie est dite *ydroforbia*, ou il crient son d'iaue, sachiés que il est lors em peril de mort, et poi de gens ou nulz en sont delivrés.

1882. Toutevoies, pour ce que ces malades ¹ ont mout ² grant soif, l'en doit engignier ³ comment l'en leur doint a boire larrecineusement et leur amenistrer l'eaue en tuiaus que il ne la voient, ne ne doivent veoir nules pointures ne mirouers ne voirres, mes soient gouvernés aussi a bien pou comme gens afolés, dis maniaques, ou melancolieus.

1883. La ¹ .19. a noter est que la cause pour quoi les

---

5 *La phrase entre parenthèses est du traducteur* — 6 *Se rapporte au § 1798.*

1880. 1 *Latin :* quod in eo essent viscera canis — 2 qui sera tost dite par dedens et demoustree. *Latin :* quae cito inferius ostendetur. Par dedens *a la prétention de traduire* inferius, *c'est-à-dire un peu plus bas, § 1883.*

1882. 1 maladies — 2 ml't — 3 *Traduit la leçon* ingeniandum est *des deux mss.* Q. 197 *et* B. N. 7131, *tandis que les autres manuscrits suivis par l'éd.* Pagel, p. 314, *ont :* ingemando.

1883. 1 Le

ydroforbices ont paour d'eaue, c'est car il sont dedens
tres ors et corrumpus ; et pour ce, com il voient l'eau,
leur ymaginative est esmeue de ça et de la, et ce que il
ont en eulz, il cuident que il soit en l'eaue ; dont il
avient que, se l'en leur demande pour quoi il ont l'eaue
en despit, il diront : pour ce que les boiaux et les
entrailles des chiens sont dedenz ; || et pour ce il la des- F° 92 a
pisent raisonnablement, et pour ce cel petit de raison
qui est en eulz les parforce [2] a avoir l'eaue en despit
pour l'imagination qui est bleciee [3].

1884. La .20. a noter, le quel est plus que mer-
veille, et ce est que homme est fait ydroforbiques sans
aucunes morsures et sans aucune lesion ou [1] cause
extrinseque, si com je vi a Paris de l'espicier a l'arce-
vesque de Nerbonne, qui fu ydroforbique et morut de
ydroforbie dedens .8. jours sans nule cause extrinseque
qui fust apparissant, et pour ce je fui esmerveilliés et
couru pour en cherchier la cause des aucteurs de medecine de quanque je en sai parlans de ceste matiere, ne
je n'en trouvai nul qui me feist satiffacion de ma
demande.

1885. Toutevoies je traveillai de ce et oi recours aus
pratiques, et trouvai que Berthelimieu dit en sa pratique
de medecine, ou chapistre « de ydroforbie », que ceste
passion est faite aucune fois d'air corrumpu de fumee
qui est resolute de charognes porries, la quel fumee se
aucun trespassant la reçoit et trait a soi en dormant [1],

---

2 porforce — 3 *On conçoit difficilement qu'un homme lettré, un
savant pour l'époque, se soit payé de pareilles bourdes. Toutes
les fois que la scolastique se mêle d'expliquer un phénomène de
la nature, comme ici et plus bas, elle donne des signes non
équivoques de folie ou de gâtisme.*

1884. 1 de. *Latin :* aut laesione aut causa extrinseca.

1885. 1 *Le latin dit seulement :* quem fumum si aliquis inspi-
raverit transiens dispositus fiet hydrophorbicus. *Il faudrait au
moins* ou trait a soi en dormant, *car on ne peut se promener*

et soit a ce ordené [2], il sera fait ydroforbique ; et par ce puet estre conclus que ainsi avint a cil espicier.

1886. La [1] .21. a noter [est] que les aucteurs et les pratiques de medecine font discucion de ceste presente matire plus largement et mi[e]x, si comme Avicene ou .4. canon, ou [2] .6. fen, ou .3. chapistre « du gouvernement des mors et des pointures envenimees », et Rasis en le .8. de Almensor, et Rabi Moises en son traitié « des venins », et Hali en la .4. parole [3] de la .2. partie de son livre « de la disposicion roial ».

LE .3. CHAPISTRE

DE LA .2. DOCTRINE DU .2. TRAITIÉ

DE LA CURE DES FISTULES.

F° 92 b　　**1887.** Du .3. chapistre de ceste doctrine .2. du ‖ .2. traitié, le quel est de la cure des fistules, .3. choses sont a enquerre generalment :

1888. La .1. est de la connoissance des fistules.

1889. La .2. de la cure d'iceles.

1890. La .3. des declaracions obscures [1].

1891. De la .1., .4., selonc ce que fistule puet estre notefiee par .4. manieres, c'est assavoir :

1892. Premierement par diffinicion ou par discription ;

1893. Secondement par ses seules divisions metans difficulté ou diversité en la cure des fistules ;

---

et dormir en même temps — 2 ordené traduit assez mal dispositus.

1886. 1 Le — 2 non. C'est la dernière syllabe de canon qui est répétée. Latin : IV° canonis, f. 6, cap. 3 — 3 parole traduit ici sermone.

1890. 1 Latin : de declarationibus obscurorum.

1894. .3. [par ses propres causes] [1];

1895. [.4.] par ses communs signes et par ses propres distinctions.

LA NOTIFICATION ET L'EXPOSICION DU NOM.

1896. La maladie qui est appelee des lais fistule est a

p. 315 la maniere de une fleute, c'est un estrument par le quel les pastouriaux s'esleecent en le sonnant, et est appelé en arabic, si com dit Avicene « *assucati* » [1], c'est pane d'oisel, et autrement est il appelé de ceus Arabois « *garab* » ou « *algarab* », c'est article vers yceux, et c'est aussi comme canne ou gros glagel.

DIFFINICION.

1897. Fistule est ulcere parfonde qui a la bouche estroite, le fons aucune fois large, aucune fois non; la quele fistule a dedens duresce et callosité en sa circuité, si com a pane d'oisel ou glagel, canne ou seuz [1].

DIVISIONS.

1898. Des fistules l'une est curable, l'autre non. D'aucunes de celez qui sont curables, la cure est profitables au pacient, l'autre ne li est de rienz profitable, mais damageuse.

1894. 1 *Ce § manque; après* .3. *le manuscrit donne la quatrième manière :* par ses communs signes. *Latin :* 3ᵐ per ejus proprias causas; 4ᵐ per ejus communia signa.

LA NOTIFICATION. — *Ms.* LA NOTIFICATION DE LIXPOSICION. *Latin :* NOTIFICATIO, EXPOSITIO NOMINIS.

1896. 1 assuetani. *Latin :* assucati.

1897. 1 pane doisel ou glagel canne ou senz. *Latin :* sicut habet penna avis aut arundo.

1899. Item de celes l'une est fresche, l'autre moienne, l'autre mout [1] ancianne; l'autre superficiel ou entre le cuir, l'autre parfonde;

1900. L'autre en membre noble, l'autre jouste membre noble, l'autre loing de membre noble; l'autre en membre moult sensible, l'autre en membre poi sensible, l'autre en membre moien;

1901. L'autre ou parfont des jointures, l'autre en la F° 92 c superfice, ‖ l'autre loing de jointures; l'autre en char, l'autre en os, l'autre en nerf;

1902. L'autre en pacient qui est fort et viguereus, l'autre en pacient qui est fieble et delicieus; l'autre en cors et en membre bien complexionné, l'autre en membre qui n'est pas bien complexionné;

1903. L'autre rent mout [1] de humidité, l'autre poi; l'autre a .1. seul pertuis [2], l'autre .2., l'autre pluseurs; et de celes les unes ont une concavité, les autres .2., les autres pluseurs; et de celes la parfondesce est aucune fois seule, aucune fois non; aucune fois les parfondesces sont droites, aucune fois tortues, aucune fois ensemble les unes droites, les unes tortues, et semblables;

1904. Et toutes les dites divisions et chascun des membres d'iceles et les condicions et les diversités particulieres des fistules connoist legierement le soutil cyrurgien esprouvé, et en ce l'adresce mout [1] l'information, le jugement et le demonstrement de son pacient.

LES CAUSES DES FISTULES.

1905. Les unes sont materieles, les autres dispositives, etc,; et cestez sont celes [1] meismes causes qui

1899. 1 ml't.
1903. 1 ml't — 2 pertruis.
1904. 1 ml't.
1905. 1 seles

sont dites des ulceres [2]; car il n'est nule fistule qui n'ait esté premierement ulcere.

1906. Toutevoies, outre les dites causes des ulceres, sont aucunez causes de fistules, si com il apert en la dite cure des ulceres et de tote l'ulcere, puis que ele est raemplie de char, et ele se oevre tost et de rechief se reclot tost, et ainsi se clot et oevre souvent; tel ulcere est en droite voie d'estre fistule et de venir a fistule, si com dit Avicene ou .1. livre, ou .4. fen, [en la .4 doctrine] [1], ou .29. [2] chapistre : des medecinemens de solucion de continuité [3] et des espoisses des ulceres.

1907. Et par semblance toute ulcere, de la quele os est trait par violence, avant ‖ que nature oevre sus lui souffizanment, ele enfante pluseurs fois fistule, si com dit Avicene ou .4. livre, ou .4. fen, ou .4. traitié, [ou chapistre] [1] de ce qui remaint de ces pieces des os es ulceres plainnes d'ordure, etc. F° 92 d

LES SIGNES.

1908. Des quiex .3. : le .1. des signes communs a toutes fistules en commun; le .2. des signes communs tant seulement aus fistules qui [sont] es ners et es os; le .3. des signes propres distinctis entre fistule charneuse, nerveuse, ossueusse.

1909. Du .1. : aucuns des signes communs sont assés mis par les differences desclairiees, mises dessus en la diffinicion de fistule; et outre ces, est autre certain signe de connoistre toutes fistules, c'est a savoir visibles, par l'experience des esprouvés [1] qui ne faut point.

2 § *1482 et suiv.*
1906. 1 *Latin :* doctr .4. — 2 ou .18. .19. *Latin :* cap. .29. — 3 de continuite de solucion.
1907. 1 *Latin :* doctr .4. capitulo de eo, quod remanet, *etc.*
1909. 1 uisibles esprouue par experience. *Latin :* visibilis expertorum experientia quae non fallit.

1910. Les signes communs par les quiex l'en set se la fistule est en ners ou en os sont .2. :

1911. Le .1. est vraie presumption; car se nous voion que la fistule soit pres d'iceus membres et mout [1] en parfont, nous avons lors presumption que la fistule atouche iceus membres, et par l'anathomie sont conneus les lieux des ners et des os.

1912. Le [1] .2. signe est que par la demonstrance du pacient savon nous se la fistule est ancienne, car se ele est ancienne, nous avons presumption que ele a penetré duc' aus dis membres.

p. 316

1913. Les signes plus propres distintis [1] entre ces manieres d'espoisses de fistules, c'est assavoir charnue, nerveuse et ossueuse sont ces :

1914. *Les signes des fistules charneuses* sont .4.

1915. Le .1. se la fistule est fresche, c'est signe qu'ele penetre tant seulement en char.

1916. Le .2. signe, car el [1] ne deult pas mout [2].

1917. Le .3. la porreture est mout [1] visqueuse, grosse,

F° 93 a ‖ trouble, crue.

1918. Le .4. se la parfondesse de la fistule est tentee o tente moiennement ferme, nous ne bleçon pas mout [1] le pacient.

1919. *De la nerveuse :* Les signes de la nerveuse sont .4. :

1920. Le .1. s'ele est un poi anciane, si com de demi an et en lieu poi charnu, nous avon presumption que elle penetre jusques aus ners.

1921. Le .2. se elle deut mout [1].

1911. 1 ml't.
1912. 1 La.
1913. 1 distantes. *Latin :* distinctiva.
1916. 1 il. *Il s'agit de la fistule* — 2 ml't.
1917. 1 ml't.
1918. 1 ml't.
1921. 1 ml't.

1922. Le .3. se la porreture est mout[1] subtile, tenve, puant, tendant a noirté.

1923. Le .4. que quant la parfondesce est tentee, ele deut mout[1].

1924. *De cele qui est en os :* Les signes de la fistule des os sont .4. :

1925. Le .1. se ele est mout[1] anciane, si com d'un an ou plus, nous avons presumption que ele soit aparfondie duc' a l'os; et ce est plus tost ou plus tart, selonc ce que le lieu est plus charnu ou mains, et selonc ce que le membre malade est ou cors plus grant ou plus petit ou plus ferme.

1926. Le .2. signe que ele soit en os est que il[1] ne se deult pas, et ce est voirs quant a la partie de l'os, car les peulz ne les os ne sentent pas, et pour ce il ne se deult pas ou fons, soit il touchié ou non touchié, mes el[2] se deult bien es costés.

1927. Le[1] .3. la porreture est aussi comme subtile et subcitrine, ne ne put pas mout[2].

1928. Le[1] .4. quant il est tenté, la tente entre legierement sans doulour et sans ce que sanc courge de celui lieu, et passe l'espreuve legierement duc' a l'os, et le treuve aspre, aussi comme se il fust rungié et s'ahert dessus, ne n'i puet escoulourgier, mes ou sain os la tente ne sent pas apresce, ne les extremités de la tente ne s'i aerdent pas, mes escourlorgent par dessus.

1922. 1 ml't.

1923. 1 ml't.

1925. 1 ml't.

1926. 1 il *se rapporte ici à l'os. Latin :* quod in osse quod non dolet — 2 il.

1927. 1 La — 2 ml't.

1928. 1 La.

1929. De la quele .3. ¹ : la .1. de la cure preservative ; la .2. de la curative ; la .3. de la paliative.

F• 93 b   **1930.** *De* ‖ *la preservative*. A noter est de la preservative qu'ele est tele ¹ meismez com est la preservative et la curative des ulceres dessus dites ² ; car se toutes lez ulceres sont bien curees, fistule ne sera pas, car nulle solucion de ³ continuité de son commancement n'a pas les leivres par dedens cailleuses ne endurcies, et pour ce nulle solucion de ⁴ continuité n'est vraie fistule de son commancement.

1931. *De la curative*. De la curative .3. : la .1. de la cure general ; la .2. de la cure particuliere et de la maniere de ouvrer particulerement en chascune espoisse de fistule ; la .3. est de donner pocionz.

1932. Du .1. assavoir est que cil qui veut avoir complecte doctrine de la cure de fistules, il convient recourre aus ruilles generaulz dessus dites de la cure des ulceres ¹, et raconter les ici, et prendre celes que il trouvera illuec profitables a cest art ; car grief chose saroit reiterer les ici ; outre les queles, de la seule cure des fistules sont ci donnees [19] ² ruillez.

1933. La .1. ruille : De chascune fistule anciane, si com d'un an ou environ, il est necessaires que le cors ait purgation universeil jouste le consel de medecine, selonc ce que l'umeur pechant requiert.

1929. 1 .2.
1930. 1 est ele tele — 2 §§ *1499, 1500 et suiv.* — 3 ce — 4 solucion en de.
1932. 1 §§ *1501 et suiv.* — 2 *Latin :* dantur hic 19 regulae generales.

1934. La .2. ruille est que tant plus est la fistule parfonde, et plus est fort a curer, car plus envenimeusement[1] i sont mises les choses qui i doivent estre mises,
et plus envenimeusement[1] en sont traites les choses qui
i sont a traire; et par ces [meismes] raisons plus fort
est a curer la fistule dont la parfondesce est tortue et
cele qui est faite en homme delicieus.

1935. La .3. : Tant est la fistule plus anciane, et plus
est fort a curer; car par la longue demeure, ‖ ele est F° 93 c
plus endurcie et le lieu plus corrumpu.

1936. La .4. : Toute fistule est de forte cure; car il
p. 317 convient premierement que toute la caillosité et la
duresce qui est dedens et environ, soit ostee o l'estrument dit *novaculum*, ou o feu par cautere, ou o medecine corrosive; car autrement les costés de la fistule
ne se porroient joindre ne encharner ensemble pour la
duresce et pour la callosité.

1937. La .5.[1] : Fistule qui est en membre noble ou
pres, ou en lieu mout[2] sensible, et en la parfondesce
des jointures et es os et es ners et dedens le cors ou en
membre mal complexioné, et qui rent plus de humidité,
et qui a .2. concavités ou pluseurs, et cele qui a la
bouche plus estroite que les autres, est plus forte a
curer. Les causes en aperent a cil qui esgardent soutilment.

1988. La .6. : Fistule qui mains deult, s'ele est appar-
fondie, si com[1] fistule des os, des liemens et des autres
choses insensibles, est plus fort [a curer][2].

1939. La .7. : Des le commancement de la cure de
chascun[e] fistule, dusques a tant que elle soit raemplie
de char, soit continué[1] aucun deffensif, meismement

1934. 1 *Traduit* difficilius.
1937. 1 La .5. figure fistule — 2 ml't.
1938. 1 est aussi com. *Latin :* sicut — 2 *Latin :* difficilior
est ad curandum.
1939. 1 continuee

vers la partie ou les humeurs habondent ou decourent plus, si com il est moustré dessus des ulceres [2].

1940. La .8. : Toute fois que aucune medecine est mise es fistules, engendrant dolour, ou que l'en i fait aucune operation dolereuse, les parties qui sont adjacentes par dehors [1] ou environ, soient garnies [2] d'aucunes medecines froides, refraignans, restraignans et repercutives ; et soit estendu le membre, et soient faites ces autres choses qui deffendent le flus des humeurs a F° 93 d la fistule ; et ce soit fait en quelque ‖ maniere que l'ordre de l'art [3] le commande.

1941. La .9. : Puis que le feu, le cautere ou la medecine cauterisant avront faite leur operation es fistules et acomplie, desus et environ soit continuee [1] medecine froide et repercutive duc' a tant que la combustion et l'arsure soient assouagiez ; puis après nous devons appliquier medecine putrefactive jusques a tant que la char arse et corrodee, dite *escara*, soit desssevree et chaete.

1942. La .10. : Toute fois que *eschara* est engendree es fistules par cautere ou par corrosif, l'en la doit leissier porrir tant qu'ele chiee par soi meismez ; car ele ne doit pas estre ostee o violence, car s'ele estoit ostee o violence, les bouches [1] des vaines qui sont dedens, qui sont demorans descouver[te]s, saigneroient o violence, si seroit pis.

1943. La .11. : Tant com dolor dure en la fistule de oevre qui est faite par violence ou par autre cause, soit continué dedens et dehors et environ mittigatif [1] et deffensif, ne ne trespasson ce pour autre medecine.

---

2 §§ *1552, 1553*.

1940. derors. *Latin :* partes adjacentes extrinsecae — 3 garniees — 3 arte.

1941. 1 soit .1. hors continuee.

1942. 1 boufs *ou* bouhs. *Le mot est à la fin de la ligne. Latin :* orificia venarum.

1943. 1 mutigatis.

1944. La .12. : Ostee *eschara* et assouagie la doulour et la fervour, se ele i est, soient lors suspendues [1]
les medecines froides repercussives, mitigatives et putrefactives devant dites, et des lors, puis que la fistule est
preparee et replecte de medecines a ce convenables,
soit lors estendu aucun mondificatif de miel ou de semblable sus un drapel delié de lin, et soit mis continuelment sus la fistule en chascune preparation jusques a
tant que toute la concavité de la fistule soit raemplie de
bonne char par maniere deue, et des lors tout mondificatif soit suspendu.

1945. La .13. : La maniere de lier general ‖ et espe- F° 94 a
cial, d'appareillier le membre et d'appliquier les choses
qui sont mises sus le lieu, est dite dessus ou .1. chapistre de cest traitié des ulceres parfondes [1], la quele
maniere doit estre faite en toutes choses et partout et
gardee en procurant les fistules.

1946. La .14. : Fistules qui sont en nobles, fiebles et
delicieus, et en ners et en liex nerveux, et en nobles
membres et pres, et en semblables, ne sueffrent pas fors
remedes ne corrosis [1], et pour ce il ne doivent pas estre
appliquiés au lieu, devant que il soient avant refrains o
mitigatis.

1947. La .15. : Fistules penetrantes au parfont des
oreilles, aus concavités du pis et du ventre et aus voies
de l'orine· et en liex semblables, l'en n'i doit metre
nul corrosif.

1948. La .16. : Ja soit ce que l'en traie de aucunes
fistules les os et les pieces des os et leur escorces profitablement, toutevoies le cyrurgien ne doit pas avoir
presumption de traire les greigneurs os, si com de la

1944. 1 suspenduees.
1945. §§ *1625 et suiv.*
1946. 1 ne sueffrent pas fors dolours ne fors corrosis. *Latin :*
non tolerant fortia et corrosiva.

cuisse, de la jambe, ne les os qui s'aherdent fort, si com les os des mandibulles.

1949. La .17. : Tout le regimen a cil qui est enfistulé soit es .6. choses non natureles, (qui sont, au travail et repos, viandes et boires, dormir et veillier, evacuation et repleccion [pour] les accidens de la vie [1]); et cez soient mout [2] desiccatis [3] et consumptis de superfluités ja engendrees, et preservatis de superfluités a venir.

1950. La .18. : Puis les purgacions universeilz et particuliers, et puis complete mondification de fistules, se ce est chose despeechant [1] pour le pacient, pocions a ce apropriees sont aidables qui sont desiccatives. p. 318

1951. La .19. : Toutes medecines qui sont apropriees ou sont donnees par experience des aucteurs de medecine, qui curent les vraiiles fistules, si com racine de scolopendrie [1], par Avicene ou .4. livre, ou .4. fen, [en la .3. doctrine], ou chapistre [2] : *de la cure des fistules et des cuirs qui ne poent prendre conglutination,* mes ces choses aident ou pou ou nient, que que dient les aucteurs, se il ne sont en fait et en puissance comburans; toutevoies il aident aus ulceres parfondes, les queles le[s] anciens aucteurs et practiciens acoustumerent apeler fistules.

F° 94 b

LA MANIERE D'OUVRER PARTICULEREMENT.

1952. De la devant dite difinicion [1] o ses declaracions et des dites divisions, causes et signes, et des ruilles generaulz maintenant dites ou aucunes autres consequaces aus devant dites, puet estre a bien pres toute

1949. 1 *Cette phrase entre parenthèses est du traducteur —* 2 ml't — 3 desiccatif.

1950. 1 de espeechant.

1951. 1 deste lopendrie. *Latin :* radix scolopendriae — 2 ou .3. chapistre. *Latin :* I. .4. f. 4. doctr .3. cap. de cura, *etc.*

1952. 1 difnicion.

desclairie la maniere particuliere et la ruille d'ouvrer des cyrurgiens bien enseigniés en cest art; la quele maniere est en .3. choses, c'est a savoir :

1953. La .1. en purgations universeil[s] et particuliers; la .2. en diete et en tout le regiment fait aus fistulés; la .3. en la maniere d'ouvrer et d'apliquier les choses au lieu.

[LA MANIERE DE FAIRE PURGATION UNIVERSEIL
ET PARTICULERE ET DE DIETER].

1954. La maniere de faire purgation universeil et particulere, et de dieter, otot l'autre regimen ordené aus fistulés est autele ou cele meismes qui est dite ou chapistre de la cure des ulceres parfondes [1].

DES LOCAUS MIS SUS.

1955. Mout sont de locaus : les uns sont simples, les autres compos, et de ceux les uns sont deffensis, les autres repercussis, les autres sedatis de dolour, les autres eslargissans sans corrosion, les autres o corrosion, les autres en rompant, [les autres en faisant incision] [1], les autres en faisant cautere, les autres en froidissant, les autres putrefactis, les autres mondificatis, les autres desiccatis, les autres regeneratis, les autres consolidatis ; et de tous cez les uns sont fors, les autres ‖ F° 94 c fiebles, les autres moiens.

1956. Les queles toutes choses ou pluseurs puent estre appliquees par maniere de oignement, d'emplastre, de poudre ou de ablusion et par semblable, des queles

[LA MANIERE, etc.] *manque dans le texte, mais se trouve dans la table des matières en tête du manuscrit.*
1954. 1 §§ *1603 et suiv.*
1955. 1 *Latin :* alia incidendo.

les unes sont ja dites ou .2. traitié de la .1. division, ou .10. chapistre : *de medecines aidans a la cure d'aucunes plaies* [1], et les une[s] ou [meisme] [2] traitié de la .2. division, ou .1. [3] chapistre : *des cures des ulceres* [4], et les autres seront après enseignies en l'antidotaire.

1957. Toutevoies la quantité des choses qui sont a metre dessus et la maniere de lier et d'appliquier au lieu, ce ne puet pas bien estre desclairié par lectres [1], si com dit Galien ou .3. de Megategne, ou .3. chapistre, environ le milieu ; mes le cyrurgien qui est esprouvé et sutil ordenera ce tres bien par son art et par l'usage de l'art, considerees devant et après les choses particuleres qui sont a considerer.

LA MANIERE D'OUVRER ET D'APLIQUIER LES DITES MEDECINES AU LIEU.

1958. A ce sont .7. entencions :

1959. La .1. : Se la fistule a la bouche estroite, soit eslargiee o tentes de moele de seu, ou o racine de genciane, ou o esponge estrainte artificiaument mises ens ; et ce ces choses ne souffissent, soit eslargie, tant que il souffisse, o incision, ou o cautere, ou o ruptoire, ou o corrosif.

1960. La maniere [1] d'eslargir o incision ou o cautere est assés dite en la cure des ulceres parfondes [2].

1956. 1 §§ *1214 et suiv.* — 2 *Latin :* eodem tractatu — 3 .2. *Latin :* cap .1. — 4 §§ *1452 et suiv.*

1957. 1 *Leçon du ms. 7131 :* litteris denotari, *au lieu de* certis regulis demonstrari *des autres manuscrits.*

1960. 1 La .2. maniere — 2 §§ *1617, 1618. L'auteur renvoie dans ces deux* §§ *au chapitre des incisions qui commence le 3ᵉ traité. Ce n'est que dans la 2ᵉ édition complète que Mondeville a traité des incisions dans le chapitre cité que notre traducteur donne à la fin* §§ *2134 et suiv. Ce* § *1960 vient dans le manuscrit après le* § *1962 ; nous le rétablissons à sa place, d'après l'éd. Pagel, p. 318.*

1961. La maniere ' d'eslargir o corrosif est que le corrosif [soit mis] ² tel et o tel quantité que il souffisse a l'entente.

1962. De tous les corrosis ' de[s] quiex l'en a besoing communement en toute cyrurgie, nous ferons procès en l'antidotaire.

1963. La .2. entencion est que, eslargie la bouce de la fistule, s'ele est estroite, que toute la caillosité qui est F° 94 d de ‖ dens soit ostee et tout environ, et ce puet estre fait en .3. manieres : en faisant incision, cautere, corrosion ; et ces choses sont faites en tel maniere comme la bouche de ' la fistule est eslargie ; et se c'est osté o p. 319 cautere ou o corrosif, soient tantost appliquiees et mises ou lieu froides choses ostans l'adustion, la quele ostee, soient mises putrefactis, tant que la croste qui a esté aduste chiee.

1964. La .3. entencion est que quant l'*escara* est chaete, soit mondefié le lieu [complect] ' ; car la fistule ne seroit pas autrement curee, et si sembloit que ele fust curee, si revendroit elle arriere ; et ceste mondification est faite o medecine de miel et de semblables, c'est a savoir d'oignemens, d'emplastres, d'ablusions et de choses semblables, des queles nous avons besoing au propos, et la maniere de ouvrer toutes ces choses est mise en la cure des ulcerations parfondes ².

1965. La .4. entencion est que, après la mondification, soit desechiee la fistule.

1966. La .5. que la char soit engendree.

1967. La .6. qu'ele soit consolidee.

1968. La .7. qu'ele soit liee comme il fu dit des ulceres parfondes '.

1961. ı La .ı. maniere — 2 *Latin* : quod imponatur.
1962. ı corrosif.
1963. ı et.
1964. ı *Latin :* mundificetur completa fistula—2 §§ *1612 et suiv.*
1968. ı §§ *1625 et suiv.*

[LES POCIONS AIDANS A CE].

1969. Les pocions aidans a ce sont jus de brioisne seiché, mis en poudre, incorporé [1] o miel; de ce soit donné une fois la semainne la quantité d'une nois o vin.

1970. Item jus ou decoction de gentiane soit aussi [1] beu, ou

1971. Recoif :

Aigremoine,
Fuilles d'olive,   } de chascun une poigniee ;
Ceterac

Soient coupés menuement et trempés o vin blanc; et en boive chascun jour, a la pointe du jour, .1. plain henap (qui tiegne ausques si comme .1. voirre dont les .3. font une chopine de Paris) [1].

F° 95 a   **1972.** Soit continuee ceste pocion et les ‖ autres des le commancement de la cure jusques a la fin; et ceste derraine pocion est esprouvee.

1973. *Palliative* : La palliative est profitable en .3. cas :

1974. Le [1] .1. est quant la fistule est simplement incurable, si com fistule qui passe aus voies des urines et aus moeles des grans os, si com de l'adjutoire, des cuisses, des maxilles desus qui s'aparfondissent [2] mout [3] vers le cerveil.

1975. Le .2. cas est quant la fistule est de soi curable, mes s'ele estoit curee, pire maladie l'ensievroit,

---

[LES POCIONS....] *manque, mais se trouve dans la table des matières en tête du manuscrit.*

1969. 1 incorporee. *Latin* : incorporatus.
1970. 1 ainsi.
1971. 1 *Cette explication entre parenthèses est du traducteur.*
1974. 1 La — 2 saparfondissens — 3 ml't.

si comme est la fistule issant [1] au boiau culier dit *longaon* sus les muscles separans les feces qui issent ; car s'ele estoit curee, l'issue des estrons seroit contre la volenté du pacient, et par semblable la fistule du cul qui vient par succession des morroïdes anciannes ; car s'ele [2] estoit curee, le pacient seroit ou fol ou ydropique, etc., si con dit Ypocras en la .6. partie d'aufforimes : *haemorrhoidas* [3] *sananti antiquas, etc.*

1976. Le .3. cas est quant le pacient ne veult estre curé, car il se doute de doulour.

1977. Ceste [1] cure est faite o .4. choses : la .1. est purgation universel et particulere ; la .2. est diete et regimen deu en .6. choses non naturelz ; la .3. est pocion ; la .4. remedes mis sus le lieu.

1978. Purgations et regimen sont si com ceuz qui sont dis en la cure des ulceres parfondes [1].

1979. Les pocions dites n'a guerres en la cure curative [1] souffissent en la palliative.

1980. Les choses mises sus sont .3. : emplastres, ablutions, deffensis.

1981. Emplastre soit mondificatif de miel, de farine de fourment, de jus d'ache [qui se fait mout communement [1]], et sera demoustré en l'antidotaire ; et i puet estre ‖ ajousté mirre, sarcocolle, aloë et leur semblable.   F° 95 b

1982. [Ablutions sont celes qui sont dites en la cure des ulceres venimeuses [1] ; et i puet estre ajousté mirre et semblable [2].]

1975. 1 pissant. *Latin :* transiens ad longaonem — 2 cele — 3 emorroide.

1977. 1 De la cure et ceste cure. *Latin :* Haec autem cura fit.

1978. 1 §§ *1603 et suiv.*

1979. 1 §§ *1969 et suiv.*

1981. 1 *Latin :* quod fit multum communiter.

1982. 1 §§ *1560 et suiv.* — 2 *Ce § 1982 manque dans le manuscrit. Le copiste l'a sauté probablement à cause de la ressemblance des deux §§ 1981 et 1982. Latin :* Abluciones sunt illae, quae

1983. Le deffensif soit cil qui est dit en la cure des ulceres venimeuses[1].

DECLARACIONS.

1984. .12. choses sont a noter des declaracions dez choses devant dites.

1985. La .1. est, car la fistule qui est estroite par la bouche et large ou fons, a en ce convenience a l'ulcere parfonde, reposte et caverneuse, mes ele se differe en ce, car ele a en sa parfondesce et tout environ duresce cailleuse, si com pane d'oisel, ou si com canule[1]; mes nule ulcere n'a la dite duresce cailleuse, mes tant seulement char molle.

1986. Et pour ce tout cyrurgien qui mesconnoist ceste difference, si com Rogier et Roullant et ces autres [de] Salernes, chiet en erreur, car quant il oevre en ulcere concave, il croit aouvrer en fistules, et met dedens medecines corrosives et violentes, et est par ce faite l'ulcere corrodante, et aucune fois ele corrode pour ce des ore mais soi meismes; et aussi puet il metre dedens les fistules cailleuses medecines fiebles qui sont competentes aus ulceres, les queles ne oevrent de rien es fistules pour la flebesce d'eles. p. 320

1987. La .2. est a noter, car selonc le commun et selonc les cyrurgiens champestres, que en tote plaie, ulcere, apostume, fistule des queles la cure est proloignie, il dient que ce est le mal Saint Eloy, et dit le commun[1] que de ces malades[2] les uns sont garis en alant

dictae sunt in cura ulceris virulenti, et possunt similiter addi myrrha et similia.

1983. 1 *L'auteur ne parle pas de défensif à ce chapitre, mais aux §§ 1552, 1553.*

1985. canure. *Latin :* canna.

1987. 1 *Leçon des mss. 7131 et Q. 197 :* dicit vulgus quod. *Les autres manuscrits et l'éd. Pagel, p. 320, ont :* et si opponatur quod — 2 maladies

en pelerinage a Saint Eloy et les autres non, et dient de ceus qui ne sont curés, quant il vont a Saint Eloy en pelerinage, que ce est tant [seulement] [3] par la deffaute du pelerin pacient qui n'i ala pas en bonne volenté ne en devocion; dom il avient que cel saint est tant gracieus au pue || ple, que il dient que il ne garist pas tant F. 95 c seulement ceux qui li prametent le pelerinage a faire qui ont fistule, mes otout ce ceus qui ont ulceres, apostumes, plaies, ja soit ce que les apostumes ne soient encore ouvertes, et de ce garist non pas tant seulement les hommes, mes otout ce les oelles, les buefs, les chevaux et toute maniere de bestes a .4. piès, et dit tout le commun que Saint Eloy les garist tous sans difference.

1988. La .3. est a noter que tout le commun met et croit que devant la sanctification Saint Eloy n'estoit point de tel maladie, la quel chose est fausse, si com il apert par les aucteurs de medecine qui determinent de ceste maladie sous le non de *fistule*, lez quiex en escristrent avant que Saint Eloy naquist; car autrement se ce estoit voirs que le commun dit, il nous venist miex que cel saint n'eust onques esté ne saintefié que tel maladie nouvele fust venue par sa sanctification.

1989. La [1] .4. est a noter que la fistule est ainsi sortie [2] et appelee premierement le mal Saint Eloy par ceste maniere : car du tempz de la sanctificacion du dit saint pluiseurs touchans a sa tumbe et le requerant estoient curés de pluseurs maladies, et pour ce que il avient pluseurs fois que ceste maladie est faite de humeurs froides et crues, indigestes ; pour ce en faisant le pelerinage a tel saint, les dites humours estoient consumees et ainsi il estoient curés et plus [que] [3] ceus qui

3 *Latin :* ex solo defectu patientis.
1989. Le — 2 *Latin :* 4° notandum quod fistula sortita est primo nomen morbi Sancti Eligii. *Le traducteur a traduit mot à mot* sortita *per* sortie, *sans se douter du contresens* — 3 *Latin :* plus quam ceteri patientes.

avoient autre maladie, et pour ce estoit ainsi apelee ceste maladie, non pas pour ce que le saint ait gregneur posté de curer ceste maladie que les autres, ne que chas-
F° 95 d cun ‖ autre saint.

1990. La [1] .5. est a noter que com les cyrurgiens fiebles et champestres qui n'ont point de refinement ne de conissance es deffautes de leur cures, comme il veissent que le pueple eust tel fiance a cel saint, il mistrent seure aus plaies et aus autrez maladies que il ne pouoient curer, que en ces maladies le mal Saint Eloy estoit sourvenu ; et a tiex paroles [2] a creu et creoit le commun du pueple, et ainsi cil mire s'en passe o la grace du pueple sans blasme et sans domage, ne ne sueffre plus le commun que cyrurgien oevre en la cure, que Saint Eloy leur a donné la maladie, aussi il lez porra garir quant il voudra ; et ainsi sous l'ombre de cel saint mil millierz de membres sont souffers estre porris et corrumpus, les quiex peussent bien par aventure estre curés par bon cyrurgien, s'il s'en mellast; et ainsi les cyrurgiens trouvent couverture et refui en leur defaus, c'est a savoir la maladie Saint Eloy, si com les fisiciens, quant il ne sevent rendre raison d'aucune chose, il dient que ce est fait de tote l'espoisse [3], et les p. 321 theologiens dient ou lieu ou raison deffaut que ce est fait de la vertu divine, et les logiciens dient, quant il ne sevent soudre, que illuec est fallasce [4] de consequant [5].

1991. La [1] .6. a noter est que l'en croit communement que aucunes medecines pendues au col du

---

1990. 1 Le — 2 paroreles — 3 *Latin :* quod hoc fit in tota specie. *Le traducteur, comme toujours, traduit mot pour mot. En langage scolastique* a tota specie *ou* in tota specie *signifie spécifi- que* — 4 fallaste. *Latin :* fallacia — 5 *Rien de plus juste que les remarques de Mondeville sur les miracles de saint Eloi, la Dame de Lourdes de son temps, et sur les raisons ineptes, que l'on donne souvent encore aujourd'hui pour expliquer l'inexplicable.*
1991. 1 Li

pacient, cuillées ou aucunes oraisons, curent les vraies fistules, si com aigremoine, ypericom et aucunes autres [2] ; toutevoies je ne croi pas que la vraie fistule soit curee sans oevre manuel. Toutevoies aucunes ulceres sont curees o ces choses, et par aventure sanz ces choses seroient eles curees. Toutevoies les choses F• 96 a dessus dites sont aucune fois appliquiees au mal cauteleusement a tel fin que, se elles sont curees, que le cirurgien soit veu avoir fait merveilles et, se il ne sont curees, que le cyrurgien ne soit pas veu avoir rien oublié ne delessié des choses apartenans a l'art, et que il soit veu [3] avoir procedé sus les metes de l'art.

1992. La .7. a noter est que se de l'adposicion [1] des corrosis soit faite dolour intollerable, la quele il conviegne par necessité assouagier, le corrosif doit estre premierement osté, puis doit estre le membre eschaufé au feu ou baigné en eaue chaude.

1993. La .8. a noter est que la maniere de traire les os corrumpus tout environ est mise sus en [l'] .11. chapistre [1] de la .1. doctrine du .2. traitié, entitulé : *des empeechemens de la curation des [2] plaies* [3].

1994. La .9. a noter est que quant Ypocras dit en la .6. partie de auforisme : *quecunque vulnera, etc.,* la entent il tant seulement des plaies parfondes qui sont pres des os ; car son auforime seroit faus s'il entendoit de celes plaies qui sont loing de os.

1995. La .10. a noter est que de quelque lieu que l'os est mis hors, il apert par necessité concavité par dehors en la cicatrice (c'est en la soudeure recuiriee) [1], a la cantité de l'os qui est mis hors ; et ce dit Galien ou .3. de Megategne, en la fin du .1. chapistre, et la entent il

---

2 et aucun soi seans. *Latin :* et quaedam aliae — 3 uei.

1992. 1 de la deposicion. *Latin* : ex appositione.

1993. 1 *Le latin a p. 321* : cap. 5 ; *mais c'est une erreur —* 2 curative on des — 3 § *1344.*

1995. 1 *L'explication entre parenthèses est du traducteur*

tant seulement l'expulsion [2] des os des ulceres des gens qui sont de grant aage [3], qui ne poent estre restaurés, si comme il est desclairié es declarassions dites devant ou .1. chapistre de la [.1.] [4] division du .2. traitié, ou .7. notable [5].

1996. La .11. est a noter que les os ne les pieches des F° 96 b os ne doivent ‖ onques estre traites des plaies, des ulceres ou des fistules duc' a tant que nature avra longuement ouvré sus eulz et jusques a tant que ele ait aide des fiebles atractis [1], tant comme il est possible, et jusques a tant que l'os aperge manifestement. Puis après se il n'issent hors par aus par le procès du temps, soi[en]t lors trais [2], s'il poent estre trais legierement; mes se [3] nature n'a ouvré en eulz et ele ne les a dessevrez, ne ne les fait aparoir manifestement, et se il ne poent estre trais sans grant violence, soient delessiez.

1997. Car ce escript Avicene ou .4. livre, ou .4. fen, ou .4. traitié du chapistre *de la cure de solucion de continuité des ners* en la fin et rent cause ; car extraction d'os faite par violence engendre fistule ou plusieurs, et puet estre ajout[e]e [cause a cause] [1], que par operation faite o violence sont traites les humeurs au lieu.

1998. L'autre cause pour quoi il ne doivent pas estre trais jusques a tant que nature i ait ouvré longuement : car aucune fois nature encharne aucunes choses qui sont ja pres de [estre] dessevrees, de la quele incarnacion le cyrurgien ne doit faire dessevrance, et pour ce vaut il miex proloignier le temps de faire extraction que de la faire tost, que le cirurgien par aventure ne traie les choses a lessier et lesse les choses a traire, si

---

2 le expulsion — 3 *Traduit* adultorum — 4 *Latin :* doctr. .1. — 5 *Le latin, éd. Pagel, p. 321, a :* notabili 1°, *et la traduction Nicaise, p. 467 :* notable 6°. *Ces notables ne sont pas traduits.*

1996. 1 atractif — 2 trait — 3 ce.

1997. 1 *Latin :* et potest addi causa causae.

com il est avenu par mout[1] de fois aus anciens cirurgiens; et ainsi par le procès du temps convient traire ce
que l'en a laissié, car nature dessevre miex que nulle
chose entre les choses qui sont a retenir ou a mettre
hors, et puis que nature a dessevré ce qui est a traire,
il est trait plus legierement.

1999. La .12. a noter est que ‖ la maniere et l'art[1] de F° 96 c
traire les os qui sont a traire, chascun est dit ou .2.
traitié de la .1. division en [l'].11. chapistre entitulé : *de
la cure de spasme et des autres empeechemens, retardans la cure acoustumee des plaies*[2].

2000. Par semblable cele chose est mise d'Avicene
ou .1. livre, ou .4. fen, ou .28. chapistre entitulé : *de*
p. 322 *la cure de solution de continuité [des ners]*[1] *et des
espoisses des ulceres ;* et ou .4. livre, [ou .4. fen], en la
.4. doctrine[2] : *de la cure de solution de continuité des
ners*, et met illuec tres bien signes de corruption d'os,
et nombre illuec toutes les maladies qui avienent aus
os et les signes et les cures d'iceus et la maniere de
traire les os corrumpus.

LE .4. CHAPISTRE

DE LA .2. DOCTRINE DU .2. TRAITIÉ

DE LA CURE DE CHANCRE ULCERÉ.

2001. Du .4. chapistre de la .2. doctrine du .2. traitié, qui est de la cure du chancre, [.3. choses generaulz
sont a entendre][1] : la .1. de la connoissance de lui;
la .2. de la cure ; la .3. des declarations.

1998. 1 ml't.

1999. 1 La maniere de l'art. *Latin* : modus et ars extrahendi
ossa — 2 §§ *1253 et suiv.*

2000. 1 *Latin* : nervorum — 2 ou .4. livre ou .4. chapistre.
Latin : l. .4. f. .4. doctr. .4.

2001. 1 *Latin* : tria sunt generalia attendenda.

NOTIFICATION.

2002. La connoissance du chancre ulceré, de la quele
.6. [1]: la .1. de l'equivocation de cest non « chancre »[2];
la .2. de la diffinition du chancre [non][3] ulceré; la .3.
[de la diffinition du chancre ulceré][4]; [la .4.] des divisions du chancre; la .5.[5] de ses causes; la .6.[6] des
signes.

L'EQUIVOCATION DE CEST NON « CHANCRE ».

2003. A noter est du chancre, a ce que nous ne pro-
cedons [pas] par choses mesconneues, que de[1] ceste
diction[2] « chancre », s'ele est seule et par soi simplement receue, par ceste meisme et seule vois[3] poon
egalment ou equivocaument .2. choses entendre, c'est
a savoir chancre ulceré et chancre non ulceré.

DIFFINICION [DE CHANCRE NON ULCERÉ].

2004. La diffinicion de chancre non ulceré, le quel
est empostume ou enfleure outre nature de melancolie
corrumpue ou porrie, ou quel apostume n'a nulle
F° 96 d ouverture ne solucion de continuité par dehors; et ‖ de
cel chancre ainsi apostumé nous n'entendons riens dire
a present, mes nous le gardon au chapistre de la cure
des apostumes[1].

2002. 1 .5. *Latin :* sex — 2 la .1. de la difference du chancre
ulcere et du chancre non ulcere. *Latin :* 1ᵐ de aequivocatione
hujus nominis « cancri » — 3 *Latin :* de diffinitione cancri non
ulcerati — 4 *Latin :* de diffinitione cancri ulcerati — 5 .4. — 6 .5.
2003. 1 ce — 2 diuision. *Latin :* cancri ista dictio — 3 et par
ceste meisme seule vois. *Latin :* per istam eandem et unicam
vocem.
2004. 1 *Ce sont les chap. 1 à 23 qui forment la seconde doctrine*

DIFFINICION DE CHANCRE ULCERÉ.

2005. Chancre ulceré, ou [ou quel] il a plaie, est ulcere [1] aparant, roonde [2] pluseurs fois [3], puante, qui a les levres grosses et enversees, suslevees, caverneuses, dures, plaines de neus, bloies ou noires ou fusques.

DIVISIONS.

2006. L'une division est de cause de dedens, si comme de humour melancolieuse, aduste, porrie, envoiee a aucun membre.

2007. L'autre division est de cause de hors, si com des plaies ou des ulceres mal curees.

2008. Et aucune fois cel meismes chancre est engendré de toutes ces .2. causes venans ensemble, si com se aucune contusion estoit causee, où se l'apostume chancreuse estoit ouverte par incision.

2009. (*Cognoissance*) [1] : du chancre l'un est curable, si com cil qui est fait en lieu[s] charnus, qui est petit, nouvel, et semblable[s] [2].

2010. L'autre est incurable, si com cil qui est fait en lieu[s] nervus, qui est aparfondi, ancien et es membres dedens et es membres principaus et nobles ou pres.

du troisième traité non traduit, pp. 445 et suiv. de l'éd. Pagel, et pp. 650 et suiv. de la traduction Nicaise.

2005. 1 diffinicion de chancre ulcere ou il a plaie et ulcere. *Latin* : cancer ulceratus vel in quo est plaga, est ulcus, *etc.* — 2 parfonde. *Latin :* rotundum — 3 *Traduit* ut plurimum *qui ne se trouve que dans les deux mss.* Q. 197 *et* 7131. *Voy. éd. Pagel,* p. 322.

2009. 1 *Sous-titre ajouté par le traducteur* — 2 *Latin :* et similia.

2011. (*Nativité*) [1] : l'un est de melancolie aduste, porrie, qui est faite de vraie melancolie naturel [2] par l'adustion de liè; l'autre est fait [3] de melancolie aduste, porrie, la quele fu premierement faite de ces autres humeurs adustes qui ainsi sont faites melancolie non naturel par l'adustion d'el[e]z; et puis après cele meismes melancolie de rechiés a esté [4] aduste; et ainsi elle est .2. fois aduste, pour quoi elle est plus fele, et puis est putrefie [5].

2012. (*Des lieux*) [1] : l'un chancre est fait es membres par dessus, et cestui, si com en pluseurs, est fait de melancolie aduste, putrefi || ee, la quele fu de cole par adustion, et cestui est tres grandement corrosif; car il est de matiere plus subtile et .2. fois encendree [2].

F° 97 a

2013. L'autre chancre est fait es membres par desous, et cestui est fait de malancolie aduste, porrie, qui fu de vraie melancolie naturel par l'adustion de liè, et cestui chancre est debonnaire et benigne, poi corrodant au regart de l'autre.

2014. L'un est en liex charnus, l'autre en liex nerveus, l'autre en os; l'autre en parfont, l'autre mains et plus superficiel; l'un est es membres dehors, l'autre en ceus dedenz.

2015. L'un est frés, l'autre viès et ancian, l'autre moien entre viel et nouvel.

2016. L'un est en fors personnes et viguereus, l'autre en fiebles, delicieus; l'un est ou pacient qui mout desire p. 323 estre curé et se soumet du tout en tout a l'euvre du cyrurgien; l'autre est ou pacient qui ne veut pas estre curé, et fuit la cure du cyrurgien.

2011. 1 *Sous-titre ajouté par le traducteur* — 2 *L'éd. Pagel, p. 322, a par erreur* innaturalis — 3 faite — 4 est a este. *Latin :* iterato fuit adusta — 5 *Comprenne qui voudra; nous y renonçons.*

2012. 1 *Sous-titre ajouté par le traducteur* — 2 engendree. *Latin :* bis incinerata.

2017. (*La façon*) [1] : l'un est fait de ouverture ou de creveure ou de incision de chancre non ulceré qui est apostume; l'autre est fait de plaie mal curee, la quele est faite ulcere, et de cele ulcere mal procuree est fait chancre, c'est assavoir quant les humeurs de melancolie putrefies courent d'autre lieu a l'ulcere, ou par aventure courent iceles humeurs a l'ulcere non putrefiees, et illuec sont corrumpues et putrefiees par la corruption du lieu aucune fois.

[CAUSES.]

2018. Le remaignant de toutes les causes est assés eu par les divisions des causes assignees par dessus.

SIGNES.

2019. Les signes sont assés mis es diffinicions et seront exposés es declarations, outre les queles choses nous ‖ poons ajouster .3. signes faisans division entre F° 97 b le chancre et l'ulcere puant, o la quele il semble avoir plus grant convenience que o les autres ulceres.

2020. Le [1] .1. signe faisant distinction est, car se le chancre est lavé o lexive, il est plus let après le lavement que il n'estoit devant, et est faite la couleur plus souzblanche, aussi com cendre, que elle n'estoit devant, et remaint sus lui après le lavement, avant que il soit sechié, humidité visqueuse, tenant, aherdant, la quele est aussi com bouace [2] ou si com drapelés.

2017. 1 *Sous-titre ajouté par le traducteur.*
2020. 1 La — 2 bonace. *Latin :* sicut banae. *Nicaise; p. 469, traduit par* drap, *en citant* Du Cange : Bannum, ban, drapeau. *Mais ce n'est pas* bannum *que porte le texte, mais bien* bana, *dont nous ignorons le sens. Nous lisons* bouace, vilaine boue, *qui a un sens, au lieu de* bonace *qui n'en a pas ici.*

2021. Mes se l'ulcere puant est lavee de lexive, ele sera plus nete que devant, et sera la char de liè de meillour couleur que elle n'estoit devant.

2022. Le .2. signe : la fedeur du chancre est tres orible, ne ne puet pas bien estre descripte, mes ceus qui l'ont esprouvé le comprenent de legier et tantost, soit posé que il ne voient le chancre; mes la [1] fetour de l'urcere puant est assés conmune et assés tolerable, ne ne differe point des autres, ne ne sent [2] pas la fetour du chancre devant dit.

2023. Le .3. signe de chancre est que toute fois que il est [1] appliquié [2] aucun corrosif, la disposicion de lui est pire que devant, et est acreue sa malice, puis que l'*escara* en est cheue; mais tout ce est en l'ulcere contraire.

LA CURE

2024. De la cure .3. [1] : [la .1. de la preservative; la .2. de la curative; la .3. de la palliative] [2].

[CURE PRESERVATIVE.]

2025. [De la preservative .2. [1] :]

2026. La .1. est de la preservative de chancre ulceré, que il ne viegne par succession de plaies ou de ulceres mal curees, la quel preservative est cele meisme com la cure preservative, curative et palliative des [1] plaies et des [1] ulceres qui sont dités [2]; car s'ele [3] est faite, chancre

---

2022. 1 le — 2 sont *ou* sout. *Latin :* nec sapit foetorem cancri.

2023. 1 a — 2 appliquiee.

2024. 1 De la cure sont donnees .3. ruilles. *Latin :* CURA, de qua tria — 2 *Latin :* 1[m] de praeservativa; 2[m] de curativa; 3[m] de palliativa.

2025. 1 *Ce § manque. Latin :* de praeservativa duo.

2026. 1 ces — 2 §§ *587 et suiv.*, et §§ *1498 et suiv.* — 3 cele.

ulceré ne vendra ja de celes maladies, se ce ‖ n'est par F° 97 c
aucune erreur.

2027. La .2. de la preservative du chancre ulceré,
que il ne viegne par succession de chancre non .ulceré ;
et ceste preservative est cele meismez o la preservative,
curative et palliative de chancre non ulceré, de toutes
les queles cures aucunes choses sont ¹ ci entremeslees,
pour ce que les cures de l'un et de l'autre chancre sont
anexees, et seront traitiees plus completement en la .2.
division du .3. traitié, ou quel parole sera faite de la
cure du chancre non ulceré ².

LA CURATIVE.

2028. De la curative sont donnees .2. ruilles : la .1.
de general ¹ ; la .2. de la maniere de ouvrer.

2029. De la .1. a noter est que cil qui veut avoir
complete doctrine de la cure du chancre ulceré, il
covient que il ait recours a aucunnez ruilles generaulz
de la cure des ulceres ¹ ; et des fistules ² devant dites, les
queles meillours a ce sara bien eslire le bon cyrurgien
bien ouvrant ³ ; enseurquetout, outre ces ruilles, sont
donnees .15. autres ruilles generaulz de la general cure
de chancre.

[.15. RUILLES GENERAULZ DE LA GENERAL CURE
DE CHANCRE.]

2030. La .1. : En tout chancre, soit ulceré ou non
ulceré, soit a garder son estat ¹, ou a curer ou a estre
pallié, purgacion universeil et particulere est ². neces-

2027. ı qui sont — 2 *Notre traduction s'arrête au premier
chapitre de ce troisième traité.*

2028. ı deneral. *Latin :* de generali.

2029. ı §§ *1501 et suiv.* — 2 §§ *1933 et suiv.* — 3 *Traduit* operator.

2030. ı *Traduit* sive ad praeservandum — 2 cest.

saire, selonc ce que l'umour requiert qui est pechant ; et ce dit Avicene ou .4. livre, ou .4. fen, ou chapistre *de la cure du chancre non ulceré.*

2031. La .2. : La matiere evacuee conpetanment, qui doit estre evacuee, garde soi le pacient que autretel et semblable matiere n'i soit engendree ; et ce dit Avicene iluec meismez.

2032. La .3. : Et se la generation de cele mauvese matiere [1] ne puet estre deve[e]e que ele ne viegne au lieu, ou en tout ou em partie, soit con‖forté le membre, que il ne la reçoive, si [2] com il sera possible, et [que] la matiere [soit] trestournee aillours ; ce meismes dit iluec Avicene.

2033. La [1] .4. : Chancre de cause intreseque, chancre en ners, en lieux nerveus, en os, es membres dessus, chancre grant, ancien, aparfondi, et qui est fait de matiere [2] .2. fois aduste, de la quele il est dit dessus [3], ou qui est en cors fieble, delicieus, qui ne desire pas sa cure, ou chancre qui est incurable, ou qui est en plus fort cure que les autres se il est curable, touz tiex chancres sont perilleus et a redouter.

2034. La .5. : Chascun chancre qui est fait de cause de dehors [1], qui est petit et nouvel et en la superfice, poi penetrant, et en liex charnus, loing de nobles membres, qui n'est pas [2] entrelaciez [3], et est en fort homme et viguereus, qui [a] [4] apetit de sa cure, se les

---

2032. 1 maniere. *Latin :* materiei — 2 sil.

2033. 1 Le — 2 *Le Latin a :* ex melancholia — 3 § *2011.*

2034. 1 dedens. *Latin :* qui fit ab extrinseca causa — 2 qui ne sont pas — 3 *Latin :* non intricatus. *Le traducteur emploie le même mot au § suivant :* entrelacié de vaines et de ners, *pour traduire également* intricatus. *L'auteur a probablement voulu indiquer le cancer qui a des racines profondes et tortueuses à travers les organes voisins. Nicaise, p. 471, traduit :* qu'ils ne présentent pas de complications, *ce qui est bien vague* — 4 *Latin :* appetente curam.

autres choses particulieres sont acordans, cil chancre est assés curable.

2035. La .6. : L'un et l'autre chancre mout¹ ancien et entrelacié de vaines et de ners, qui est aparfondi en ners et en os, et cil qui est par dedens, et es membres principaus et nobles ou pres, et cil qui est de melancolie .2. fois aduste, et cil qui est en gens delicieus et fiebles, ou en tiex semblables, tout tel chancre et en tielz gens est² simplement incurable.

2036. La .7. : En toute espoisse de curation de chancre, quel que elle soit, les paciens ¹ doivent estre gouvernés d'un meisme gouvernement [es .6. choses non naturelz, non toutevoies es choses mises sus ².]

2037. La .8. : Nul chancre n'est curé, se toutes les racines de lui ne sont desertees ¹; car il ne puet si poi demourer de la racine de lui ou membre que la malice de lui ne se croisse en la racine, si con dit Serapion ou .5. traitié, ou .25. chapistre, et Rasis ou livre *des divisions*.

2038. La .9. ruille commune des dis chancres ∥ est Fº 98 a que nule chose qui soit violante ne corrumpante ne soit faite au chancre, se il n'est en tel lieu que il puisse estre osté du tout et descindé ¹ de cel lieu profitablement; car si com dit Serapion ou chapistre dessus alleguié (et Rasis si acorde) : ² « La cure qui est faite ou chancre par violence esmuet les humeurs et destruit le pacient. »

2039. La .10. : Il s'ensuit des choses devant dites une ruille, la quele est que nulz n'ait presumption de

---

2035. 1 ml't — 2 est *répété*.

2036. 1 pacient — 2 *Latin :* in sex rebus non naturalibus, non tamen in localibus.

2037. 1 des'tees. *Latin :* nisi totus radicitus extirpetur.

2038. 1 descide. *Latin :* possit utiliter et totaliter extirpari. *Probablement le petit trait — sur l'i de* descīde *pour* descindé *a été omis* — 2 *Cette phrase incidente est du traducteur.*

curer chancres qui sont clutés ou repos, par oevre [1]
manuel, se il ne puet comprendre toute leur capacité;
et ce dit Cerapion ou chapistre alleguié; et le semblable
dit Ypocras ou .38. auforime de la .6. partie qui dit :
« en quelque lieu que chancres clutés sont fais, etc. » et
puis dit : « ceus qui sont curés perissent to[s]t », c'est a
dire le[s] chancres qui sont curés o incision, ou o combustion, ou o corrosif, ou qui sont atouchiés d'aucune
medecine faisant dolour; et puis dit le semblable a ce :
« cil qui ne sont curés de chancre poent vivre longuement »; c'est ceuz ou incision n'est faite ne ustion ne
medecine faisant dolour, [qui] vivent lonc temps, et
meismement se il sont procurés par aucune medecine
competente qui soit palliative.

2040. La .11. : Par les choses dessus dites il s'ensuit
que nul n'ait presumpcion de curer chancre partie
après autre o corrosif, si com l'en fait communement;
car endementiers que le corrosif corroderoit une partie,
la malice de l'autre partie seroit acreue, et ainsi il apert
que tout soit osté ensemble et a une fois, et non pas par
succession une fois après autre.

2041. La .12. : Se le chancre doit estre curé en cas
de necessité par cure violente, il convient environ le
[lieu] continuement [1] [metre] deffensif.

F° 98 b **2042.** La .13. : La meilleur cure de || chancre qui est
curable, c'est que premierement toute la racine de lui [1]
soit ostee par incision de tout en tout, et que le sanc
qui est environ en soit bien praint, puis après soit
cauterisié en lieu; et ce dit Galien ou .14. de Megategne, ou .14. chapistre.

2039. 1 ou repos d'eulz le cors par oeure. *Latin :* Nullus prae-
sumat curare cancros intrinsecos absconditos, cum non possit
tota eorum capacitas comprehendi opere manuali. — 2 le.

2041. 1 cōniāc. *Latin :* oportet circa locum continue apponere
defensivum.

2042. 1 toute la cure de lui et lui soit ostee. *Latin :* quod primo
radicitus totus semel et penitus incidatur.

2043. La .14. : Puis que le chancre est cauterisié ou feu ou o corrosif, etc., ceste ruille est telle comme la .9. mise ou chapistre des fistules [1].

2044. La .15. : Toute fois que *escara* est engendree es chancres par feu ou par corrosif, etc. ; et c'est la .10. [1] ruille du chapistre de la cure des fistules [2] ; et de ce queurge l'en la et a la ruille .11., .12. et .16. [3].

LA MANIERE PARTICULIER DE OUVRER.

2045. Par les choses devant dites apert que[l] [1] chancre est simplement incurables, et que cyrurgien doit fuir de sa cure curative, si com de feu ; car la seule cure palliative i fait poi palliation. Aussi apert par semblable que[l] [1] chancre est curable o grant difficulté, et que a cestui chancre aide la palliative, et enseurquetout en ces cas la palliative puet estre faite curative, toutevoies ou grant paour et o cautele. Toutevoies a ce soit premierement le cyrurgien mout [2] de fois prié o grant desir et o prieres, puis soit [3] convaincu par tres grant pris.

p. 325

2046. Aussi par semblable apert des choses dites la maniere particuliere de ouvrer, la quele maniere est de .3. choses : de diete, purgations et de ouvrer manuelment.

DIETE.

2047. La diete est necessaire[ment] [1] [la meisme], la quele ne doit estre de rien variee pour nul chancre,

---

2043. 1 § *1941*.

2044. 1 .19. *Latin :* 10ª regula — 2 § *1942* — 3 §§ *1943, 1944 et 1948*.

2045. 1 *Latin :* quis cancer — 2 ml't — 3 sont.

2047. 1 *Latin :* dieta est necessario eadem non variata continue, *etc.*

mes doit estre une et continuee des le commancement duc' a tant que le pacient soit mort ou curé.

2048. De la quele diete a savoir est, selonc Galien ou .14. de Megategne, ou chapistre alleguié, que elle doit F° 98 c estre en toutes chosez ‖ froide ou moiste, c'est que il doit user de pain de forment bien levé, de bonnes chars, si comme de aigneaus, de chevreauz, de veel, de chapons, de gelines, de poucins, de perdris, de faisans, de petis oiseaus champestres o grelle bec; et si puet user pour potage borroiches, espinoces et semblables, et doit user des eaues [ou]¹ des broués des chars devant dites, o les quiex il puet encorporer oefs, ou puet mengier les oes seulz et molz.

2049. Boive pour tout boire eaue d'orge, [ou vin ancian blanc ou sousrouge] ¹, cler [ou] meslé o eaue; et eschive tous les autres boires.

2050. Il doit eschiver char de chievre, de bouc, de chie[r]f ¹, de lievre, de buef et de oiseaus aquatiques et tous aigruns et tous leuns, fors *circiculas* ², toute[s] choses salees, agües, rosties, frites, [fourmage]³ et chous.

DE PURGATION

2051. La purgation soit double : universeil et particulier.

2052. L'universeil double : vuidant et trestournant.

2053. La plus ¹ evacuant au propos soit flobothomie ou medecine laxative.

2048. 1 *Latin* : et aquis vel brodiis carnium praedictarum.

2049. 1 *Latin* : potet pro omni potu aquam hordei aut vinum antiquum album vel subrubeum, clarum vel lymphatum.

2050. 1 *Latin* : cervi — 2. *Latin* : praeter cicerculas. *Le traducteur a mal copié le mot latin, ignorant probablement qu'il signifiait* pois chiches — 3 *Latin* : caseum et caules.

2053. 1 puls.

2054. La plus trestournant soit vomite, se le chancre est sous le nombril; s'il est au desus du nombril, soit lachié le ventre et faite flobothomie de la vaine soffene, et frication, et liement des jambes.

2055. Purgacion particuliere [est] de seul membre du pacient, si com du chief, se le chancre est en la faice, et aucune fois après les evacuations et divertions aident au pacient frications, scarifications, ventouses, sansues mises pres du lieu, les queles choses consument le remaignant de la matiere conjointe au lieu.

DE LA MANIERE DE OUVRER O LA MAIN.

2056. La maniere d'ouvrer o la main est double, c'est assavoir artificiel et emperique.

2057. L'artificiel, ensuiiees les choses dessus dites si com il sont pourposees, est ‖ double : l'une est par inci- F° 98 d sion, expression et cautere; l'autre est quant le pacient ne puet souffrir fer ne feu, le quel est fait o medecines corrosives.

2058. Le premier est que le chancre soit tout encisié o toutes ses racines premierement; puis après secondement soit preint'forment le sanc, qui fait l'infection, de toute la circonference de l'incision ; .3. soit tres bien cauterisiee toute l'incision .2. fois ou .3. ou .4.

2059. La .2. maniere est assavoir a ceus qui ne poent souffrir fer chaut; ou lieu des dites incisionz, cauteres, expressions, premierement soit mis, environ le lieu, deffensif; puis tant de corrosif et teil que il souffisse a corroder tout le chancre ensemble et a une fois; et quant l'operacion de cel corrosif faudra, c'est a savoir quant la doulour qui est causee de lui cessera, lors remaint ou chancre la croste dit[e] *escara*, si comme ele [se] demoustre après l'incision, expression et cautere.

2058. 1 p'ent *corrigé plus tard en* p'eng. *Latin :* exprimatur.

2060. Et lors est en ces .2. maniere[s] une meisme oevre, c'est a savoir que premierement soit continué le deffensif tout environ; secondement soient mises froides choses sour [1] la croste dite *escara* pour refraindre l'adustion et pour oster la doulour; les [2] queles choses apaisies [3], tiercement soient mises sus l'escare choses putrefactives, tant que ele chiee; .4. soit mondefié le lieu; .5. soit desechié; .6. soit char rengendree; .7. soit char consolidee.

2061. Medecines [1] mondificatives, desiccatives, generatives de char et consolidatives, et la maniere d'ouvrer o cestes choses, et les vertus d'iceles sont dites ou .2. traitié de la [.1.] [2] division, ou .10. chapistre *des medecines aidans ‖ aus plaies* [3].   p. 326

  F° 99 a

2062. La maniere de faire incisions et defensis et medecines mondificatives sont dites ou chapistre *des ulceres* [1].

2063. La maniere d'espraindre le sanc n'est pas mout [1] artificial [2].

2064. La maniere de cauterisier sera demonstree [1] ou chapistre *des cauteres* [2].

2065. Les choses froides repercusives qui ostent dolour et ardure et qui putrefient [1], et les medecines corrosives seront moustrees en l'antidotaire [2].

2060. 1 sous. *Latin :* supra — 2 la — 3 apoies. *Latin :* quibus sedatis.

2061. 1 o medecines — 2 *Latin :* doctr. .1. — 3 §§ *1214 et suiv.*

2062. 1 §§ *1452 et suiv.*

2063. 1 ml't — 2 *ce § 2063 vient dans le manuscrit après le suivant.*

2064. 1 mondestree — 2 *C'est le 2ᵉ chapitre du 3ᵉ traité non traduit, dans l'éd. Pagel, p. 351, et dans la trad. Nicaise, p. 512.*

2065. 1 p'trefient — 2 *Chap. 2. Éd. Pagel, p. 519. Trad. Nicaise p. 762. — Chap. 4. Ed. Pagel, p. 528. Trad. Nicaise, p. 774. — Chap. 7. Éd. Pagel, p. 541. Trad. Nicaise, p. 795.*

LA MANIERE D'OUVRER OU PROPOS OU EMPERIQUES.

2066. Le oevre d'experiment a ce est double; car des medecines a ce les unes portees font aide a ce, et les autres appliquies au chancre ou mises sus.

2067. Celes qui font aide, qui sont portees et non pas mises sus le chancre sont : Epatique la menor, Pilloselle coillie o .3. *pater noster*, l'erbe saint Jehan et aigremoine, toutes .2. ensemble ou .1.; ceteras sans doute le cure, et aucuns dient que il le garde en estat [1].

2068. Les choses qui sont appliquies et mises sus, qui le curent sont : poudre de herbe Robert, poudre de fuilles de mirtilles, consoulde meneur toute seule broiee ou meslee o suif de chastris [1], et scabieuse; en tel maniere cendre d'anet, et tresfle broié o miel, jus de chievrefuil, fuille[s] de *tapsi* [2] *barbati* [3], fuille[s] de quintefuil la menour, qui semble estre tormentille, fors qu'ele n'a pas teil racine (tormentille et toucent [4] est tout un [5]).

PALLIATIVE.

2069. De la palliative a noter est que elle est profitable en .3. cas tiex par tel maniere, comme il est contenu ou chapistre precedent qui fu dit de la palliative de la fistule [1], et ceste palliative est complete par .3. choses.

2070. La .1. est tele diete com il li affiert, et gou‖ver- F⁰ 99 b

2067. 1 *Latin :* et aliqui dicunt quod praeservat.

2068. 1 chast's — 2 tapsie — 3 *Latin :* folia tapsi barbati. *Le traducteur, ignorant que le* Thapsus barbatus *était le vulgaire* bouillon blanc *ou* sauvage, *a copié le latin* — 4 *Ici un mot illisible, soit* toucent, *soit* toncent, *soit tout ce qu'on voudra* — 5 *La remarque entre parenthèses est du traducteur.*

2069. 1 §§ *1973 et suiv.*

nement deu es .6. choses non naturelz; la .2. est purgation universeil et particuliere; la .3. est remede mis sus.

2071. La *diete* et le regimen soient ceus meismes qui sont dis en la cure curative [1].

2072. Les *purgations* universeil[z] et particulieres, et celes qui sont evacuatives ou destournantes de loing ou de pres du lieu pacient, soient celes meismes qui sont dites en la cure curative [1], et par telle maniere soient ordenees, toutes voies en adjoustant ces choses que le pacient soit espurgié de purgation universeil au propos .2. fois l'an, c'est a savoir en ver et en autonne du conseil du bon fisicien et saige, et que il use .2. fois ou .3. la semainne de lait cler (qui demeure après le caillié dont l'en fet le formage) [2], o le queil il ait meslé .5. 3 de bon epithime, et que il le reçoive a la pointe du jour.

2073. Les *choses mises sus* sont .3. : defensis, oignemens, humectations.

2074. Le *deffensif* soit cil qui est dit en la cure des plaies [1].

2075. Les *oignemens* soient premierement cestui : R. ceruse [et] [1] thucie bien lavee qu'el ne morde ana [2]; huile rosaç ou semblable, ou il ait la .4. part de lui de jus de morelle ou de semblable, tant com il souffist; et soit encorporé en .1. mortier de plon o pestel de plon, en broiant forment, si que il se disolve aucun poi de plon o ce.

2076. Cest oignement est tres bien contraire aus flus

2071. 1 §§ *2047 et suiv.*

2072. 1 §§ *2051 et suiv.* — 2 *Cette explication du* lait cler, *c'est-à-dire du petit lait, est du traducteur. Le texte a simplement :* sero caprino.

2074. 1 en la cure plaine de ueīī. *Latin :* in cura vulnerum.

2075. 1 *Latin :* Cerussae et tuthiae bene lotae — 2 ān. *c'est-à-dire* ana, *de chaque.*

des humeurs, et refraint la corrosion et la malice du chancre, tant que il face dormir le pacient.

2077. Moult d'autrez oignemens profitables en cest cas poent estre composés [1], les uns plus frois, les autres plus chaus, [et plus profitables] [2], les quiex soient appliquiés [3] au ‖ lieu, selonc ce que il sont plus propres [4], F° 99 c les quiex les aucteurs escriptrent [5] raisonnablement en leur pratiques, la quele chose seroit ennuieuse [6] a raconter ci.

2078. Les *humectations* soient faites o eaues [1] de morelle, de pourpiè, de plantain et de semblables; et de jus de ces herbes pue[n]t estre faite[s] humetacions en chascune preparation et en chascune remotion de p. 327 ces oignemens, o se il profitoit plus au pacient, soient [2] faites ces humectacions après l'aposicion des oigne- mens; et poent estre continués ou chancre pour toute medecine drapiaux ou charpie amoistis en aucuns des jus dessus dis ou en tout [3] [autre] qui miex vaut; et des ce que il seront sechiés et la dolour recommancera, soient ostés et mis autre fois et amoistis es jus, et ce soit souvent renouvelé, et devon atremper toutes les choses qui sont mises dessus, selonc ce que le propos requiert, si comme se il a en tele maladie du chancre fort corro- sion et dolereuse o grant acuité et o arsure, et [o] tout ce [4] se le pacient soit fieble et delicieus, lors nous devons monteploier les choses froides, si com la·ceruse et les jus frois; mes se il n'a en la maladie tant de doulour ne de corrosion et que elle soit tolerable [5], nous devons

---

2077. 1 composees — 2 *Latin :* quaedam frigidiora, quaedam calidiora et propitiora — 3 appliquiees — 4 *Ce passage traduit assez mal le latin :* si in casibus sibi propriis applicentur — 5 *Ce passage est embrouillé dans le manuscrit. Le voici tel quel :* les quiex soient appliquiees au lieu les quiex les aucteurs selonc ce que il sont plus propres escripsent — 6 enuenimeuse. *Latin :* quae esset tedium hic narrare.

2078. 1 ius. *Latin :* cum aquis — 2 fussent — 3 tous — 4 et tout ce. *Latin :* et cum hoc — 5 colorable. *Latin :* tolerabilis

plus metre de choses chaudez, c'est a savoir de la thucie, de l'uille et de leur semblablez; et otout ce puet estre ajousté un poi de cire blance, ne ne devons ajouster sus le lieu choses enfroidans, se nous ne sommes a ce pourforciés en cas de necessité qui soit de doulour intollerable et en pacient poi souffrant; car en ce que nous i mectons [6] choses froides, nous fesmes la

F° 99 d matere [7] plus grosse et plus espesse, ‖ la quele pourroit faire, ou temps d'après, plus grieves doulours; aussi par semblable nous gardon de metre au mal chaut choses chaudes; se [ce] n'est en cas de grant necessité, que la matiere ne s'eschaufe [8] trop et la corrosion en soit creue.

2079. Car il est necessaire meismement en ces cas que l'en i doit ouvrer o paour, et metre sus le lieu petit et petit choses que l'en a esprouvees et lessier du tout en tout celes que l'en n'a pas esprouvees; car de tres petite errour qui seroit illuec faite nestroit de legier nuisement ou lieu, le quel seroit a perpetuité sans nul remede; ne ne doit pas en ces propos du tout en tout ouvrer le cirurgien selonc les aucteurs ne selonc sa propre teste, mes doit ouvrer selonc la propre experience, se il l'a esprouvee en cel semblable cas.

2080. Enseurquetout [1] a ce que nous aion complecte doctrine de la cure de ceste maladie, nous devons recourre aus ruilles generaulz et a aucunes autres o[u] [2] chapistre de la cure des ulceres [3] et des fistules [4] dites dessus; car par les ruilles dessus dites et par autres [ou present chapistre dessus dites] [5] pourra l'ouvrier de

---

6 mechons — 7 *Latin :* quoniam adderemus in grossitiem medicinae, *ce qui doit être une erreur de lecture pour* materiei — 8 ceschaufe.

2080. 1 Enseurquetaut — 2 *Latin :* in capitulo — 3 §§ *1502 et suiv.* — 4 §§ *1933 et suiv.* — 5 *Latin :* et ad aliqua in praesenti capitulo supradicta. §§ *2030 et suiv.*

cirurgie ouvrer, en pregnant celes que il verra qui seront a ce meillours.

DES DECLARATIONS.

2081. Pour les declarations des choses dessus dites sont .16. choses a noter.

2082. La .1. est, car tous les aucteurs de renon de medecine metent la cure du chancre ulceré, et pluseurs la mellent o la cure du chancre non ulceré, si com Ypocras le dit ou .38. aufforisme de la .6. partie, et Avicene ou .4. livre, ou .3. fen, ou .3. ¹ traitié, et Galien ou .14. ² de Megategne, ou .4. chapistre, et Rasis ou livre *des devisions* vers ‖ la fin, ou il parle des apostumes F° 100 a frois, et ou .7. d'Almensor ; et Serapion ou .5. traitié, ou .15. ³ chapistre traite ⁴ [tres] ⁵ bien de ceste cure, et Thederic en sa *greignour cyrurgie* ou .6. chapistre du .4. livre, et mout ⁶ d'autres, de tous les quiex nul ne met diffinicion de chancre ulceré souffissant.

2083. La .2. a noter est que diffinicion de chancre ulceré est : « *chancre est ulcere* », etc. ¹ En cest cas il met *ulcere* pour genre, ou puet estre mis pour difference, car par ce sont mises hors toutes les maladies qui ne sont ulceres.

2084. Par ce que *il apert,* est mise hors ulcere parfonde et fistule.

2085. Par la *roondesce* de lui sont mises hors les autres ulceres qui sont longues.

2086. Par ce que *il put,* est mise hors la puour des

2082. 1. 2. *Latin :* doctr. .3. — 2 *Le texte latin a :* XIX° Megategni, *mais la traduction Nicaise a, p. 476 :* 1. XIV° du Megatechni — 3 .24. *Latin :* cap. 15 — 4 traitie — 5 *Latin :* optime pertractat — 6 ml't.
2083. 1 § 2005.

autres ulceres, et est desclairie la fetour du chancre excellent et orrible [1].

2087. Par ce que il a *les leivre₂ grosses, enversees, retortes, suslev[e]es ou eslevees du fons, caverneuses, c'est sous la concavité, et desevrees du fons et [que il a les leivre₂ dures, plaines de neus, livides ou noires]* [1], par ce dessus dit toutes les autres ulceres, queles qu'il soient, sont mises hors.

2088. La .3. a noter est que ceste maladie est appelee « chancre » pour .4. choses :

2089. La .1., car il a figure roonde tout aussi com p. 328 le poisson de la mer qui est appelé « chancre », dit en franchois « crabes », et ce apert poi es autres ulceres.

2090. La .2., car en quelque lieu ou [il soit] [1], il s'ahert fermement.

2091. La .3., car il a moult de vaines qui l'avironnent longues et tortues, aussi comme les jambes du poisson dit « chancre ».

2092. La .4., car il corrode de toute[s] pars environ soi, et vet en corrodant, si com le dit poisson vet egalment devant et derriere et a chascun costé [1].

Fᵒ 100 b   **2093.** La ' ‖ .4. a noter est merveilleuse chose que Avicene raconte ou .4. livre, ou .3. fen [2], [en la .3. doctrine] [3], ou [4] chapistre *de la cure du chancre non ulceré*, le quel est apostume melancolieuse ; la raconte il d'une fame, [de] la quele un mire de renon out la cure [5], la quele fame out chancre en une de ses mameles qui fu

---

2086. 1 *Traduit :* et exprimitur excellentia horribilitatis foetoris cancri.

2087. 1 du fons et ont durs neus liuites ou noirs. *Latin :* habentia dura, nodosa, livida vel nigra, *c'est-à-dire les lèvres. Voir la définition* § 2005.

2090. 1 *Latin :* ubicunque sit.

2092. 1 costé *répété.*

2093. 1 Le — 2 ferron — 3 *Latin :* doctr. .3. — 4 ou .2. chapistre. *Latin :* cap. de cura — 5 *Le latin dit :* recitat secundum opinionem cujusdam famosi

coupee, et ainsi ele fu curee, et puis tantost après l'autre mamele fu enchancree ; et de ce il rent tel cause disant : espoir cele mamele commençoit a enchancrir, ou diversion fu faite du flus de l'umeur a icele du lieu de la mamele coupee (et ceste desraine cause me semble meilleur [6]).

2094. La .5. a noter est que Avicene ou chapistre alleguié *de chancre*, et tous les autres aucteurs s'acordent que tres bon remede en la cure du chancre, puis que il est ulceré, est que l'en acoustume a mestre sus lui drapeaus moilliés en eaue de morelle, et tantost com il sera dessechié, soit de rechief amoisti ou dit jus, ne ne soit laissié desechier ne eschaufer. Mais il me semble que Ypocras dit le contraire en la .5. partie d'aufforime, disant : « froide chose est mordicative aus ulceres, etc. » Enserquetout ce meismes dit Avicene ou .1. livre, ou .4. fen, ou .29. [1] chapistre, et ou .4. livre, ou .3. fen, ou chapistre *de la cure des ulceres*.

2095. L'en doit dire a ce [1] que les aucteurs entendent que froide chose est mordificative aus [2] ulceres, quant a la cure de eles, toutevoies ne leur est ele pas mordificative ne contraire, quant a oster grant doulour. Ainçois quant a nécessité de doulour intollerable, puent estre appliquiees[choses] narcotiques,(si comme opiom, mandragore, jusquiame, pavot blanc, etc.) [3].

LA DIVISION [1] D'APOSTUME DE MELANCOLIE [2]. ||

2096. La .6. a noter a greigneur evidence du propos F° 100 c que apostume melencolieus est double : l'un est de

6 *Cette opinion entre parenthèses est du traducteur.*
2094. 1 .20. *Latin :* cap. .29.
2095. 1 ce *répété* — 2 ous — 3 *Les exemples de narcotiques entre parenthèses sont du traducteur.*

vraie melancolie, naturel, et cest [1] est appelé [2] *scliro-sis* [3], et est dit [4] de *scliros* en grec qui est en franchois dur, ne n'est pas apelé ne ne doit estre *chan[c]re*. L'autre si est fait de melancolie non vraie qui ne remaint pas sous sa naturalité, mais est corrompue et aduste, et cest [5] est apelé [6] *chancre,* et est double :

2097. L'un qui est fait de teil melancolie ainsi aduste, non pas toutevoies putrefiee, quel qu'ele soit, et cest chancre, tant comme il est ainsi [1], onques [2] de soi. meismes ne fera ulceres, et blece pou ; et aussi blece il pou, soit posé que il soit ulceré par violence, [dont la matiere, de la quel il est fait, n'est pas putrefiee [3]].

2098. L'autre est fait [1] de la dite melancolie aduste, plus [tart] putrefiee [2] par aucune cause ; et cest chancre non ulceré aucune fois par lonc procès de temps se ulcere de soi meismes, et ce est fait plus tost ou plus tart, ou plus ou mains, selonc la disposicion de la matiere habondant et du regimen du malade [3].

2099. Item cestui est double : l'un de melancolie naturel, qui fu fiens ou residence des autres humeurs, puis après est faite [1] desnaturel et aduste, et outre putrefie. L'autre est fait de melancolie naturel qui n'est pas vraiement fiens des autres humeurs, mais vraie adustion ou cendre d'iceux.

LA DIVISION. — 1 La .1. diuision — 2 *Ce sous-titre n'est pas dans le texte latin.*

2096. 1 ceste. *Latin :* hoc *c'est-à-dire* apostema — 2 appelee — 3 sclisoris — 4 dite — 5 ceste — 6 apelee.

2097. 1 aussi. *Latin :* et iste cancer, quamdiu sic est — 2 et o|||es, *mot illisible. Latin :* nunquam ex se ipso ulceratur — 3 *Latin :* ex quo materia, ex qua fit, non est putrefacta.

2098. 1 faite — 2 plus aduste putrefiee. *Latin :* alius (*i. e.* cancer) est et fit ex dicta melancholia adusta, ulterius aliqua causa putrefacta — 3 *Latin :* secundum dispositionem materiae et particulae patientis et regimen infirmi.

2099. 1 fait. Fit innaturalis et adusta *se rapporte à* melancholia, *et non au cancer.*

2100. Encore le .1. qui est fait de melancolie qui est fiens putrefié et aduste, est double : l'un est de grosse matiere, l'autre de subtile.

2101. Le premier est mains mal, car il est de matiere qui a grosses qualités, pour quoi il blece mains et corrode mains. Le .2. est plus mal, car il est de ma‖tiere F° 100 d qui a qualités agües.

p. 329   **2102.** Item cil qui est fait de melancolie qui n'est pas fiens, mes adustion de ces autres humeurs, et outre ceste melancolie est aduste .2. fois et plus, et ainsi par aucunes causes ele conçoit males qualités, et est corrumpue et porrie, la quele tant plus est de subtile et aigüe matiere et corrumpue, et plus blece, corrode et agrieve le pacient, et est plus ennueieuse ¹ a curer ².

2103. Toutes les causes et la maniere de adustion et de putrefaction des humeurs sont trouvees communement des aucteurs de medecine, ou il parlent des fievres putrides et des quartainnes.

2104. La .7. a noter est que Galien en Tegne eu .5. ¹ chapistre qui se commence: « *les connoissances du chaut foie* », et Hali iluec meismez otroie que il est double melancolie naturel ² : l'une qui est fiens des autres humours, et l'autre qui est adustion ou cendre d'iceus, si com de fleugme sausse, de sanc, de cole citrine, de la quel ³ l'adustion est apelee cole noire, dom il avient que .1. enfant qui a le foie chaut et les vaines larges, en s'enfance meisme ⁴ la cole i est arse et est faite melancolie.

2102. 1 enueiueuse. *Latin :* et est difficilior ad curandum — 2 *Comprenne qui pourra ce galimatias scolastique.*

2104. 1 .11. *Latin :* cap. 5. — 2 *Le traducteur suit ici, comme toujours d'ailleurs, la leçon du ms. 7131 :* duplex est melancholia naturalis : una quae, *etc.*, tandis que celle des autres mss. est : duplex est tumor melancholicus, unus qui, *etc. Éd. Pagel, p. 329.* — 3 du quel — 4 *Traduit :* cum sit adolescens.

2105. La .8. [1] a noter est que melancolie desnaturel
est double : c'est porrie et non porrie.

2106. La porrie est treble : l'une est dedens les grans
vaines, c'est a savoir pres des membres principaus, la
quele fait quartaine continue ; l'autre est es vaines
moiennes qui sont plus loign, et [1] cele fait une quartaine ou .2. ou pluseurs, et ce est selonc ce que la matere est en mout ou poi en .1. ‖ lieu ou en pluseurs ;
l'autre est es vaines moiennes capillaires ou en leur
extremités, et ceste fait apostumes chancreuses.

2107. Melancolie innaturel, non pas porrie, est double : l'une occupe, aussi comme universelment, tout le
cors, et ceste est double : car l'une occupe tant seulement la char [1], et fait lepre [2] ; [l'autre occupe tant seulement le cuir, et ceste est double : la .1. occupe tout le
cuir, et fait uterique noire [3]] ; l'autre occupe la seule
partie du cuir, et fait *morfea* noire ou autres infections
noires ou cuir, et aucune fois chancres et pustules et
neus et leur semblables.

2108. La [1] .9. a noter est que, quelque chose que ce
soit que les aucteurs de medecine et les practiciens et
le commun apelent chancre, ce n'est pas vrai chancre,
si con escorceures, sureschaufoisons, ulceres legieres
de joes, des gencives, du vit, et leur semblables ; les
queles sont legieres et fresces, ainçois doivent estre dites
proprement corrosions, ne ne leur est pas competente
la diffinicion du chancre maintenant dite [2], ne par consequent la cure du chancre partraitie en cest chapistre [3] ;

2105. 1 .9.

2106. 1 et *répété.*

2107. 1 tant seulement tout le cuir. *Latin :* una occupat solam
carnem — 2 et fait uterique noire. *Latin :* et facit lepram —
3 *Latin :* alia occupat solam cutem, et haec est duplex : prima
occupat totam et facit icteritiam nigram.

2108. 1 Le — 2 § *2083.* — 3 §§ *2024 et suiv.* en cest chapistre
suit la leçon du ms. 7131 : in isto capitulo. *Les autres mss. suivis
par l'éd. Pagel, p. 329, ont :* in cap. .1. *qui est une erreur.*

F° 101 a

mais plus legieres choses leur souffissent, si com il apparra après en leurs propres chapistres.

2109. La .10. a noter est, car .2. perilz sont a ceulz qui croient que chancres sont ulceres simples.

2110. Le .1. est que se il metent fort corrosif au chancre dont toutes les rachines ne poent estre estrepees, si com il feront es ulceres, en ce il esmeuvent les chancres et ne les curent pas, si com il est veu dessus [1].

2111. Le .2. est, car se il metent au chancre, qui puet estre estrepé du tout en tout, corrosif fieble, ou mains que il ne souffist a le ‖ corroder tout ensemble, il ne F° 101 b profitent rien, mais croissent la malice du chancre en ses rachines.

2112. A ceus qui croient que les ulceres soient chancres sourviennent .3. perilz :

2113. Le .1. est, car il appliquent au lieu plus fors corrosis que il ne doivent, aucune fois plus en quantité, si com s'il ouvroient en chancres, et ainsi il blecent le pacient sans deserte.

2114. Le .2., car il corrodent plus que il ne doivent.

2115. Le .3., car il font provocation des humeurs, et font par ce ulcere corrodant ou chancreuse.

p. 330   **2116.** La [1] .11. a noter : merveilleuse chose me semble que Avicene dit ou chapistre sus alleguié, pres du commancement, que chancre ulceré est fait aucune fois non ulceré, c'est a savoir quant l'ulceré est curé o fer; car il met lors les leivres du chancre plus grosses et plus dures.

2117. L'opposite dit la ruille tres general devant dite [1], disant que nul chancre n'est curé, se il n'est osté tout entierement, mais est la malice de lui acreue.

2118. Mais quant l'ulceré est fait non ulceré, tout

2110. 1 § 2037.

2116. 1 Le.

2117. 1 § 2037.

l'ulceré n'est pas estrepé, ainçois la corrosion de lui est acreue, dont l'ulceré n'est pas fait non ulceré [1].

2119. A ce meismes est autre ruille qui est que nul chancre n'est curé partie après partie, etc. [1] A ce meismes Rasis [2] ou .7. d'Almensor disant : ce[us] qui s'efforcent de curer le chancre non ulceré incomprehensible, il ne gaaignent nule autre chose, fors que il le font ulceré et de curable incurable, et avancent la mort F° 101 c du pacient. ‖ Par semblable cil qui ostent le chancre ulceré, quant il ne l'ostent tout, il le laissent ulceré et non ulceré.

2120. A ce je di, si comme il m'est avis, que l'entente d'Avicene ne fu pas que l'ulceré soit fait non ulceré ; car ce seroit contre lui meismez et contre touz les autres aucteurs, manifestement contre ceus qui parlent du chancre. Mais son entente puet estre que aucune fois, puis que le chancre ulceré est curé, que en celui lieu meismes puet estre engendré chancre non ulceré des humours qui sont accoustumés a courre a celui lieu ou temps que le chancre ulceré i estoit.

2121. La .12. a noter [est] que Avicene ou .4. livre, ou .3. fen, ou .3. traitié, ou .1. chapistre *de lepre,* en la fin dit que chancre, qui est lepre d'un membre, est des choses es queles sanation n'est pas, et puis que cel chancre est incurable, plus doit estre incurable meselerie [1] ; et quant [2] fortes curations sont amenistrees en lepre, il soustienent la maladie et ne se oevrent de riens sus les membres ; mais ou chancre n'est pas ainsi.

2118. 1 tout lulcere nest pas fait fait lulcere non ulcere. *Latin :* sed quando ulceratus fit non ulceratus, non extirpatur totus ulceratus, immo augetur ejus corrosio, ergo non fit non ulceratus.

2119. 1 § *2040* — 2 *Entre* a ce meismes *et* Rasis *se trouvent exponctués les mots précédents* est autre ruille qui est que nul chancre nest cure.

2121. 1 meseleries — 2 quantes, *les deux dernières lettres exponctuées. Latin :* et quando.

2122. La .13. a noter est que Rasis dit ou .7. de Almensor : se l'en secourt tost au chancre non ulceré, espoir il se tendra si com il est, ne ne se croistra point; car se il se croist tant que il soit ulceré, il est pire. Se il est es voies de l'alener [1], il amaine au pacient mal jour et le tue; puis dit : cil qui oevrent le chancre qui ne puet estre curé, font mal, puis dit : comme chancre croist, soit souverainement gardé que il ne s'eschaufe ne dedens ne dehors, et pour ce il dit ou livre *des devisions* que le pacient ne gise sus le chancre.

2123. La .14. a noter est que tous les aucteurs et les practiciens dez practiques s'accordent que arsenic sublimé est medecine corrosive, la quele aide plus en la cure du chancre ‖ curable : et la cause de ce est, car il est F° 101d plus fort et miex rectefié, et corrode plus a une fois que aucune autre medecine aussi bien rectefie ne corroderait en [1] .2.; toutevoies se nous avon [2] mestier de lui, soit enfrainte sa malice o dyaltea ou o jus de plantain et o semblables, ainsi en poons user en fieble chancre qui est en liex nobles ou pres de lieus nerveus, sensiblez et fiebles et en gens fiebles et delicieus, en tens, en regions chaudes et semblables.

2124. La .15.a noter [est], car, outre la cure artificiel, est ci faite mencion [1] d'aucuns emperiques, et aussi sera faite en mout [2] de lieux ensuians des quiex es uns apert raison, es autres non, si com il apert en l'auforime *Ursonis* [3], ou raisons sont rendues de mout [2] de emperiques, si com pour quoi l'aymant atrait le fer, et p. 331 pour quoi l'escu rouge, mis en eaue courant, s'areste et

---

2122. 1 de laner. *Latin :* si est in viis anelitus *c.-à-d. dans les voies respiratoires.*

2123. 1 ou — 2 auoit.

2124. 1 §§ *2066 et suiv.* — 2 ml't — 3 *Latin :* in aphorismo Ursonis. *Le traducteur a laissé le mot latin tel quel, probablement ne connaissant pas cet auteur, nous n'en savons pas plus que lui sur cet Urson*

remaint inmouvable sus le cors noié, et ainsi tapist le
mort ou fons de l'eaue, le quel mort [4] ne puet estre
trouvé par autre voie ne maniere, ne le flus de l'eaue
ne puet nuire ne contrester a l'escu. Et en ces dis aufo-
rismes nous est rendue cause de plus merveilleuses
choses dont il apert par ces dis que ceux qui sont ignorant croient et jugent que pluiseurs choses sont faites
de toute l'espoisse [5] de la quele il ne seivent raison
rendre; ce ne dient pas ceux qui raison en seivent
rendre.

2125. La .16. est a noter que parole est ici faite de
pluseurs emperiques pendus au col du pacient ou aillours [1], des quiex aucuns aident, si com preuve Costentin en son livre *de enchantemens, conjuremens, sor-*
F° 102 a *cheries, malefices, medecines pen* ‖ *dues au col et aus*
autres parties du cors, et preuve illuec par auctorités et
par opinions de Aristote et de tous les aucteurs de medecine pluseurs emperiques; et si dit Avicene ou .2. canon, ou chapistre *de coral* que Galien raconte que il
pendi coral sus la bouche du stomac d'un a qui l'estomach douloit mout [2] forment, [et tantost la dolour s'en
ala; puis après tantost il osta le coral] [3], et tantost la
dolour revint arriere; puis il remist [4] le coral, et tantost
la doulour s'en ala; et iluec il raconte mout [2] de merveilles emperiques de coral, pour la quel chose il s'ensuit [5] que aucuns emperiques oevrent [merveilles] es cas
[desperés] appropriés, es quieus cas [6] defaillent tous les
remedes des mires.

4 lequel il mort — 5 *Traduit* a tota specie, *c'est-à-dire, en langage*
scolastique, spécifique.
2125. 1 § *2067* — 2 ml't — 3 *Latin :* et statim sedatus fuit
dolor, deinde statim amovit corallum et statim rediit dolor — 4
puis il remis le mist. *Latin :* deinde reposuit — 5 *Depuis* et si
dit Avicene *jusqu'ici, l'écriture du manuscrit est souvent presque*
complètement effacée — 6 *Tout ce passage est corrompu; voici le*
texte du ms. : pour la quel chose il sensuit que aucuns empe-

2126. Donc Constentin [donne] preuve briement dou propos, ainsi [comme] [1] tous les anciens philosophes et les mires s'acordent que la vertu de l'ame mue la complexion du cors, la quel chose apert manifestement aus sages decourans par le monde [2].

2127. Ce [1] dit Platon. Platon dit : com la pensee humainne pense que une chose li doie edier au cors [2], ja soit ce que cele chose, tant com est de soi, ne soit pas aidable, toutevoies l'ymaginative de la pensee que il a que cele chose li aït, li aide. Et aussi li nuiroit la chose, s'il ymaginoit que elle li neüst, comment que ele ne fust pas nuisible ; car la complexion du cors ensuit la vertu de l'ame.

2128. Pour la quel chose il s'ensuit que, se le mire oevre en son pacient ou enchantemens et semblables et la vertu de l'ame li aide o promissions et, otout ce, que il procure le cors de son pacient o medecine competente, la santé ensuit plus tost, comme le cors ait eide o medecine competente et l'ame o incantations.

2129. Que incantacions et leur semblable n'aident pas tant, comme [1] est de eles, il ‖ apert par l'auctorité F∙102 b de Constentin iluec meismes et par l'auctorité de Ovide *de remediis*, ou il dit : *Ergo quisquis opem, etc.* [2].

2130. Que le mouvement de l'ame mue le cors, [il apert] [1], car se .2. gens passent par dessus .1. tref, cil

riques oeurent es cas appropries en cas ouqueil cas, *etc., et voici le texte latin, p. 331* : quare sequitur, quod quaedam empirica in casibus desperatis sibi propriis, in quibus deficiunt omnia remedia medicorum, incredibilia operantur.

2126. 1 *Latin :* sicut — 2 *Traduit assez mal :* quod manifeste patet discurrentibus sapientibus.

2127. 1 Le — 2 cours.

2129. 1 cŏm — 2 Ego quisquis opera, etc. *Le latin cite le distique entier :*

> Ergo quisquis opem nostra deposcit ab arte,
>   Deme veneficiis carminibusque fidem.

2130. 1 *Latin :* patet.

qui ymaginera cheoir, cherra, et cil qui [ne] l'ymaginera point, ne cerra mie.

2131. Et par semblable en cel cas paoureus et em-
pöentable aucuns eschapent et aucun sans lesion de
cors meurent, si com il avint a Paris.

2132. Un encontra o la compagnie de aucuns compaignons un autre en la rue des Marmousés, qui dist
aus compaignons : « Veci un homme qui croit[1] que je
hee le [a] mort, et vraiement je ne le hé pas ; toutevoies, voiant touz vouz, je li vuel faire paour, ne ne
le toucherai » ; et lors il tret son glaive de la gaine, et
courut a cil, et en demenant le glaive[2] devant la face
d'icelui bien pres, sans ce que il le touchast, il feri le
pavement, et tantost cil home fu mort[3].

EXPLICIT ISTE LIBER, SCRIPTOR SIT CRINIME LIBER !

2132. 1 qui croit *répété* — 2 gaine. *Latin :* et ducens gladium
ante faciem ejus — 3 *Ici se termine le deuxième traité :* Plaies et
ulcères. *Ce qui suit est le premier chapitre du troisième traité.*

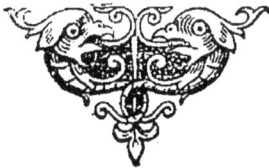

INCISIONS

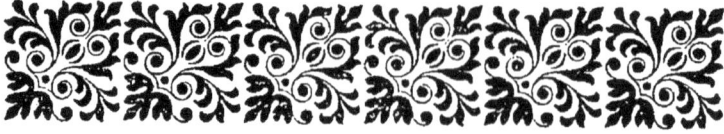

INCISIONS

CI COMMENCENT LES REBRICHES DES INCISIONS.

2133. C'est le chapistre de la doctrine artificiel de faire incisions necessairez et profitablez selonc medecine et cyrurgie ou cors humain [1] a tout propos [2].

Du temps de la constellacion [3].

Du temps de l'eslection [du pacient].

De l'eslection du cyrurgien.

Du temps de necessité.

De la partie du pacient.

De la partie de la constellacion.

De la partie du cyrurgien.

Du .4. principal, c'est de la maniere de faire incision.

Des manieres especiaus de faire incisionz en chascunes maladies proposees, selonc ‖ les diverses condicions F° 102 c de chascune d'iceles.

2133. 1 humains — 2 *Ce chapitre est le premier du troisième traité de la chirurgie de Mondeville, éd. Pagel, p. 341* — 3 *Ces rubriques n'existent pas dans le texte latin ; elles n'indiquent pas les divisions réelles du chapitre. Dans le ms. elles ne sont pas en rouge; seules les initiales* D *sont alternativement en bleu et en rouge*

Des incisions a faire es ulceres.

Des incisions a faire au propos.

De .4. manieres de incisions.

Du .5. principal, c'est assavoir des cautelez.

Des cauteles qui sont a garder en aucunes incisions proposees, et non en toutes.

Du .6. principal, c'est a savoir des declarations des choses oscures [4] devant ditez.

CI FINENT LES REBRICHES DES INCISIONS.

ICI SE COMMENCENT LES INCISIONS

CEST CHAPISTRE EST DE LA DOCTRINE ARTIFICIEL DE FAIRE p. 341
INCISIONS NECESSAIRES ET PROFITABLES SELONC MEDECINE
ET CYRURGIE OU CORS HUMAIN A TOT PROPOZ.

2134. Environ le quel chapistre .6. choses sont a enquerre.

2135. La .1. est des maladies es queles incision est competente aucune fois.

2136. La .2. est des causes pour quoi elle est competent en ces maladies.

2137. La [1] .3. est du tempz de faire incisions.

2138. La .4. est de la maniere de faire incisions.

2139. La .5. est des cauteles [1] qui sont a garder en la devant dite maniere de faire incisions.

2140. La .6. des declaracions des choses obscurez au propos.

4 cosures.
  2137. 1 Le.
  2139. 1 causes. *Latin :* de cautelis.

[I. DES MALADIES ES QUELES INCISIONS SONT COMPETENTES.]

2141. De la .1. [1] : incisions sont aucune fois et souvent competentes en aucunes plaies, et aucunes fois en apostumes, en ulceres, en pointures, en morsures venimeuses, et en deserter sourcroissances.

[II. DES CAUSES.]

2142. De la .2. : les unes des causes pour quoi incisions sont faites, sont generaulz; les autres especiaus.

[DES CAUSES GENERAULZ.]

2143. Les generaulz sont .3. :

2144. L'une est que les choses continues soient decontinuees, aussi comme quant aucune soursaneure de plaie, dite en latin *cicatrix,* est trop contrainte, ou trop froncie, ou trop laide, ele est de rechief coupee a ce qu'ele soit mains contrainte et plus bele.

2145. La .2. a ce que les choses ‖ descontinuees, aussi F° 102 d comme se une partie du nés estoit deperdue, et incisions fussent faites es parties adjacentes, a ce que les parties descontinuees fussent relachïees par violence et peussent estre traites et aonïees ensemble, tant que il puent estre encharnees sus la deperdicion du nés, et que il la peussent couvrir et en aucune maniere restablir.

p. 342 **2146.** La .3. est que les superfluités soient ostees, si com sont les sourcroissances.

DES CAUSES ESPECIAUS.

2147. Les causes especiaulz pour quoi les incisions

2141. [1] Du .1.

sont competentes es plaies ne mie ulcerees sont diverses :

2148. Car aucune fois les bouches des plaies sont eslargies par incision, a cele fin que les choses extrinseques nuisans a la plaie en soient traites plus legierement, si com sont dars, saietes ou les parties de eles, pierres et leur semblable ;

2149. Aucune fois que les pieches des os soient hors traites, si com de la plaie du chief, quant les pieches du test en sont traites ;

2150. Aucune fois que les os soient hors trais des froisseures par actraction, si com des cuisses et des autres membres ;

2151. Aucune fois que les extremités des os froissiés, qui issent[1] par la plaie, soient remis ens ;

2152. Aucune fois que la porreture qui doit estre traite hors des liex, en soit traite, la quele ne puet issir pour la petitesce du pertuis par le quel ele doit istre, ou pour autre cause ;

2153. Aucune fois que la char dure ou male soit ostee de ces plaies, et leur semblable.

2154. Les causes, pour quoi les incisions sont competentes es apostumes, si sont : aucune fois pour ce que la porreture en soit mise hors, car se l'ordure i demouroit longuement, elle pourroit engendrer ‖ mauvès accidens et porroit faire corrosion en parfont, puis qu'ele ne porroit percier le cuir qui est ferme ; et aucune fois que ces autres superfluités soient traites hors, si com sanc coagulé et char motelee[1] et leur semblable.

2155. Les causes pour quoi il sont competentes es ulceres, etc., sont pluseurs : aucune fois que la boe, la porreture, la chose envenimee[1] et le venin et les autres superfluités en soient traites ; et aucune fois que la mau-

F· 103 a

2151. 1 sont. *Latin :* quae exeunt per vulnus.
2154. 1 *Traduit* caro globosa. *Voir au Glossaire.*
2155. 1 *Traduit* virus.

vese char et les leivres endurciees soient estrepees; aucune fois que les choses fermes et leur semblable, qui sont nuisantes, soient mises hors aussi.

2156. Les causes pour quoi il sont competentes es surcroissances [a] [1] estreper [sont par semblable :] [2] aucune fois [3] [eles] ne poent estre [estre]pees [4], se il ne sont ost[e]es par incision du tout en tout; aucune fois sont ces excroissances encisees en escorchant, c'est en faisant scarification, pour mettre dedens le corrosif a cele fin que il corrode plus legierement.

[III. DU TEMPS DE FAIRE INCISIONS.]

2157. Du .3. principal, c'est a savoir du temps de faire incisions; car, aussi comme le temps de faire evacuation est double environ les mires, [c'] est assavoir le tempz d'eslection et le temps de necessité :

2158. Le temps [d'] eslection est quant les mires attendent que le temps ne soit pas desatrempé et que la lune soit delivre de mal; et se medecine laxative doit estre donn[e]e qui espurge par desous, que la lune ne soit pas en signe rungant, (si com mouton, torel, capricorne, etc.) [1] et ainsi de mout [2] de autres choses.

2159. Le temps de necessité envers eulz est que tantost soit [1] faite evacuation es paciens, [non] [2] considerees les ‖ choses particulieres, fors tant seulement que le pacient vive, si com il couvient [pour] vivre [que]

F⁰ 103 b

2156. 1 *Latin :* in excrescentiis extirpandis — 2 *Latin :* similiter sunt — 3 lesquelz aucune fois — 4 *Latin :* ut totaliter cum incisorio extirpentur.

2158. 1 *L'explication entre parenthèses est du traducteur* — 2 ml't.

2159. 1 que tantost en temps convenable soit. *Latin :* quando oportet quod statim evacuatio fiat — 2 *Latin :* nullis consideratis particularibus.

aucun apoplectique, lors ou soit jeün ou soit ivre, ou
soit de jour ou soit de nuit, tantost soit clisterisé.

2160. De ce tout aussi environ les cyrurgiens pour
faire incisions est double temps : c'est assavoir temps
de eslections et temps de necessité.

[DU TEMPS DE ESLECTION.]

2161. Tempz de eslections ou propos a lieu, c'est
quant la maladie presente donne induces, et ceste eslection ou propos puet estre treble : la .1. quant a la
constellacion ; la .2. quant au pacient ; la .3. quant au
cyrurgien.

DU TEMPS DE LA CONSTELLATION.

2162. Au propos de ce, le cyrurgien doit atendre que
la complexion du temps, du jour, de l'eure soit atrem-
pee, si com il est possible a celui temps, et que la constellation [1] ne soit pas male, aussi com se la lune estoit
empeechiee ou conjointe en un meisme signe o mauveses planetes ou en mal regart [2], etc. et comme la lune
est en la fin de la Livre ou au commancement de l'Escorpion par .11. grades [3], ou comme ele est conjointe
ou opposite au souleil, ou comme elle est en signe qui a
regart au membre au quel incision doit estre celebree ;
et de ce dit Tholomé ou Centiloge : « trenchier les
membres o fer, comme la lune est en signe segnefiant
sus ces membres est orrible chose. »

DU TEMPS DE L'ESLECTION DU PACIENT.

2163. Nule incision ne soit faite au pacient, qui soit

2162. 1 complexion. *Latin :* et quod constellatio non sit mala
— 2 *Traduit* aut in malo aspectu — 3 .12. gra. *Latin :* per 11
gradus.

mout ' notable ou perilleuse, sans le faire assavoir au pacient ou a ses amis, que mal n'en viegne, etc., et que le pacient en cest cas ne soit pas trop fieble, se il ne couvient ce faire par grant necessité.

L'ESLECTION DU CYRURGIEN.

p. 343 **2164.** Le cyrurgien ‖ ne doit faire incision de ça que F· 103 c ses estrumens a ce necessaires soient premierement bien apparelliés, ne juques a tant que il soit bien pourveu de tout ce qu'est mestier a restraindre le flus ' de sanc et a oste[r] la doulour, et ce dit Avicene ou .1. livre, ou .4. fen, ou .26. chapistre.

2165. Ne ne soit pas le cyrurgien yvre, et ait aides; ait poi [de] gens [environ lui] ', et se le pacient ou ses amis requierent au cyrurgien induces jusques a temps couvenable pour aucune cause raisonnable, le cyrurgien leur doit otroier benignement.

DU TEMPS DE NECESSITÉ.

2166. Cil temps est treble; car il est pris [de la partie de la constellation, de la partie du pacient] ' et de la partie du cyrurgien.

2167. *De la partie du pacient'*. — La partie du pacient est en cas de necessité, si com se le patient a .1. dart ou semblable ficié en membres nobles ou pres, les quiex ne poent estre trais, se incision n'est faite; et se il ne

2163. 1 ml't.
2164. 1 fus. *Latin :* fluxum sanguinis.
2165. 1 ait .1. poi gens. *Latin :* adsint pauci assistentes.
2166. 1 *Latin :* sumitur ex parte constellationis, ex parte patientis, ex parte cyrurgici operantis.
2167. 1 *Le traducteur intervertit l'ordre du latin, et met la partie du pacient § 2167 avant celle de la constellation § 2168*

sont trais, le pacient morra tantost; ou se le pacient a en aucun lieu mout[2] de porreture ou aucune malice[3] qui soit pres de noble membre, si com squenencie et semblable; les queles choses, se eles ne sont tantost ostees, eles estaindront[4] le pacient. Et pour ce en tiex cas doit estre faite tantost incision, [non considerees][5] les choses particulieres.

2168. *De la partie de la constelation*[1]. — Se la complexion du temps est maintenant plus avable que ele ne sera après jusques a pluseurs jors, et l'incision qui est a faire, ne puisse estre retargie jusques a iceux jours profitablement, l'incision doit lors estre faite en tel cas ou semblable.

2169. *De la partie du cirurgien*. — Cele tient lieu quant le patient et ceux qui sont environ lui, veulent pour aucunes causes que incision soit faite tantost, lors

F° 103 d est ‖ il necessaire au cyrurgien que il face incision; car se il ne le fait quant il en est ainsi prié, il croirront que il ne l'ose faire pour aucun peril, ou que il ne le sache faire; pour la quel chose espoir le patient ne souffera pas une autre fois que incision li soit faite. Mais se le cyrurgien fait l'incision quant il en est prié, il sera aucun poi escusé, comment que il aviengne du patient. Et se il le refuse lors et il la fait après, et bien ne vient, il porra a paine bien estre escusé de ce; ou espoir endementieres que il le refusera ou tost après, porra sou[r]-venir[1] un autre mire ou sera apelé qui fera l'incision, et pour ce en reportera preu et honneur.

---

2 ml't — 3 *Traduit* si patiens habeat alicubi saniem multam aut malitiosam et prope nobilia — 4 estaindrent. *Latin :* suffocabit patientem — 5 qui sont a considerer. *Latin :* nullis consideratis particularibus.

2168. 1 coselation.

2169. 1 *Latin :* supervenire.

DU .4. PRINCIPAL, C'EST DE LA MANIERE DE FAIRE INCISION.

2170. De ce sont .2. ruilles : l'une general; l'autre especial.

2171. De la .1. sont donnees .2. ruilles.

2172. La .1. est que, quant il convient faire incision en quelque membre que ce soit de tout le cors humain pour traire humours liquides ou boe ou choses venimeuses et leur semblable, il souffist que incision soit faite tant seulement selonc la longitude du membre ou ele est competente.

2173. *La cause :* — Car les vaines, les arteres, les ners et leur semblables sont iluecques estendus du lonc; car se il estoient trenchiés par incision qui fust faite de travers, mout¹ de perils et de destruimens vendreroient de ce; et les operations naturelz que il font, en seroient amenuizees.

2174. *Exception :* — Mais ceste ruille est exceptee en. 3. liex :

2175. Le .1. est le front du quel la longitude vient selonc la largitude de tout l'autre corps, c'est a savoir de l'une oreille a l'autre, ‖ ou quel se incision doit F⁴ 104 a estre faite tant seulement entre .2. temples, la quele incision soit longue et parfonde ensemble et ne doie pas estre cousue tantost, ceste doit estre faite selonc la latitude du front, c'est assavoir en commançant a trenchier de la part des cheveus vers la faice en continuant, ou de la face vers les cheveux.

2176. *La cause :* — Car se incision estoit illuec faite selonc la longitude du front, le muscle seroit tranchié, le quel est eslevé¹ sus le cil et le soustient, le quel cil

2173. 1 ml't.

2176. 1 *Le latin a :* musculus elevans supercilium et sustentans

seroit descendant et relachié perpetuelmment; et pour ce, ce seroit plus grant mal que se incision estoit faite selonc la latitude, et [se] i li avoit trenchié aucune vaine ou artere ou nerf. Mais se incision doit estre faite es temples de quelconque² quantité que ce soit, ou ou front entre les temples³, et ele soit tant seulement superficiel⁴ et poi parfonde, si qu'ele n'aviegne pas au muscle p. 344 dessus dit, ou se l'incision est petite et estroite, si com de la pointe d'une lancete, es quiex. 2. derrains cousture n'est pas necessaire; en cest cas puet estre fait hardiement incision selonc la longitude du front, car lors l'en ne doit pas crendre de l'incision du muscle ne du cas⁵ du sourcil dessus dit.

2177. Le .2. lieu sont les costes¹ des quiex [la longitude va selonc]² la longitude de l'espine; et se incision doit estre faite, c'est a savoir tant seulement parfonde, ele doit estre faite selonc la latitude des costes, si com en trenchant du dos vers le pis et le ventre ou³ en contraire du ventre vers le dos; c'est que les ners notables ne soient trenchiés qui viennent de la F° 104 b nusche au ventre et au pis; car si con dit ‖ Galien ou .2.⁴ des membres dedens⁵ ou .7. chapistre, environ le milieu : « Les ners sont repos et clusés sous le cuir et la char, pour ce que il soient asseurés des nuisemens de hors. » Mais se incision superficial i doit estre faite tant seulement, ele puet estre hardiement faite selonc la longitude des costes⁶, car lors l'en ne doit pas crendre de l'incision des ners dessus dis qui sont en parfont.

2 quelconques — 3 entre les temples de quelcõques et ele soit. *Latin :* aut in fronte inter tempora — 4 srficiel. *Latin :* superficialis — 5 *Traduit :* de casu supercilii.

2177. 1 *Le latin dit :* lacerti, *muscles* — 2 *Latin :* Secundus locus sunt lacerti, quorum longitudo incedit secundum spinae longitudinem — 3 ou *répété* — 4 *Le latin a :* 1° — 5 *Traduit :* de interioribus — 6 *Le latin a :* lacerti, *muscles, comme au commencement du paragraphe. Voy. note 1.*

2178. Le .3. lieu : Sont aucuns emonptoires [1], si com tant seulement les heines et les substances de l'aissele [2], es queles se incision doie estre faite raisonablement et selonc les aucteurs et les praticiens, soit faite partie selonc le lonc et partie selonc le lé, c'est a dire .1. poi en maniere de cercle.

2179. *La cause :* Car selonc Avicene ou .4. livre, ou .3. fen, ou .1. traitié, ou chapistre [1] *des apostumes glandeuses,* nous devon forment traire des membres nobles aus non nobles [2]; et se autrement ne pouon, nous devons traire o ventouses [3], que les fumees malicieuses ne voisent au[s] membres principaus et que il ne viegnent a ce que nous amender ne porrion [4]; et cele actration est miex faite quant ele est faite o incision un poi circulaire que s'ele estoit droite, car la semicirculaire est tous jours ouverte [5], et la droite close, pour ce, etc [6].

2180. Mais se incision doit estre faite en noble lieu, si com en l'emonptoire du cervel, c'est assavoir ou lieu glanduleus sous la racine de l'oreille, soit faite droitement selonc la [1] longitude du col.

2181. *La cause :* Car illuec sont vaines et arteres les queles se eles estoient trenchiez selonc la latitude, tres grant peril en sieurroit de cest [1] flus de sanc o ‖ impe- F° 104 c tuosité.

2182. La .2. ruille : Toute fois que incision est faite a ce que les choses solides superflues et nuisibles soient

---

2178. 1 emop'stoires — 2 *Traduit* subassellae, *aisselles.*

2179. 1 ou .1. fen du .1. traitie ou .2. .4. chapistre et ou .7. fen du .3. traitie ou .1. chapistre. *Latin :* l, 4, f. 3, doctr. 1, c. de apostematibus glandulosis. — 2 *Latin :* debemus fortiter trahere a membris nobilibus ad non nobilia — 3 ventosites. *Latin :* cum ventosis — 4 *L'édition Pagel, p. 344 a :* et veniamus ad id, quod emendare non possumus — 5 ouu'tes — 6 pou &c. *Latin :* quare, etc.

2180. 1 lag.

2181. 1 de ce cest.

traites et ostees, si com dars et leur semblables [1], pieces
d'os et semblables [1], char mauvese, les leivres endurciees et leur semblables [1], excressances, porreaus, verrues et leur semblables [1], et puis que il est necessaire
de oster ces choses, et nous n'avons autre voie, il n'est
pas necessaire faire incision tant seulement selonc
droite ligne ; car aucune fois en trenchant ainsi nous
n'arion ja nostre desir. Ainçois nous couvient lors faire
incisions tele[s] com le propos requiert ou en lonc, ou
en lé, ou circulierement, ou obliquement, ou de travers ; et aucune fois ensemble sont faites toutes ces manieres et autres, et en ce doivent estre mout [2] de choses
considerees particulieres et mout de ruilles tant que
nous aion nostre propos [3].

DES MANIERES ESPECIAUS DE FAIRE INCISIONS EN CHASCUNES MALADIES PROPOSEES SELONC LES DIVERSES CONDICIONS DE CHASCUNE D'ICELES.

2183. Assavoir est que il doit souffire se incisions
sont faites en plaies, en apostumes selonc ce que il fu
touchié ou sera en leur propres [1] chapistres, selonc ce
que il puet estre trait des ruilles generaus maintenant
dites et des cauteles et des declarations qui s'ensuient.

DES INCISIONS A FAIRE ES ULCERES.

2184. A ce que soient ostees des ulceres [1] les leivres
endurciees ou la mauvaise char ou superfluités cou-
lans [2], si comme boe, ordure, il souffist que teles inci-

2182. 1 semblable. *Latin :* similia — 2 ml't — 3 *Le latin dit précisément le contraire :* nullis consideratis particularibus aut regulis donec propositum habeamus.
2183. 1 ppos. *Latin :* in suis propriis capitulis.
2184. 1 A ce que la porreture soit ostee des ulceres. *Latin :* ut auferantur ab eis labia — 2 *Traduit :* superfluitates fluidae

sions soient faites si comme il est dit en leur propres [3] chapistres et en cestui, gardees toutes les dites choses dites et a dire.

DES INCISIONS A FAIRE AU PROPOS. ||

2185. C'est [a] ce que les choses solides qui sont es ulceres outre nature, soient traites, si comme piece d'os poignant, areste de poisson, pointe de clou, aguille, p. 345 piece de voirre et leur semblables [1] qui ne poent en autre maniere estre traites.

2186. De .4. manieres de incisions assavoir est que, selonc ce que le propos requiert a present es choses proposees, que variation est faite es incisions en .4. manieres : aucune fois est faite en la bouce de l'ulcere ; aucune fois ou fons ; aucune fois es costés ; aucune fois es liex du milieu [1], et aucune fois est contraire en trenchant des la bouche duc' au fons.

2187. En la bouche de l'ulcere doit estre faite incision souffissant a traire ce qui doit estre trait, gardees les ruilles au propos, etc.; et se incision faite ainsi [1] ne souffist au propos, enciés aion mestier de l'eslargir, gardon savoir mon s'il souffist fichier en chascune leivre une grosse aguille o fort fil, le quel soit noué o les leivrez, et soient traites o tel fil a ce que l'incision soit eslargie tant comme il souffist au propos a traire ce qui est a traire ; ou ce meismes soit fait o autres engins qui soient selonc le sanz et la subtillité de cil qui oeuvre ; et ce dit Avicene ou .1. livre, ou .4. fen, ou .28. chapistre : De la cure de selucion de continuité [2] et des espoisses des ulceres.

---

3 ppos. *Latin :* in suis propriis capitulis.
  2185. 1 semblable. *Latin :* similia.
  2186. 1 *Traduit :* locis intermediis.
  2187. 1 faite ne ainsi — 2 de côtinuite de selucion.

2188. Mais se ¹ ceste maniere d'eslargissement et cel detraiement des leivres ² de la plaie ne souffissent encore, soit creue l'incision selonc lonc ou lé, etc., si com le cirurgien verra que il sera miex a faire.

2189. Incisions doivent estre faites jouste la doctrine des plaies, des apostumes et des ulceres maintenant dite, gardees toutes les ruilles dites et a dire, soit ou fons ¹ ‖ de l'ulcere, ou milieu, es choses et es lieus moiens entre la bouche de l'ulcere et le fons ou semblables.

F° 105 a

2190. De incision qui a esté acoustumee a estre faite et continuee [des] ¹ la bouche de l'ulcere jusques au fons, ce me semble que ele est poi ou nient necessaire ; car en toute ulcere ² parfonde le fons est loing de la bouce ou poi ou ³ mout : s'il est poi, il n'a mestier de ceste incision ; ja soit ce espoir que il ait mestier d'aucun eslargissement, car nous poons fichier quelque chose que nous volons jusques [au fons] ⁴, si comme mondificatis, corrosis, estrumens de cyrurgie, si comme tenailles et leur semblables ; (et par ces choses puet l'en avoir [a] oster les choses nuisans) ⁵ ; et o tout ce, o lieures artificiaulz et o pressures et leur semblablez, par les queles aucuns cyrurgiens d'ore oevrent tres bien ; et par ce puet tote superfluité au mains courante ⁶, qui [est] en ulcere, estre demenee legierement en quelque partie que l'en veult de l'ulcere ; et par semblables poent estre aucunes choses solides aucunes fois ostees par l'aide de nature et par procès de temps

---

2188. 1 ce — 2 de la leiure. *Latin* : labiorum.

2189. 1 doit ou ou fons.

2190. 1 *Latin :* ab orificio — 2 en toute lulcere. *Latin :* in omni ulcere — 3 out — 4 *Le manuscrit a :* iusques chose que nous uolons. *Latin :* quoniam possumus infigere quaecunque volumus usque ad fundum ut mundificativa — 5 *Ce qui est entre ( ) est ajouté par le traducteur* — 6 *Traduit* omnis superfluitas saltem fluida.

a venir, en metant et continuant sus les bouches des ulceres aucunes medecines actraitives.

2191. Et se le fons est loing de la bouche de l'ulcere, a paine porroit estre faite incision continuee a ce que l'en peust eschiver incision [1] de ners ou semblables [2], et meismement pour ce que il avient mout [3] de fois que la parfondesce de l'ulcere, ou incision doit estre faite, n'est pas [4] droite; pour quoi il m'est avis que ceste incision n'est pas necessaire ou lieu ou ele estoit veue necessaire au commencemeut; et se autre voie ne puet || estre veue souffissant de ceux qui ore sont de faire F• 105 b incision, il souffist que ele soit faite tant seulement ou fons par la maniere qui a esté dite nagaires [5], considerees toutes les choses devant dites et a dire.

2192. Des incisions qui ont esté accoustumees a faire a oster et a deserter les seurcroissances, a savoir est que il sont diversifiees selonc diverses condicions de surcroissances; car les unes sont petites, les autres moiennes, les autres grans; et de toutes celes les unes sont dedens sac, les autres non; et de toutes cestes les unes ont grosse [1] racine au regart de eles, les unes le contraire; et les unes sont en membre noble, si com en la face; les autres en non noble, si com en la cuisse; es petites, plates [2] qui ont coue grosse, si com sont verrues, est soufissant incision superficial, qui est dite scarification, a ce que elles soient curees o corrosis, si com il est devant dit.

2193. En celes qui ont racines gresles, soient gran_s_ p. 346 ou petites, de quel condicion que il soient, es queles il ne semble [1] avoir point de peril de flux de sanc, mais que il ne soient chancre[s], incision soit fait[e] sus

---

2191. 1 _Le manuscrit répète ici :_ continuee a ce — 2 semblable. _Latin :_ similium — 3 m̦l't — 4 nest et pas — 5 § 2189.

2192. 1 grosses — 2 grosses. _Latin :_ in parvis platis habentibus caudam grossam.

2193. 1 semblent

teles, en les ostant du tout en tout duc' a la qualité et la ligne de cuir du cors voisin d'iceles [2].

2194. Et celes qui sont o depression et espandues et sont en sac, si com sont neus, glandes, escroeles, dures boces [1] et leur semblables, et qui sont si grans que il eslievent le cuir et la char, qui est sus eles [2], et s'estendent mout [3], en ce diverses gens font incision par diverses manieres : les uns font incision selonc la latitude du cuir [4], la quele chose je n'apreuve pas mout [3] pour .5. choses : ||

2195. La .1., car en faisant incision latitudinel, les ners, lacertes, muscles sont trenchiés [1], et de ce est amenuisié le mouvement du membre ;

2196. La .2., car les vaines et les arteres sont trenchees, et par ce est empechee la voie aus membres du norrissement d'iceus et des esperis de vie ;

2197. [La .3., car] i survient flus de sanc aucune fois;

2198. La .4. [1] est, car le pacient est pluiseurs fois plus molesté par l'incision qui est faite latitudinel que par autre.

2199. La .5. est, car la cicatrique remaint ou lieu leide, tant comme pour l'incision selonc latitude, tant come pour le cuir et la char, qui estoient sus l'apostume, qui pour l'estendement et pour la compression de l'apostume [1] sont estendus, [et pour ce que] [2] des

---

2 *Latin :* usque ad lineam cutis corporis vicinantis, *c'est-à-dire au ras de la peau.*

2194. 1 *Traduit* testudines, *tumeurs souscutanées auxquelles on a donné ce nom par une vague ressemblance avec la forme d'une tortue* — 2 car il est sus eles. *Latin :* elevant cutem et carnem, quae est super ipsas — 3 ml't — 4 *Le latin dit :* alii incidunt secundum crucem.

2195. 1 trenchiees.

2198. 1 .3.

2199. 1 *Le latin dit:* propter comprehensionem et defensionem apostematis — 2 *Latin :* et quia de eis nihil amovebant cum apostemate

quiex cuir et char il n'i a riens [esté] osté o l'apostume, et pour ce remaignent en cele cicatrique mout[3]
de fronces.

2200. Les autres font incision en maniere de .2.
lignes de triangle, et ne trenchent point du cuir ne de
la char de dehors, et pour ce, si comme il est dit, quant
l'apostume en est traite, la soursaneure remaint froncie, pour quoi, etc.

2201. Les autres font une seule incision du lonc,
et cez ci poent a paine traire la croissance par cele
incision, s'ele est grant, et soit que il la traient hors, la
cicatrique remaint froncie, pour ce que il n'ostent
point de cuir ne de la char, et ainsi la char superflue
remaint et fait cicatrique fronciee et eslevee aussi
comme ja.

2202. Ou se il y a encore aucune chose de l'excres-
sence et il refont de rechief incision et l'ostent o les
forces, il font mal. Et ce repreuve je, car ainsi sont
faites .2. doulours pour une [1] : l'une en tranchant
l'escrescensce ; l'autre qui est greignour, en trenchant o
les forces ; car les forces ne trenceront ja preci ||
sement ce qui est surajousté, le quel est o l'excrescence, F° 105 d
la quele doit estre tenue fermement a ce que ce qui
s'ahert o liè soit osté [2].

2203. *Rectification.* — Nous qui ores sommes,
voians [1] toutes les manieres estre defaillables pour les
raisons dessus assignees, aussi comme coauctours de
ceste oevre [2], avon pensé et esprouvé la maniere qui

---

3 ml't.

2202. 1 unes. — 2 *Tout ce § 2202 est bien différent du texte
latin qui dit simplement, éd. Pagel, p. 346* : et quia excarnando
excrescentiam patiens plus in centuplo molestatur. Alii totam
excrescentiam cum cute et carne amputant et isti, si sit magna,
turpissimam faciunt cicatricem. *Le texte latin traduit dans ce
paragraphe se trouve un peu plus bas à la même page 346.*

2203. 1 voiron. *Latin* : videntes.— 2 *Le latin dit* : quasi coacti.
On ne s'explique pas l'inadvertance du traducteur.

s'ensuit d'oster aucunes excroissances quant il nous
sont offertes.

2204. Premierement nous encherchon soutillement
combien le cuir et la char qui sont sus l'excroissance,
sont creus et eslargis outre leur premiere quantité naturele, depuis que l'excroissance commença a croistre.

2205. Ces choses et autres qui sont a considerer au
propos resgardees o diligence, nous faison environ l'escrescence un cercle de enque ou semblable ou quel
cercle nous feismes .2. poins qui le devisent par le milieu, et est une droite ligne menee d'un point [1] a autre
en la longitude du membre ou l'incision doit estre faite;
puis commençon a signier du .1. point .2. lignes, et
le [s] [2] menon [3] vers le .2. point, en les esloignant petit et p. 347
petit, et en les archoiant fieblement, aussi com en les
enbatant entre l'arc [4] et la corde environ le suradditement, c'est entre lui et ce qui est du cuir et de la char
qui doit naturelment remaindre et qui soufist a faire
bele cicatrique. Puis eslongnon et archaion les dites
.2. lignes plus ou mains du dit suradditement que
nous avon pensé d'oster, selonc ce qu'il est a faire.

2206. Et comme nous avon ainsi signé et pourtrait
les dites .2. lignes jusques au milieu du dit superaddi-
F° 106 a tement a oster ou environ, si com il est dit; par ‖ cele
maniere nous le[s] [1] signon outre, en aprochant petit
et petit jusques au [.2.] [2] point, tant que il viegnent et
facent convenience en unité. Puis après jouste l'essample des .2. lignes arcuees, l'en oevre ainsi :

2207. Nous prenon le cuir et la char o les dois de la
senestre main sus l'excrescence, commençant a faire
l'incision du premier point duc' au .2., et ainsi petit et
petit nous trenchon et ensuion petit et petit l'incision o

2205. 1 poing — 2 *Latin :* et ducimus eas (lineas) — 3 me-
nen — 4 art.
2206. 1 *Latin :* signamus eas (lineas) — 2 *Latin :* in secundo
puncto.

.les dois de la senestre main, en eslevant le cuir et la[1] char, en gardant que la substance de l'excrescence ne soit aparfondiee ne trenchiee ; mais soit si faite que le sac puisse estre osté o le cuir ; et soient toutes les incisions duc' au sac de l'excroissence aparfondiees.

2208. Le remanant de la curation des excroissences soit requis en leur propres chapistres ; car des seules incisions nous traiton en cest chapistre.

DU .5. PRINCIPAL C'EST ASSAVOIR DES CAUTELES.

2209. A savoir est que des cauteles les unes ont lieu en toutes incisions notables qui sont a faire en chascune des maladies proposees ; les autres en aucunes. [Cestes cauteles sont .8. '] :

2210. La .1. cautele : ne soit ja faite incision, se aucune voie plus legiere, souffissant a ce, puet estre trouvee. Ce dit Avicene ou .1. livre, ou .4. fen, ou .27. chapistre : « De oster la corruption des membres, etc. » ; et ce faisoient les anciens ; mais maintenant il est auques delaissïe de ceuz d'ore.

2211. *La cause* : L'en doit commanchier des choses plus legieres, si comme dit Constentin en son livre « Des iex » en la fin du chapistre : de fleugmon de oil.

2212. La .2. cautele : puis que incision doit estre faite, soit la plus petite que l'en porra jouste le profit du patient ; car les dolours acraventent les vertus ; et ce dit Gali||en sus la [.2.] [1] partie de Pronostique : « *screa-* F° 106 b *tus optimus* ».

2213. La .3. cautele : soit faite la plus petite incision

2207. 1 le.
2209. 1 *Latin* : Cautelae illae sunt numero 8.
2212. 1 *Latin* : supra partem II[am].

que l'en porra pour que ele souffice au propos a traire[1].
La cause apert.

2214. La .4. : soit le cyrurgien garni de toutes les
choses qui li apartienent, avant que il face incision,
quant a flus de sanc, a esvanissement et a oster dolour;
car de tout ce se doit l'en douter en toutes nobles incisions. Ce dit Avicene ou .1. livre, ou .4. fen, ou .26.
chapistre devant alleguié[1].

2215. La .5. : comme incision doit estre faite, le
cyrurgien doit mettre hors tous ceuz qui i sont, qui
n'ont acoustumé a veoir les oevres de cyrurgie qui sont
espouentables.

2216. *Les causes :* La .1., car la multitude de ceux
qui i sont, qui ne sevent rien ou propos, si trouble et
empeeche cil qui oevrent; la .2., car il sont acoustumés eulz[1] esvenoïr et d'avoir sincope et abbominacion[2], et aussi le font il avoir au patient; la .3., et se
nul n'a abbominacion, toutes voies le patient crendra
mout[3] de la presence d'iceux, car il croira que il n'i
soient pas venus sans cause.

2217. La[1].6. : le cyrurgien ne face ja incisions perilleuses, se il n'offre aus amis du patient que il i soient
en propre personne.

2218. *Les causes:* La. 1.: que le pacient soit plus seur p. 348
de leur presence; [la .2.]:[1] soient lors ou ne soient,
toutevoies il seront miex contens; la .3. : que il
aviegne du patient, que surmise ne soit faite au cyrurgien de mal ouvrer; la .4. : que li ami soient miex
contens, s'il voient ouvrer le cyrurgien raisonablement.

2219. La .7. : quant peril manifeste apert, le cyrur-

2213. 1 au ppos traite. *Latin :* ad propositum extrahendum.
2214. 1 § 2210.
2216. 1 ceulz — 2 *Le latin dit seulement :* quia apti sunt syncopizare et inferre syncopim patienti — 3 ml't.
2217. 1 Le.
2218. 1 *Latin :* secunda.

gien ne face pas incision, s'il n'en est premierement
prié affectueusement, et aussi ‖ come pourforcié du pa- F° 106 c
tient et des amis ; et se¹ il n'est premierement sur de
competent salaire. Car lors il sera escusé, que que il
aviegne du patient, et porra plus seurement et plus legierement ouvrer, arriere mis le[s]² cas aventureus.

2220. La .8. : ne face le cyrurgien incision en cas
perilleus, comment qu'il soit petit¹, se² le pacient n'est
premierement confès et que il ait fait toutes les choses
qui sont a faire en peril de mort, selonc les enseigne-
mens de la foi crestienne.

DES CAUTELES QUI SONT A GARDER EN AUCUNES INCISIONS
POURPOSEES ET NON EN TOUTES.

2221. [Cestes cauteles sont .9. : ¹] la .1. : coment
que incision soit faite a traire mout² de porreture, au
regart de la vertu du patient ne soit oncques traite
toute ensemble et a une fois; et ce dit Galien sus le .2.
de Pronostiques sus la partie : « *liquida vero, etc.* »; car
grant evacuation est dechieement³ de vertu.

2222. La .2. : ou lieu ou nous [ne]¹ volons traire
ensemble toute la boe, nous devons faire petite ouverture, ja soit ce que ele ne souffice a toute la cure, car la
meneur² est plus legierement estoupee ; mes la boe
amenuisee et le patient enforcié, la devant dite incision
puet estre creue, se il est³ necessaire.

2223. La .3. : en quelque lieu que incision soit faite,

2219. 1 ce — 2 *Latin :* postpositis casibus fortuitis.
2220. 1 petit *répété. Latin :* Periculo modico et imminente,
nunquam faciat cyrurgicus — 2 ce.
2221. 1 *Latin :* sunt 9 numero — 2 ml't — 3 dechierement.
Latin : cuilibet evacuationi magnae annexus est casus virtutis.
2222. 1 *Latin :* Ubi non volumus totam saniem extrahere —
2 meilleur. *Latin :* quoniam minor facilius obturatur — 3 nest.
Latin : si sit necesse.

quant il a distance entre le fons et la bouche[1] estoupée, soit gardee longuement la boe au parfont.

2224. *La cause :* car pour la copie de la boe gardee, le trencheour, quant il trenche, ne touche les parties parfondes nerveuses, qui se tapissent sous la pourreture.

2225. La .4. : quant incision est faite en lieu ou il a distance de la bouche, soit fichiee une tente envolopée environ de drapel de lin duc' au lieu ou l'incision doit estre celebree.

F° 106 d **2226.** *La cause :* car ‖ en eslevant la paroi qui doit estre encisee o la taste[1] fichiee, les choses enz sont[2] eslevees et fermees, et le lieu a encisier en est soustenu.

2227. La .5. : la taste ainsi fichiee ait cul aussi comme aguille en son extremité.

2228. *La cause :* a ce que se mestier est que l'en mette un limaignon[1] ou dit cul qui venra par la fissure[2], et par le premier pertuis de l'ulcere soit amené.

2229. La .6. : en quelque lieu que incision est faite, soit premierement forment baillé le lieu, tant que il dueille[1].

2230. *La cause :* a ce que le patient soit plus acoustumé de souffrir doulour; si soustiendra miex l'incision; et aucune fois en ainsi deaillant est faite incision, sanz ce que le patient le sache.

2231. La .7. : quant incision est faite notable en liex nerveus et semblables[1] pour aucune enfleure, le cyrurgien doit prendre avis et compereison ou lieu qui n'est pas enflé, semblable a celui membre, et faire

2223. 1 bouche *répété.*

2226. 1 teste. *Latin :* cum tasta — 2 o la teste les choses enz fichees sont. *Latin :* cum tasta infixa elevatur et sustentatur locus incidendus.

2228. 1 limagnon — 2 figure.

2229. 1 duille.

incision ou lieu malade en tel maniere com il feroit ou non malade.

2232. *La cause* : car en tel maniere vont les ners, lacertes, muscles, veines, arteres en l'un membre semblable comme en l'autre.

2233. La .8. : comme aucune surcroissance est a oster, l'en doit tous jours oster un poi de la char et du cuir qui sont surajoustees, non pas tot ce qui semble estre superflu [1]; mais en doit l'en lessier un poi plus que raison ne semble; car [par] l'acoustumance de nature [qui] e[s]t l'ouvrier qui oevre regulierement ou propos et en semblables, ce qui est superflu [1] et delessié, qui s'ahert o le cors, se retrait et restraint, [se il n'est] a mout [2] excedent [3]; ‖ mes se il y a surajouste o l'excres- F° 107 a cence [ostee] [4] poi plus que raison, nature [5] ne le souploiera ja mais, ains remaindra tous jours la cicatrique laide et vilaine [6].

p. 349   DU .6. PRINCIPAL, C'EST A SAVOIR DES DECLARACIONS
DES CHOSES OBSCURES DEVANT DITES.

2234. [1°] Premierement il est a noter que l'art et

2231. 1 semblable. *Latin* : similibus.

2233. 1 supflue — 2 ml't — 3 *Tout ce passage est corrompu. Le voici tel que le donne le ms.* : Car la coustumāce de nature et louurier qui oeure regulierement ou ppos et en semblables moustrent que ce qui est sudflue et delessie qui sahert o le cors se retrait et restraint ml't excedēt. *Latin* : quoniam de consuetudine naturae regulariter operantis in proposito et consimilibus est istud quod de praedicto superfluo dimittitur adhaerens cum corpore, nisi multum excedat, contrahit et restringit. (*Ed. Pagel, p. 348.*) — 4. *Latin* : sed si de dicto supperaddito cum excrescentia modicum plus debito auferatur — 5 raison outre nature — 6 *Le traducteur a sauté ici la 9e précaution :* 9a :) Si apostema aliquod per incisionem debeat aperiri, amplectatur digitis sinistrae manus, et ipsis subfixis, elevetur ac si deberet a corpore penitus separari; causae duae : una, ut sanies uniatur; secunda, ut facta incisione citius educatur. *Ed. Pagel, p. 349.*

la doctrine des incisions est mout [1] necessaire a tout cyrurgien ouvrant, non pas tant seulement mout [1] necessaires, mais plus necessaire que aucune autre doctrine de aucune autre operation particulere de cyrurgie; car se un cirurgien, quel que il soit, mesconnoist aucune chose de [2] ceste doctrine, combien que ele soit petite, il n'est pas, ne ne doit estre apelé cyrurgien.

2235. La quele chose puet estre ainsi prouvee d'abondance [de cele] doctrine [1] particuliere de cyrurgie qui est meillour et plus fort de toutes les autres, de la quele nous avons plus et plus souvent besoing et en greignour[s] cures; de la quele science et doctrine les plus beles cures [sont] acquises et les plus lucratives; par l'ignorance de la quele lievent aus cyrurgiens et aus paciens plus griès perilz non pas tant seulement [2], mais aucune fois laide mort.

2236. De cele science et doctrine qui est aus cyrurgiens plus necessaire, si com il est ou propos, la major apert; la meneur est desclaree [1]; car en faisant incision les choses conjointes sont desjointez, et les desjointes conjointes; les superfluités sont estrepees es plaies, apostumes, ulceres, morsures, pointures venimeuses, F° 107 b en estrepant les extrinseques ‖ et en traiant les excressances [2] et briement :

2237. Quiconques ne set faire artificiel incision en

2234. 1 ml't — 2 ce.

2235. 1 puet estre ci outre ainsi puuee dabondance. La doctrine. *Latin :* quod potest ex abundanti sic probari de illa particulari operatione cyrurgiae — 2 *Traduit :* ex cujus ignorantia insurgunt cyrurgicis et patientibus pericula graviora.

2236. 1 *Tout ce passage est corrompu. Ms. :* Et cele science et doctrine qui est aus cyrurgiens plus necessaires cele est la meillour. Et ainsi est il ou ppos ꝯ & c'. En ce la maior apert. La meneur est desclaree. *Latin :* De illa, in qua est cyrurgicis magis necessaria scientia et doctrina sicut est in proposito, major patet, minor declaratur — 2 *Latin :* in extrinsecis extrahendis et in excrescentiis extirpandis.

tout propos de cyrurgie, il ne set curer nule maladie, comme il ne seit nulle espoisse de maladie appartenant a cyrurgie, en la quele il ne conviegne pas aucune fois faire incision, si comme il est veu.

2238. [2°] A noter est .2. que les causes pour quoi toute la doctrine des incisions toutes en toutes maladies a tout propos est ci mise ensemble, non pas departie en plusieurs chapistres, selonc ce que divers propos requerent, sont .2. :

2239. La .1. est que ceste doctrine, signee sous certain chapistre, soit trouvee plus legierement que se ele estoit espandue en divers chapistres de ça et de la.

2240. La .2. est que il [est] monstré et compris plus certainement et plus completement comment font convenience toutes les incisions ensemble, comment que elles soient diverses et a divers [1] propos, et comment la doctrine de l'une expose et esclarcist la doctrine de l'autre; la quele chose ne seroit pas, se ceste doctrine estoit en divers chapistres par pieces repostes et diffuses.

2241. [3°] Ou .3. lieu est a noter que Avicene dit ou .1. livre, ou .4. fen, ou .26. chapistre entitulé : *de la seccion et de l'aperture des plaies*, et ou .4. livre, ou .3. fen, ou .1. chapistre [1] entitulé : *du gouvernement des issues quant il sont meures* [2], et ou .4. fen, ou .1. traitié, ou chapistre entitulé : *de perforation de plaies et d'autres, quant il convient que il soient descouvertes ;* la met il art de incision, et en la .2. partie de ses Cantiques nombre les maladies aus queles incision est competente; mes il ne donne pas l'art de les faire, et de ce

---

2240. 1 diuerses.

2241. 1 et ou .4. fen du .3. traitie ou .1. chapistre. *Latin :* et l. .4., f. .3., capitulo ultimo. *Les mss. 7130 et 7139 donnent ici* capitulo primo, *comme la traduction* — 2 *Latin :* de regimine exiturarum, *c.-à-d. de la manière de se comporter pour donner issue au pus*

F° 107 c meis ‖ mes est il fait mencion en mout ³ de liex en ceste cirurgie.

2242. [4°] Ou .4. lieu est a noter que quant nous feismes incision a tele fin que les choses courans et f[l]uides soient traites, si comme est boe, eaue, venin, il souffist, quant a ce, que incision soit faite petite, et que ele soit selonc longitude petite, a tele fin que les choses fluxibles puissent estre traites petit et petit, par succession de temps, partie après partie, selonc longitude quant a la partie des choses fluxibles; car elles issent aussi legierement par incision longue comme il feroient par large, car [c]ele boe puet estre menee de chascune partie que l'en veult.

2243. Mais de traire les choses qui sont grosses et p. 350 solides n'est pas ainsi ; car l'en i oevre selonc la disposicion [d'iceles] ou membre ou eles sont, ou selonc lonc ou lé, ou oblique:, ou autrement; car se les choses doivent estre traites par incision, il couvient varier l'oevre, si com le propos le ¹ requiert par mout ² de manieres. Toutevoies en ouvrant le cyrurgien se doit touz jours forvoier le mains qu'i[l] puet de longitudinel incision, et ne s'en doit desvoier, fors tant seulement que l'incision souffice a traire ou ³ propos.

2244. [5°] Le .5. notable est que le cyrurgien cauteleus oevre aucune fois devant le temps de eslection, aucune fois après. Il oevre devant en feignant cas de necessité, si comme de tres bonne election deust demain estre faite incision, et il se doute que endementieres autres cyrurgiens ne soient apelés, qui ne seroient pas apelés, se l'incision estoit faite.

2245. Lors le present cyrurgien parle a ceus a qui il apartient en ceste maniere : « Lonc temps a que j'ai F° 107 d pour‖veu que il couvenoit que ouverture fust ci faite,

3 ml't.
2243. 1 se — 2 ml't — 3 le.

mais je ne le vous voloie pas si tost dire que vous ne vouz en espoëntissiez, et ja soit ce que il a longuement que ele deust avoir esté faite pour oster la boe ; et ce qui fait a oster que ele ne corrumpist le membre ou ele est, et les autres choses particulieres a considerer, toutevoies la constellation n'estoit pas lors bonne a ce faire, ne ne fu puiz jusques a maintenant ; et maintenant par la grace de dieu ele est trez bone, ne ne sera si bonne pour certain jusques a grant temps ; il pourroit sourvenir endementieres au patient. nuisement sans remede, et si ai toutes mes necessités o moi a ce faire maintenant qu'i[l] i apartient. Pour la quel chose il est mout [1] necessaire que incision soit faite maintenant ».

2246. Par l'opposite aucune fois le cyrurgien met le temps arriere après tres bonne election, en faignant [1] que il atende meilleur temps, ja soit ce que il soit [pire] [2], ou il le faint pour ce que il n'a pas encore eue la pecune que il pensoit a avoir, avant que l'incision fust faite. Car quant l'incision est faite, la doulour est alegiee ; la fievre, s'ele i est, assouage et le pacient guarist, et par consequent le terme de la solucion de la pecune est eslongié.

2247. Autre cause est pour quoi le cyrurgien met arriere le devant dit temps de eslection : ou pour ce que il a o lui cyrurgien (que il ne veult pas qu'il le voie ouvrer) [1], le quel ne puet pas mout [2] estre o lui, si atent tant que il s'en voist ; ou s'il veult que le cyrur-

2245. 1 ml't.

2246. 1 faisant. *Latin :* fingens se expectare — 2 *Latin :* quamvis pejus.

2247. 1 *La phrase incidente, entre parenthèses, est du traducteur. Le texte latin dit seulement :* ut si habeat secum alium cyrurgicum, qui coactus non potest diu assistere. *D'ailleurs, toutes ces considérations sont beaucoup plus intéressées que chirurgicales* — 2 ml't.

F• 108 a gien i soit, le quel a a faire ailleurs ‖ quant a present, il atent terme tel que cil i soit, a cele fin que il oevrent ensemble, et ainsi par aucunes raisons il prent terme des parens.

2248. La .3. cause si est, car quant le cyrurgien voit que l'incision qui est a faire est perilleuse, lors il ordonne comment il sera defaillant de la faire, en disant a ceuz a qui il appartient que tele incision doit estre faite en bonne eslection de temps, le quel sera a tel jour et a tele heure; la quel chose faite, il faint que message ou lettres li sont envoiees, et pour ce il le convient departir, et pour certaine cause, et que il retournera tost, et se deult mout ¹ du partir et que l'incision est seure, et ainsi le cyrurgien compaignon qui est departi, revient aucune fois o licence ², et faite l'incision, se il set que il en viegne bien, il retourne; se il en vient mal, il laisse le compaignon et ne retourne pas.

2249. [6º] Le .6. a noter est que incision est dite en .2. manieres : l'une est environ les mires, et c'est le mire qui ¹ fait la medecine incisive en grosse matiere et visqueuse qui est dedens le cors, en separant et descontinuant les parties de lui. En autre maniere est dite incision vers les cyrurgiens, la quele est euvre particulere de ² cyrurgie qui devise et separe les coses continues o instrument trenchant, si comme rasoir ou flammete.

2250. [Et ceste est encore double] ¹ : l'une est casuel et non artificiel, si comme quant les plaies sont faites o incision ; l'autre est non casuel et artificiel et profitable, si comme cele que les cyrurgiens font es ouvertures p. 351

2248. 1 ml't. — 2 *Passage corrompu. Ms.* : et ainsi le cyrurgien se depart aucune fois o licence qui sest adeptir. *Texte :* et sic cum licentia aliquando recedit cyrurgicus recessurus.

2249. 1 que — 2 ce.

2250. 1 *Latin :* Et haec est adhuc duplex

des apostumes et leur semblables ² ; et de ceste seulement est l'entencion a present ³.

EXPLICIT, ETC.

2 semblable. *Latin :* similes. — 3 *La septième et dernière remarque manque :* 7°. Notandum, quod cyrurgicus faciens incisiones, quae fiunt paulatine, a quibus sanguis fluere consuevit, debet habere secum socium aut ministrum, qui cum spongia aut simili imbibat sanguinem exeuntem et exsiccet, propter duo : primo ne sanguis inundans impediat operationem ; secundo ne terreat patientem et etiam assistentes. *Éd. Pagel, p. 351.*

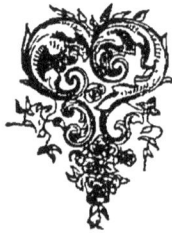

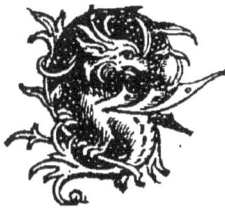

TABLE DES MATIÈRES

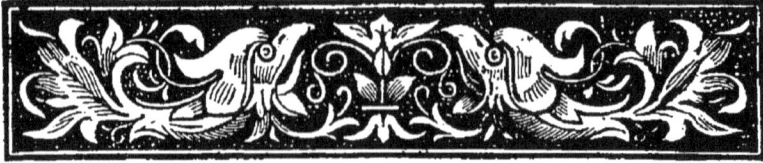

TABLE DES MATIÈRES[1]

TOME I

	§§	pages
[PROEME]		1
Le proheme de ceste cyrurgie ou nom de Nostre Seigneur, Amen. A nostre tres seri seigneur Phelippe, par la grace de Dieu, des François roy, est commencie la pratique de cyrurgie de par Henri de Mondeville son cyrurgien, roboree par theorique, faite a l'utilité du commun, commencie a Paris en l'an 13[o]6 (F° 2 a)	1	1

[1er TRAITÉ]

	§§	pages
[ANATOMIE]		13
La premiere rebriche est de l'ordenance du premier traitié	29	15

1. Nous donnons ici la table des matières qui occupe dans notre manuscrit les folios 2, 3 et 4.

Les parties entre [] ont été ajoutées pour la clarté de cette table.

§§ pages

La segonde rebriche : de savoir conter par
figures de algorisme............................ 3o   16
La tierche rebriche : de l'introductoire a la [1]
doctrine de anathomie........................ 37   19
[C'est ci la figure du cyrurgien qui s'estet et a
le rasoer en sa main, *etc.*]................... 37   19
La quarte [rebriche] : de la generalité de l'anathomie....................................... 38   19

[Ier CHAPITRE]........................ 23

La quinte rebriche et le .1. chapitre de l'anathomie : des membres consemblables, simples
et compos.................................... 49   23
La .6. rebriche est des .13. figures ensuians
par les queles seules toute l'anathomie et l'is-
toire du cors humain, tant de l'omme comme de
la fame, entier ou despecié, devant ou derriere,
de tous les membres et de chascun par soi, soient
dedens ou dehors, entiers ou despeciés ou devi-
siés ou diversifiés en quelque maniere que ce
soit, sera clerement demoustree.............. 5g   27
[C'est ci la figure premiere de l'omme de la
partie devant, en la quele ses oz sont peinz, *etc.*]. 5g   27
[La segonde figure d'omme ou quel aperent
par derriere les os, *etc.*]..................... 6o   27
La .7. rebriche de l'anathomie : des vertus des
membres consemblables, simples, spermatiques,
de[s] quiex le nombre est devant dit.......... 61   28
[La tierce figure de l'omme ou quel aperent
par la fixeure du pis et du ventre les vaines et
les arteres grans, *etc.*]....................... 81   3o
[La .4. figure d'un homme escorchié portant
son cuir sus ses espaulles, *etc.*].............. 88   3r
La .8. rebriche de l'anathomie : des membres
consemblables, simples, non spermatiques, des
quiex le nombre est devant dit................ 89   32
La .9. rebriche de l'anathomie : des membres

1. al la.

§§   pages

consemblables, compos, purement spermatiques, des quiex le nombre est devant dit............ 103   35

[La .5. figure d'un homme trenchié par le milieu de la partie devant, *etc.*].................. 104   35

La .10. rebriche de l'anathomie : des membres consembla[b]les ou officiaus, compos, partie spermatiques et partie non, de[s] quiex le nombre est devant dit............................ 110   37

La .11. rebriche de l'anathomie : des‖choses entrans en la composition de cors humain, qui sont dites superfluités des ¹ membres, des quiex le nombre est dessus dit...................... 113   38

[La .6. figure de l'omme, ou il apert de la partie du dos, trenchié le cran, *etc.*].............. 113   38

[IIᵉ CHAPITRE]........................ 41

La .12. rebriche de l'anathomie : des membres officiaus, et premierement de l'anathomie du chief desus et de ses parties.................. 127   41

La .7. figure ou il apert la conjunction et la composition des joinctures de[s] os du chief, comme il est dit dessus...................... 178   52

La .8. figure ou apert la conjunction et la composition des os du chief et de la face, et comment il se representent a ceus qui le[s] regardent de costé................................ 179   52

[IIIᵉ CHAPITRE]........................ 57

La .13. rebriche [et le .3.] chapitre de l'anathomie : de la face et des membres de lui...... 199   57

[La .9. figure d'omme trenchié par devant par le milieu du front duc' au cul, *etc.*]........... 199   57

L'anathomie des orgues de l'oïe et des oreilles................................ 205   59

La .14. rebriche de l'anathomie : des yex.... 209   60

La .10. figure, ou est la forme et la figure de oyl, demonstree en protraction............... 209   60

F⁰ 2 b

---

1. ou.

	§ §	pages
La .15. rebriche de l'anathomie : du neis [1]...	231	66
La .16. rebriche de l'anathomie : de la bouche et de tous les membres qui sont contenus en liè..	239	68
[L'anathomie des mendibles]................	247	71
[IVᵉ CHAPITRE]......................		73
La .17. rebriche de l'anathomie : du col.....	251	73
[Vᵉ CHAPITRE]......................		76
La .18. rebriche : de l'espaulle..............	263	76
[VIᵉ CHAPITRE]......................		78
La .19. rebriche : des bras................	268	78
La .11. figure d'un homme trenchié parmi le milieu par la partie derriere des le sommet de la teste jusques a la coue par le milieu de l'espine, par la quele fiçure aparra la partie derriere par dehors de tous les membres devans dis.	291	86
[VIIᵉ CHAPITRE]......................		86
La .20. rebriche de l'anathomie : du pis.....	292	86
[Le .1. chapitre de la .20. rebriche : de la thorace]................................	294	87
Le .2. chapitre [de la .20. rebriche :] du cuer.	307	90
Le tiers chapitre [de la .20. rebriche :] de l'anathomie du pomon.................	327	93
La .21. rebriche de l'anathomie : du dyafragme.	334	95
[VIIIᵉ CHAPITRE]......................		97
La .22. rebriche de l'anathomie : du ventre et de la region nutritive et des membres qui sont contenus dedens.....................	344	97
Du stomach........................	358	100
Des boiaus........................	365	101
Du foie............................	376	103

1. Cette 15ᵉ rubrique est placée dans le ms. après la 16ᵉ.

	§ §	pages
Du fiel dit amer.‖.........................	400	107 Fº 2 c
De l'esplain, c'est la rate..................	406	108
Du zirbz...................................	412	109
[IXᵉ CHAPITRE].......................		110
La .23. rebriche de l'anatomie [1] : de la matrique, de[s] reins et de la veisie et des parties d'iceux....................................	416	110
[La .12. figure qui est seule par em bas la moitié d'un homme, des la jointure de l'espine, qui est au milieu des costes, duc' aus jointures des piès, coupee par le milieu des la fource du ventre duc' au cul, en la quele apert longaon, *etc.*]....	416	110
[La .13. figure est la seule moitié desous de fame, des la jointure de l'espine, qui est ou milieu des costes, duc' aus dois des piès, trenchie par le milieu du ventre de la fource du stomach duc' au cul, en la quele apert l'aumatrique, *etc.*].	417	111
[1. De la matrique].......................	418	111
[2. Des reins]............................	446	116
[3. De l'auxunge].........................	458	118
[4. De la vessie].........................	460	118
[Xᵉ CHAPITRE].......................		120
La .24. rebriche de l'anatomie : des hanches et de la panilliere et des aignes...............	467	120
[XIᵉ CHAPITRE].......................		123
La .25. rebriche de l'anathomie : des membres et des orgues generatis [des hommes], et du cul et de perydonie (c'est l'entrepete).............	485	123
[Du vit]...................................	485	123
[De la coille].............................	503	126
[Des coillons].............................	509	127
[Les vesseaus spermatiques].................	514	128
[Du cul]..................................	515	128

1. anastomie.

§ § pages

[XIIᵉ CHAPITRE].......................... 129

La .26. rebriche de l'anathomie : des cuisses
et de tous les membres qui sont desous........ 518 129
La .27. rebriche : de flebothomie (c'est de san-
nier)... 526 130
La .28. rebriche : de la recapitulation et du
nombre de tous les os de tout le cors.......... 531 131

[IIᵉ TRAITÉ]

[PLAIES ET ULCÈRES].. 133

[PROEME]............................. 135

Ci commence le proheme au .2. traitié de
ceste cyrurgie 135
La .1. rebriche : ci commence le proheme
particulier du .2. traitié de la cyrurgie maistre
Henri d'Esmondeville ; de tres noble seigneur
du roy de France cyrurgien................... 537 135
[1.] Quel doit estre cyrurgien.............. 551 139
[2.] De quel maniere doivent estre les paciens. 556 140
[3.] De quele maniere doivent estre cil qui
sont environ le pacient...................... 557 141
[4.] Par quel maniere les accidens qui aviennent par dehors, soient ordenés]............. 558 141
[5.] La diffinition de cyrurgie.............. 559 142
[6.] Dont cyrurgie est dite................. 562 143
[7.] Quans instrumens sont de cyrurgie...... 563 143
[8.] Quantes especes sont de cyrurgie........ 565 144
[9.] Qu'est subjec en cyrurgie.............. 566 144
[10.] La fin de l'entencion de cyrurgie....... 567 145

[IIe TRAITÉ]

[PLAIES ET ULCÈRES]......... 572 146

[Ire DOCTRINE]

[PLAIES]................. 574 147

[Ier CHAPITRE]...................... 148

Le premier chapitre de la premiere division
du .2. traitié : de la comune cure des plaies, le
quel contient .8. parties principaus........... 587 148
LA PREMIERE PARTIE [PRINCIPAL] DU CHAPITRE
DE LA CURE COMMUNE DES PLAIES.............. 596 150
[1.] Des choses fichies.................... 597 150
[2.] Des instrumens o les quiex les [choses]
fichies sont traites........................ 605 151
[3.] Des membres es quiex les choses sont
fichies 613 153
[4.] De la maniere de traire les choses fichies
ou cors.................................. 614 153
La maniere particuliere de traire les choses
fichies ou cors || .... 619 154 F° 2 d
La maniere de traire les dars qui apairent
par dehors la plaie par souffissant extraction.... 626 155
La maniere de traire les dars qui n'apairent
pas soufisanment.......................... 631 156
La maniere de traire toute[s] choses qui sont
du tout en tout fichies dedens le cors ou le
membre, sans ce qu'il en apaire riens......... 633 157
La maniere de traire le[s] choses fichies ou
cors, les queles puent et doivent estre traites
par la partie par la quele eles i entre[re]nt..... 634 157
La maniere de traire les choses fichies qui
puent et ne doivent pas estre traites par la partie
par la quele il i entrairent.................. 638 158
La maniere de traire les choses fichies ou

	§ §	pages
cors qui doivent et ne puent estre retraites par la partie par la quele il i entrerent............	642	160
La maniere de traire les choses fichies ou cors qui ne puent ne ne doivent estre traites par la partie par la quele il i entrerent.............	643	160
La maniere de tra[i]re les choses fichies des cors armés.................................	644	161
La maniere de traire les dars qui sont apelés sours	650	163
La maniere de traire saites barbelees........	655	163
[La maniere] de traire saietes ou choses venimeuses..	659	164
LA .2. PARTIE PRINCIPAL DE LA CURE COMMUNE DES PLAIES, et premierement rieules generauls de fluis de sanc restraindre qui sont. 17..........	664	166
Les manieres de restraindre sanc especiaus sont .2.....................................	682	169
La .2. maniere de restraindre sanc qui court.	688	171
La maniere de restraindre sanc de plaie sans deperdicion de substance....................	690	171
La maniere de restraindre flux de sanc de plaie ou deperdicion de substance.................	691	172
La medecine Galien restraignant le sanc.....	692	172
LE .3. PRINCIPAL DU CHAPITRE DE LA CURE COMMUNE DES PLAIES.............................	695	173
De la me ‖ decine.........................	696	173
De la maniere d'apliquier la dite medecine a la plaie	697	174
LE .4. PRINCIPAL DU CHAPITRE DE LA COMMUNE CURATION DES PLAIES......................	699	175
Les .9. rieules generaus de commune maniere de lier.....................................	702	175
Du .2., c'est de la maniere especial de lier plaies	711	177
De la maniere de deslier....................	714	178
Les .12. rieules generauls de la maniere commune de coustre les plaies..................	717	179
Rieule en quelles plaies [1] cousture est profi-		

F° 3 a

---

1. Rieules es quelles les plaies.

	§ §	pages
table..	730	181
Rieule [1] en quelles plaies cousture n'est pas profitable....................................	732	182
Les .3. cas pour quoy les poins sont descousus de la plaie sans deperdicion de substance, ançois qu'elles soient encharnees..............	744	184
Le .5. PRINCIPAL DU CHAPITRE [2] DE LA [COMMUNE] CURATION DES PLAIES....................	750	186
La maniere de sainnier [3] et de ventouser les navrés	752	186
[La maniere de faire evacuations o ventouses et o sansues].................................	759	188
La maniere de faire evacuation o medecine laxative	760	188
La maniere de faire fleubothomie et evacuation o medecine laxative ensemble, et as quiex ele est profitable.............................	762	189
L'ordenance entre fleubothomie et medecine laxative, quant eles sont toutes .2. competentes.	764	189
La maniere de faire pocion as navrés........	765	190
LA .6. PARTIE PRINCIPAL DU CHAPITRE [4] DE LA CURE [COMMUNE] DES PLAIES....................	770	191
LA .7. PARTIE PRINCIPAL DU CHAPITRE [5] DE LA [COMMUNE] CURATION DES PLAIES...............	789	195
La maniere commune de garder les navrés d'apostume chaut et de choses semblables.....	792	195
La maniere especial de contregarder le navré de chaut apostume et de eschiver les causes qui cel apostume metent en la plaie, de la quelle .7. rieulles sont ‖ donnees..................	793	196 F•3 b
La maniere de connoistre les signes qui apairent es plaies devant le naissement de chaut apostume.....................................	801	197
La cure general d'apostume chaut et de sem-		

1. Rieules.
2. du chapitre commun.
3. sainiuer.
4. du commun chapitre.
5. du commun chapitre.

§ § pages

blables es plaies, de la quelle .9. rieules generaus sont donnees............................ 802 198
  La maniere especial et l'ordre de curer les
accidens qui avienent es plaies................ 813 199
    Emplastre de mauves resolutif et maturatif... 821 201
  La maniere de curer empostume porri avec
plaie.. 823 201
    LE .8. PRINCIPAL DU CHAPITRE [1] DE LA [COMMUNE]
CURE DES PLAIES.............................. 825 202
    L'oingnement Thederic vert................ 839 204

[II⁰ CHAPITRE]...................... 206
  Le segont chapitre [2] de la premiere doctrine
du .2. traitié : des choses qui sont requises a la
cure des plaies des ners et des lieus nerveus,
outre la cure commune desus dite............ 848 206
  Les .9. rieulles generaus de la cure des plaies
[des ners].................................. 851 206
  La cure des ners es quiex les plaies sont faites
selonc la longitude.......................... 864 209
  La cure des ners navrés selonc la latitude.... 865 209
  La cure des anciennes plaies qui sont es
ners.. 869 210
  Les medecines que l'on doit mettre sus les
plaies des ners es pointures longues, non pas
apostume[e]s................................ 873 211

[III⁰ CHAPITRE]...................... 213
  Le .3. chapitre de la premiere doctrine du .2.
traitié : de la cure des plaies du chief o la froisseure du cran selonc Thederic ou selonc nostre
nouvele experience.......................... 885 213
  Les .7. choses a entendre en la cure des plaies
du chief o froisseure du cran................ 893 215
  Devisions en [3] quelles plaies nouvelle cure est
competente.................................. 897 216

1. du chapitre commun.
2. capitre. h surchargée.
3. es.

§ § pages

En quelles plaies nouvelle cure n'est pas competente.................................. 903 217

La cure des plaies selonc la nouvele experience 915 220

La cure Thederic et la nouvele cure ‖ s'acordent en .6. choses........................... 919 221   F° 3 c

Ces .2. cures se different en .6. choses...... 927 222

La maniere manuel de ouvrer en la nouvele cure des plaies, et i sont .6. canons........... 935 224

[IVᵉ CHAPITRE] 225

Le .4. chapitre de la .1. doctrine du .2. traitié : de la cure des contusions du chief ou froisseure du cran sans plaie de cuir et de char par dehors.................................. 942 225

Les .3. signes de la froisseure du cran sans plaie de char de chief par dehors............. 945 225

La maniere manuel de ouvrer en la chose proposee 950 226

[Vᵉ CHAPITRE]........................ 228

Le .5. chapitre de la .1. doctrine du .2. traitié : de la maniere d'ouvrer o la main, o les instrumens qui sont apartenans a cyrurgie en cran froissié¹, quant la cure de Thederic dessus dite ou la nostre ne souffissent par² aucune cause.. 954 228

Les .6. cas es quiex la cure Tederic ne souffis[t] es plaies................................ 956 228

Les .5. choses a entendre en la maniere de traire les os du cran froissiés................ 964 229

La maniere d'apareillier les plaies de la char par dehors du chief jusques a tant que l'os en soit ostés.................................. 971 230

La maniere de la preparation de la plaie du cran jusques a tant que l'os en soit trait, qui en doit estre trait................................ 974 230

1. froissies.
2. pour.

	§ §	pages
De la maniere de la preparation du temps de la remotion des pieces du cran	975	231
La maniere de traire les os qui pueent estre trais sans violence...........................	978	232
La maniere de traire les os qu'il convient traire o violence............................	980	232
Les divisions des plaies du cran au propos, et sont .9................................	981	232
Trois causes pour quoi les os du cran froissiés sont trais des plaies.......................	982	234
La manière general d'ouvrer, et .20. rieulles generals.....................................	988	235
F° 3 d Les signes a savoir mon ‖ se le cran soit perciés ou non................................	1011	238
La maniere de traire les os du cran des fixures et des plaies qui ne sont pas penetrantes....	1016	239
La maniere de ouvrer ou cran froissié non mie a souffisance.............................	1018	240
La maniere de ouvrer ou cran non pas apertement froissié, si comme en fixures...........	1020	240
La maniere d'ouvrer en cran froissié........	1027	242
La maniere d'ouvrer puis que l'en a trait ce qui doit estre trait...........................	1030	243
[Poudre capital]............................	1033	243
La maniere de apareillier les plaies de la char par dehors..................................	1034	244
La cure des accidens sourvenans a ces plaies, et sont .3................................	1037	245
Les causes de l'apostemation de la dure mere qui sont .5................................	1038	245
[Les signes]...............................	1045	246
[La cure du .2. accident]..................	1050	247
[La cure du .3. accident]..................	1055	247
[VI° CHAPITRE]........................		249
Le .6. chapitre de la .1. doctrine du .2. traitié : de la cure de toutes les plaies de tous les membres de la face.....................	1066	249
[De la cure du nés trenchié]	1071	250

§ § pages

La cure de la plaie après toute la trencheure du nés................................. 1072 250

La cure du nés qui est ja .1. petit alterés..... 1077 251

La cure du nés nouvelement trenchiés........ 1079 251

L'opinion d'aucuns de ceste cure............. 1081 252

La maniere de lier le nés entaillliés devant appareillié................................ 1084 253

[VIIᵉ CHAPITRE]...................... 258

Le .7. chapitre de la .1. doctrine du .2. traitié : de la cure des plaies de la veine organique et d'aucunes autres veines..................... 1108 258

[VIIIᵉ CHAPITRE]...................... 261

Le .8. chapitre : de la cure de toutes les plaies penetrans a la concavité du pis, de quelque partie que ce soit, et de la cure des plaies du ventre dedens et dehors..................... 1129 261

Emplastre aus plaies du pis qui sont penetrans et anciennes........................... 1137 263

La rectification de la maniere d'ouvrer....... 1138 263

De la diete............................... 1141 264

Des plaies du ventre...................... 1142 264

General regle de curer universelment la paroi¹ du ventre qui a besoing d'estre cousue........ 1150 266

La cure especial......................... 1151 266

La ma||niere de coustre................... 1152 266 F° 4 a

La maniere de couchier le pacient.......... 1156 267

La cure après la cousture................. 1157 267

[Des boiaus].............................. 1164 269

La maniere de ramener les boiaus quand il issent.................................. 1166 269

La maniere d'ouvrer es boiaus, quant il issent et sont navrés........................... 1172 270

La maniere de coustre les plaies es gros boiaus................................... 1177 271

[Des grans plaies.]......................... 1178 271

Des plaies des membres nutritis............. 1179 271

1. poi.

§ § pages

La cure de la torcion qui ensieut les plaies du
ventre penetrans...................................... 1186 273

[IXᵉ CHAPITRE]........................ 273

Le .9. chapitre ou quel est demoustré les
queles plaies sont perilleuses ou morteux...... 1188 273
Les .8. introductoires au propos............ 1189 274
En quantes manieres le membre est dit prin-
cipal.. 1194 275
Merveilleuse chose de la plaie du cervel...... 1211 279

[Xᵉ CHAPITRE]........................ 279

Le .10. chapitre : d'aucunes medecines aidans
a la cure d'aucunes plaies et de la maniere par
la quelle chascune de ces medecines euvre es
dites plaies, et comment ces medecines s'acor-
dent entre elles, et quel difference il a entre eles,
et quant et comment eles doivent estre amenis-
trees 1214 279
  [De .3. medecines] 1221 281
  [Du temps]................................. 1226 282
  [De la maniere d'admenistrer]............. 1227 283
  [Du generatif]............................. 1228 283
  [Oignemens] 1235 284
  [Generatis de cuir]........................ 1240 285
  [Questions] 1243 286

TOME II

	§ §	pages
[XIᵉ CHAPITRE]......		3
Le .11. chapitre : de spasme, c'est contraction de ners, et d'autres empeechemens qui retardent la cure acoustumee es plaies, etc..............	1253	3
Divisions de spasme......................	1257	4
La maniere de la generation de spasme de replection	1260	5
La maniere de la generation de spasme de inanicion, et sont .2.	1261	5
Preservation de spasme..................	1264	6
Trois causes communes de chascun spasme..	1266	6
Causes especiaus de spasme de inanicion....	1270	8
Preservation de dolour..................	1271	8
Preservation de froit....................	1272	8
Preservation de putrefaction.............	1273	9
Signes communs de spasme antecedens......	1276	9
Les signes devisans entre les espoisses ‖ de spasme	1277	10
Signes antecedens spasme de replection, et sont .5. et aperent........................	1278	10
[Les signes devant alans spasme de inanition, et sont .3.]..............................	1283	11
[La cure commune]......................	1288	11
Quatre riulles generauls de la cure de l'un et de l'autre spasme........................	1289	12
[Cures particulieres]	1295	13
[Divisions de spasme de replection]........	1296	13
La cure de spasme de replection curable est faite par .6. choses......................	1305	14
La cure de spasme de inanicion, c'est de vanité................................	1320	16
D'autres empeechemens empeechans la cure acoustumee des plaies....................	1326	17
Les .5. rieulles de la cure des empeechemens.	1327	18
La cure especial de ces empeechemens qui		

F° 4 b

§ §   pages

sont .[1]7. par nombre.................... 1333   18
   La cure des .7. empeeschemens curables par
medecine¹............................:...... 1335   19
   La cure des .8. empeeschemens curables par
cyrurgie...............................:...... 1336   20
   La cure des .2. empeeschemens curables par
medecine et par cyrurgie................. 1345   22

   [XIIᵉ CHAPITRE]..................... 23

Le .12. chapitre : de la cure de la contusion
sans plaie en quelque lieu que ele soit.... 1354   23
   [Description de contusion]............... 1358   24
   [Devisions de contusion qui sont .5.]..... 1359   24
   Les .8. rieulles generauls de la cure des con-
tusions 1375   25
   Cures especiaus de contusions, et sont .11.
par nombre.................................. 1384   27

[IIᵉ DOCTRINE]

[ULCÈRES]...............   35

   [PROEME]............................. 37

Ci commence le proheme particulier de la .2.
doctrine du .2. traitié de ceste cyrurgie....... 1421   37

   [Iᵉʳ CHAPITRE] 44

Le premier chapitre de la .2. doctrine du .2.
traitié est de la cure des ulceres universel et par-
ticulier....................................... 1452   44
   [Notification]............................. 1453   44
   [Diffinicion]............................. 1454   44
   [Divisions].............................. 1455   45
   [Les causes et les divisions des causes]....... 1482   47
   [Les signes] 1496   49
   [La curation]............................. 1498   50
   [La preservative]......................... 1499   50

1. par une medecine.

§ § pages

[Curative]... 1500 50
Cures especiaus de [.7.] manieres de ulceres
particuleres devant mises................... 1545 60
La diffinition d'ulcere plein...................... 1545 60
La diffinition d'ulcere concave en general...... 1548 61
La cure particulere ou regart des choses desus
dites, toutevoies general ou regart des .5. es-
poisses des ulceres concaves ¹ apparentes, de la
quele cure une rieulle general est donnee....... 1555 63
La diffinicion d'ulcere envenimee et la diffe-
rence de l'ulcere froit, chaut et de contraire.... 1556 63
La diffinicion || d'ulcere soullable............ 1566 66 Fᵒ 4 c
La diffinition d'ulceres qui corrodent le cuir
par fraude, en rampant ou en eslargissant...... 1568 67
La diffinicion d'ulcere porri................. 1572 68
La cure de herisipila......................... 1575 69
La diffinicion d'ulcere qui est de fort consoli-
dation... 1581 70
De la maniere de lier les ulceres............. 1588 72
[La diffinicion de l'ulcere caverneuse et qui est
reposte, qui est une meisme chose]............. 1601 75
La manniere ² d'ouvrer.................... 1614 77
[Palliative]................................. 1645 83
Declarations des devant dites choses et des
choses qui les touchent, des queles .11. choses
sont a noter................................. 1657 86
[De boe].................................. 1664 88
[De venim]................................ 1669 89
[De porreture]............................ 1672 89
[De orde porreture]....................... 1674 90
[De croste ou escharde]................... 1676 90

[IIᵉ CHAPITRE].......................... 96

Le .2. chapitre de la .2. division du .2. traitié
est de la cure de toutes morsures et pointures de
toutes bestes alans et rungans et volans, enveni-

---

1. concauees.
2. mamiere.

§ §   pages

mees et venimeuses, et qui ne sont envenimees
ne venimeuses...................................... 1694   96
   [De la connoissance]......................... 1698   97
   [Diffinicion].................................... 1699   97
   [Divisions]...................................... 1700   97
   [Les causes].................................... 1706   99
   [Les signes].................................... 1707   100
   [La cure]....................................... 1724   103
   [La cure des lesions des bestes ne venimeuses
ne envenimees] 1726   104
   De la morsure d'omme..................... 1734   105
   De mors de singe et de chien non mie enragié. 1735   106
   De pointures de mouches a miel, des vespes et
de toutes choses samblables volantes.......... 1738   106
   De la cure des lesions de toutes les bestes na-
turelment venimeuses ou accidentelment en-
venimees 1744   107
   [La preservative]............................. 1745   107
   Les fumigations chassantes les serpens et tou-
tes autres choses venimeuses.................. 1748   108
   [La curative]................................... 1751   109
   [Les medecines simples a donner par la bou-
che]... 1757   111
   Les medecines compostes a donner par la bou-
che.. 1761   112
   Les choses mises sus le lieu.................. 1767   114
   La maniere d'eslargir l'ulcere [1] estroite en cest
propos.. 1784   118
   Les medecines a mettre sus le lieu, simples,
traiantes venin.................................. 1787   119
   Les medecines a mettre sus le lieu, compostes
a ce meismes.................................... 1789   120
   La cure de morsure de chien enragié [2]....... 1798   121
   La maniere de ouvrer les pocions............ 1806   123
   Les choses mises sus le lieu.................. 1811   124
   De la pointure d'escorpion.................... 1812   124
   Les pocion[s]................................... 1813   125

1. lulonc.
2. enragies.

	§ §	pages
[Les choses mises sus le lieu]	1821	126
De la morsure de tyr et de vipere, qui sont une meisme chose||	1823	126
Des diversités des serpens et comment iceux divers font lesions en diverses manieres	1826	127
[De la cure]	1829	129
Des diversités des yraignes et comment diverses yraignes blescent par diverses manieres	1830	129
La cure de morsure d'yraigne de parais ¹ et de courtils	1832	130
De la cure general palliative	1834	130
[De la diete]	1835	131
La diete prop[r]e de morsure de chien esragié ²	1842	132
Les declarations des premisses et des choses qui touchent les premisses	1848	133
Des ras et des souris	1855	136
De mustele et de taupe	1860	137
Des formis, des puces, des pugneses, des poouls	1862	137
Des hees, des guespes	1867	138
[IIIᵉ CHAPITRE]		144
Le .3. chapitre de la .2. doctrine du .2. traitié est la cure des fistules	1887	144
[La notification et l'exposicion du nom]	1896	145
[Diffinicion]	1897	145
[Divisions]	1898	145
[Les causes des fistules]	1905	146
[Les signes]	1908	147
[La cure]	1929	150
Des [.1]9. rieules generauls des fistules	1933	150
La maniere d'ouvrer particulerement	1952	154
La maniere de faire purgation universeil et particulere et de dieter	1954	155
[Des locaus mis sus]	1955	155
La maniere d'ouvrer et d'apliquier les dites		

F° 4 d

1. pau.
2. esragies.

	§ §	pages
medecines au lieu.............................	1958	156
Les pocions aidans a ce....................	1969	158
[Declaracions]	1984	160
[IVe CHAPITRE]......................		165
Le .4. chapitre de la .2. doctrine du .2. traitié est de la cure de chancre ulceré ¹............	2001	165
[Notification].............................	2002	166
[L'equivocation de cest non « chancre »].....	2003	166
[Diffinicion de chancre non ulceré]...........	2004	166
[Diffinicion de chancre ulceré...............	2005	167
[Divisions]................................	2006	167
[Causes].................................	2018	169
[Signes].................................	2019	169
[La cure]................................	2024	170
[Cure preservative].......................	2025	170
[La curative].............................	2028	171
[.15. ruilles generaulz de la general cure de chancre].................................	2030	171
La maniere particulier d'ouvrer.............	2045	175
[Diete]...................................	2047	175
[De purgation]............................	2051	176
La maniere d'ouvrer o la main..............	2056	177
La maniere d'ouvrer ou propos o emperiques.	2066	179
[Palliative]...............................	2069	179
[Des declarations]........................	2081	183
La division d'apostume de melancolie........	2096	185
[INCISIONS]........................		195
[Ci commencent les rebriches des incisions]..	2133	197
[Ici se commencent les incisions]..........		198
[Cest chapistre est de la doctrine artificiel de faire incisions necessaires et profitables selonc medecine et cyrurgie ou cors humain a tot propoz]...................................	2134	198
[I. DES MALADIES ES QUELES INCISIONS SONT COMPETENTES].............................	2141	199

1. ulceres.

	§ §	pages
[II. Des causes]........................	2142	199
[Des causes generaulz]...................	2143	199
[Des causes especiaus]................:......	2147	199
[III. Du temps de faire incisions]...........	2157	201
[Du temps de election]....................	2161	202
[Du temps de la constellation].............	2162	202
[Du temps de l'eslection du pacient]........	2163	202
[L'eslection du cyrurgien]................	2164	203
[Du temps de necessité]...................	2166	203
[IV. Maniere de faire incisions]...........	2170	205
[Des manieres especiaus de faire incisions en chascunes maladies proposees selonc les diverses condicions de chascune d'icelles]........	2183	208
[Des incisions a faire es ulceres]...........	2184	208
[Des incisions a faire au propos............	2185	209
[V. Des cauteles]..........................	2209	215
[Des cauteles qui sont a garder en aucunes incisions pourposees et non en toutes]..........	2221	217
[VI. Des declaracions des choses obscures devant dites].............................	2234	219

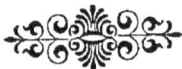

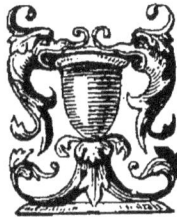

GLOSSAIRE

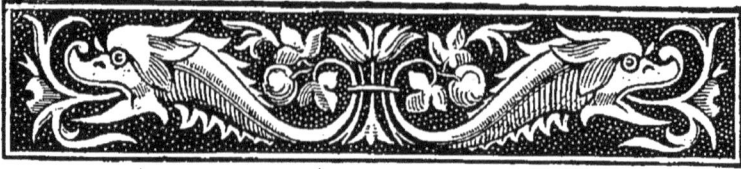

GLOSSAIRE

A

A 1418, 1823 (cum) *avec* — Atout 1317, *avec*.

* Aa 1742, etc., *abréviation de* ana. *Voy. ce mot*.

* Abbominacion 2216, *nausée*.

* Ablucion 1609, 1616; ablusion 1614, 1956, 1964; ablution 823, 1567, 1605, 1980 (ablutio) *lotion, lavage, détersion*.

* Absconsion 1686 (absconsio) *ulcère caché, latent*.

* Abstersif 1564 (abstersivus) *abstergent*.

* Acceteus 1838 (acetosus) *vinaigré*; aceteus 408, etc., *acide*.

* Accosité. *Voy.* aquosité.

Acertainner 1454 (praefigere) *certifier, assurer*.

Ache 930, 931, 1760, 1816, 1981 (apium). *Voy. Mond.*

Chir., p. 564, § 98, et trad. Nicaise, p. 833.

Acomparagier 1686 (comparare) *comparer*.

* Acosité. *Voy.* aquosité.

Acoucier, *réfl.* 997, 1437, 1524 (succumbere) *défaillir, succomber*.

Acoustumance 2233 (consuetudo) *habitude*.

Acoustumeement 10 (per assuefactionem) *habituellement*.

Acoustumer 1951, 1999 (consuere) *avoir coutume*.

Acraventer 1503, 2212 (prosternere) *abattre, prosterner*.

* Actractif, etc. *Voy.* attractif, etc.

* Acuër 1267 (acuere) *exciter, irriter*.

* Acuité 271, 455, 1333, 1568, 2078 (acuitas).

* **Additement** 134, 383, 1024; aditement 249 (additamentum) *appendice.* *Cf.* aditement rostral.

Adebonnerier 1437 (mitigare) *mitiger.*

* **Aditement rostral** 522 (additamentum rostrale) *olécrâne.* *Voy.* bec du coude.

* **Adjacent,** *des 2 genres* 706, 709, 711; adjacent, — e 711, 1775, 1940, 2145 (adjacens).

* **Adjutoire,** adjutore. *Voy.* ajutoire.

Adonc; adoncques, adonques. *Voy.* donc, donques.

* **Adposicion.** *Voy.* aposicion.

Adrescier 1904 (dirigere) *conduire, aider.*

* **Aduste** 774, 1542, 1963, 2006, 2033 (adustus) *aduste, brûlé.*

* **Adustion** 1963, *brûlure;* 1568, 2011 (adustio) *état aduste du sang et des humeurs.*

Aerder, aerdre. *Voy.* aherdre.

Affermer 1016 (consolidare) *consolider.*

* **Afforime** 801; auforime 22; auffofime 21; auffourime 559; auforisme 1682, 1683; aufforisme 1430 (aphorisma) *aphorisme.*

* **Agregation** 1420 (aggregatio). *Le Diction. général ne donne qu'un exemple du* XVIᵉ *s.*

Agrellir 280 (graciliare) *amincir, devenir grêle.*

* **Agreste** 1742 (agresta) *verjus.* — Uva acerba aut viridis, ex qua fit agresta. *Mond. Chir. p.* 559, § 27.

Agrever 2102 (aggravare) *agraver.*

Agu 2101, 2102, (acutus) *aigu;* — 2050, *piquant au goût.*

Agüece 654, 1521 (acies) *pointe.*

Aguillonner 1701, 1704 (stimulare) *exciter, irriter.*

Aherdre 283, 626, 1679, 1687; aerdre 337, *etc.;* aerder 1775; s'aherdre 1212, 1871, 1873; se aerdre 1852; — *subj. prés.* 3ᵉ *pers. sing.* s'ahert 1928; *plur.* ahergent 645; — *part. prés.* aerdant, -e 1016, 1775 (adhaerere) *adhérer.*

Ahonnier. *Voy.* aonier.

* **Aidable** 1950, 2127 (juvans) *utile.*

Aignes. *Voy.* aingnes.

Aigremoine 1971, 1991 (agrimonia).

Aigruns 2050 (acrumina) *fruits acides; légumes âcres, d'un goût fort.* — Omnia acrumina, ut allia, cepae et similia. *Mond. Chir. p.* 468.

Ainçois, *adv. et conj.* 10, 637, *etc.* (immo) *bien plus, au contraire.*

Aingnes 860; aignes 1316, 1318 (inguina) *aines.*

Ains 758, 914, *etc.* (immo) *bien plus, au contraire.*

* **Ajutoire** 520; adjutoire 524, 1974; adjutore 264 (adjutorium) *humerus.* *Voy.* os de l'ajutoire.

*Alable. *Voy.* devant alable.

Alachier 748 (mitigare) *diminuer.*

Alainement 332 (anhelitus) *expiration.*

ALBUCASIM 423; Albuksim 22 (Albucasis).

*Albugineuse. *Voy.* umour.

*Alcahab (alcohab) 71, *ligament. Mot arabe. Voy.* thenentos.

*Alefase 1357 (alfase) *contusion. Mot arabe.*

Alegier 2246 (alleviare) *alléger, soulager.*

Alener 333, 338, *respirer.*

Aler 556, 800, *etc. — ind. prés. 3° pers. sing.* vet 1856, 2092; *subj. prés. 3° pers. sing.* voise 1798, voist 764, 1330, 2247; *plur.* voisent, 2179, *etc.*

* Algorime 536; augorime, augorisme 30 (algorismus) *arithmétique. Mot arabe.*

Alier 349 (alligare) *lier.*

*Alkitran. *Voy.* allzitran.

*Alleguié 1508, 1509, 1511, 1512, *etc.* (allegatus) *allégué, cité.*

*Allzitran 1862 (alzitran) *goudron. (Il faut probablement corriger et lire alkitran, qui est la forme ordinaire.)*

* Almensor 1886, 2082, 2119 (Almansor) *livre de Rha\zès.*

* Aloës 1231; aloës epatique 1418; aloës eupatique 692; — Aloë est lacrymus plantae; habet tres species, scilicet: cicotrinum (*aloès socotrin*)

quod est melius; deinde hepaticum (*aloès hépatique*) et ultimo caballinum (*aloès caballin*). *Mond. Chir. p. 570, § 150 ; trad. Nicaise, p. 842.*

* Altee 1742, 1790; altea 1868 (althaea) *guimauve. Voy. Mond. Chir. p. 560, § 45, et trad. Nicaise, p. 825.*

*Alterer 424, 862 (alterare).

Aluisne 1309, 1541, 1562 (absinthium) *absinthe. Voy. Mond. Chir. p. 561, § 63, et trad. Nicaise, p. 828.*

Alun 1560, 1564, 1683 (alumen) *alun, sulfate d'alumine et de potasse. Voy. Mond. Chir. p. 562, § 73, et trad. Nicaise, p. 829.*

Ambleté, *euphorbe. — § 185.* Anabula herba est communis nota de lacticiniis corrosivis, gallice *amblete,* crescit copiose in locis sabulosis. *Mond. Chir. p. 573, et trad. Nicaise, p. 848. Manque dans Godefroy.*

Ambre. *Voy.* vernis.

Ambroise 1562 (ambrosia) *ambroisie, nom donné à plusieurs plantes aromatiques.*

*Ambulatif 1578, 1579 (ambulativus) *ambulant.*

*Ambulation 1580 (ambulatio) *marche envahissante.*

Ameillourir 10 (meliorare) *améliorer.*

Amender 728, *améliorer.*

Amenuisement 490 (diminutio) *diminution.*

Amenuizier 2173; amenuisier 490, 788, 1032, 2195 (minui, diminui) *diminuer, amoindrir.*

*Amil 1324 (amylum) *amidon. Voy. Mond. Chir. p. 563, § 86, et trad. Nicaise, p. 831.*

Amoisti, *part. pas. de* amoistir 692, 696; amousti 685 (madefactus) *imbibé.*

Amoistié, *part. pas. de* amoistier 690, 691 (madefactus) *imbibé.*

Amoistir 787, 950, 2078 (madefacere) *imbiber, humecter.*

Amollier 1644 (humectare) *tremper, humecter.*

* **Amouroustre** 1867 (amarusca) *camomille puante, anthemis cotula,* L. (*Cf. Godefroy, v° ameruche.*)

Amousti. *Voy.* amoisti.

* **Ana** 1731, 1736, *ana, mot grec* ἀνά *signifiant* de chaque, *employé dans les ordonnances, et souvent abrégé en* ā̄ā̄.

* **Anathomie** 4, etc. (anatomia), 1911, etc. (anathomia) *anatomie.*

Ane 842, 1787 (anas) *canard.*

* **Anet** 2068 (anetum) *aneth, anethum graveolens,* L. *Voy. Mond. Chir. p. 564, § 92, et trad. Nicaise, p. 832.*

* **Anexé** (xiii° s.) 1636, *annexé, relié;* 2027 (annexus) *connexe.*

* **Angle** 723, 973 (angulus); greignour angle (major an-

gulus), 1105, *grand angle de l'œil.*

* **Angleus** 1476 (angularis) *angulaire.*

* **Anis** (xiii° s.) 1760, 1820 (anisum).

* **Antecedent** 1276, 1277 (antecedens).

* **Antere** 1560 (antera) *anthère, partie essentielle de la fleur renfermant le pollen;* ici antere *indique les roses sans leurs pétales.* — § 31. Antera, semen croceum in medio rosarum. *Mond. Chir. p. 559, et trad. Nicaise, p. 824.*

* **Antidotaire** 8, 1407, 1956, 1962; antidotoire 1252, 1612 (antidotarius), *recueil de médicaments, pharmacopée, matière médicale.* —Ab antidoto dicitur antidotarius, quasi compilatio facta ex antidotis, scilicet ex compositis et quae solum conferunt ad plura proposita. *Mond. Chir., p. 506, et trad. Nieaise, p. 742.*

Antoinne. *Voy.* mal Saint Antoinne.

Aonier 2145; ahonnier 1131 (unire) *réunir;* aonnier 1031 (explanare) *aplanir, unir.*

Aouvrer 1986 (operare) *opérer.*

Apaier 2060 (sedare), *apaiser.*

Apareillier 897, 901, 974; appareillier 677, 858, 868, 953, 968; apparellier 1551, etc. (praeparare) *panser.*

Aparfondir 1925, 1974; apparfondir 1938; aparfondier 2207 (profundare) *approfondir.*

* **Aparissablement** 185 (apparenter) *d'une manière apparente.*

Aparoir 1248, 1440, 1717 (apparere), *apparaitre — ind. prés.* il apert 156, *etc., etc. il est manifeste — plur.* aperent 1937 *— Fut.* apparra 32; *plur.* aparront 59 *— subj. prés. 3 pers. sing.* aperge 826, 1996, apperge 1320; *plur.* apergent 648.

Aparrissanment 185 (apparenter) *d'une manière apparente.*

Apeler 1318 (provocare) *provoquer, exciter.*

Apercevance 687, *apparence.*

* **Apercion.** *Voy.* apertion.

* **Aperience** 928 (apparentia) *apparence.*

* **Apert** (en) 13, *ouvertement.*

* **Apertion** 1499; apercion 1805 (àpertio) *ouverture d'abcès.*

Apeticier 63 (minui) *diminuer.*

Aplanier 1000 (applanare) *aplanir.*

Apoiement 173, *etc.* (appodiatio) *appui.*

* **Apoplectique** 2159 (apoplecticus).

* **Aposicion** (XIII° s.) 1051, 2078; adposicion 1992 (appositio) *apposition, application.*

* **Apostemacion** 1037 (aposte-matio) *processus de suppuration transformant un organe en abcès.*

* **Apostume,** *masc. et fém.* 484, 789, 1987 (apostema) *— masc.* : apostume chaut 779, 852; apostumes frois 2082; apostume melencolicus 2096 *— fém.* : apostume chaude 594, 853; apostume chancreuse 2008; apostume melancolieuse 2093 ; *—* empostume 43, *apostème, abcès.*

* **Apostumé** 1216, 1217 (apostematus) *abcédé.*

* **Apostumer** 1045, 1737 (apostumare) *abcéder.*

* **Apostumeus** 710 (apostemosus) *abcédé.*

Appareillier. *Voy.* apareillier.

Apparfondir. *Voy.* aparfondir.

Apparoir. *Voy.* aparoir.

* **Appension** 1306 (applicatio) *application.*

* **Application** 1061 (applicatio).

Apraindre. *Voy.* apreindre.

Aprece. *Voy.* apresce.

Apreindre 834, 921 (comprimere) *comprimer;* apraindre 1000, *etc.* (deprimere) *déprimer;* 985 (opprimere) *comprimer.*

Apresce 1928; aprece 154 (asperitas) *aspérité, rugosité.*

* **Aproximation** 747 (approximatio) *rapprochement. Le Diction. général ne cite qu'un exemple du* xv° s.

* **Aptation** 1637 (aptatio) *réunion.*

* **Aquarius** 443, *le Verseau, signe du Zodiaque.*
* **Aquosité** 801 ; acosité, accosité 453 (aquositas). *Littré ne donne pas d'exemple.*
* **Arabic** 519, 1896 (arabicus) *langue arabe.*
* **Arabois** 1896, *arabe.*
* **Aranee** 223 (aranea tela) *arachnoïde, deuxième membrane, enveloppant le cerveau, entre la dure-mère et la piemère.*
Archaier. *Voy.* archoier.
Archie 110 (in forma arcuatum) *arcade, voûte.*
Archoier 2205 ; archaier 2205 (arcuare) *courber en arc.*
* **Arcué** 2206 (arcualis) *courbe, en parlant de lignes.*
Ardoir 1861 (comburere) *brûler.*
Ardure 2065 (ardor) *brûlure.*
Arguer 1683, 1684 (argui) *arguer, opposer.*
* **Ariés** 443, *Bélier, signe du Zodiaque.*
* **Aristologe** 1760, 1764 ; aristrologe 1033 ; aristologie 1232 (aristolochia) *aristoloche. Le Diction. général ne donne qu'un exemple du XVIᵉ s. Voy. Mond. Chir. p. 563, § 80, et trad. Nicaise, p. 830.*
ARISTOTE 2125 (Aristoteles). *Le seul passage où Mondeville, suivant l'usage du moyen âge, n'appelle pas Aristote le Philosophe. Voy.* Philosophe.

* **Aristrologe.** *Voy.* aristologe.
* **Armeniac** (bole) 1553 (bolus armenica) *bol d'Arménie, bol oriental, argile ocreuse rouge, grasse au toucher. Voy. Mond. Chir. p. 559, § 32, et trad. Nicaise, p. 824.*
* **Armeurier** 646 (armarius) *armurier.*
Arrestement 1111, 1112 (interceptio) *arrêt, cessation.*
Ars, *p. pas. de* ardre 1941, 2104, *brûlé.*
* **Arsenic** 1341 (arsenicum) ; arsenic sublimé 1352, 2123 (arsenicum sublimatum). *Voy. Mond. Chir. p. 572, § 183 et trad. Nicaise, p. 848.*
Arsure 1708, 1720 (arsura) *brûlure.*
Art, *s. fém. et masc.* (ars). — *fém.* toute l'art de medecine 46, par la seule art 1334, selonc la longue art 1778. — *masc.* cest art 1932, 1952. *Fém. et masc. dans le même* § 46 — art 609, 629 (ars) *instrument pour extraire les dards.*
* **Artere trachee** 261 (trachea arteria) *trachée-artère* ; **artere venal** 329 (arteria venalis) *artère pulmonaire, ayant la structure d'une artère et contenant du sang veineux* ; grant artere (arteria magna) 321, *aorte.*
* **Arterial.** *Voy.* veine.

* **Artetique** 1257 (arthriticus) *arthritique.*
* **Artificial,** *des 2 genres* 663, 1027, 2063; artificiel 562, 706, 2056, 2057 (artificialis) *fait suivant les règles de l'art.*
* **Artificialment** 699, 982, 1783, 1786, 1879; artificiaument 941, 980, 1319, 1959; artificielment 667, 690, 699, 714 (artificialiter) *suivant les règles de l'art.*
* **Artificiel.** *Voy.* artificial.
* **Artificielment.** *Voy.* artificialment.

As, *passim, aux* (*article composé*).

Asembler. *Voy.* assembler.

Asiete (XIII° s.) 733; assiete 1342, etc. (situs) *situation, place.*

Aspre 1928 (asper) *rugueux.*

* **Aspreté** (XII° s.) 1000 (asperitas) *aspérité.*
* **Assa fetida** 1765, 1766, 1787 (assa foetida) *asa foetida, gomme — résine fétide de l'ombellifère* Ferula asa foetida, L. *Voy. Mond. Chir. p. 565, § 109, et trad. Nicaise, p. 835.*

Assemblement (XI° s.) 731 (unio) *réunion, en parlant des plaies.*

Assembler 828, 829, 836; asembler 827 (unire) *réunir, en parlant des plaies.*

* **Assignier** (XIII° s.) 1520, 1824 (assignare) *indiquer, signaler.*

Assouagier 1420, 1441, *etc.* (mitigare) *soulager, adoucir, mitiger, apaiser.*

* **Astersion** 1564 (abstersio) *abstersion.*
* **Asutillier** 182, 183 (subtiliare) *amincir.*

Atapir (se) 1532, 1542 (latere); attapir 1826 (latitare) *se cacher.*

Atemprement 108, *etc.* (temperamentum) *modération.*

Atemprer. *Voy.* atremper.

Atenvrié 945 (attenuatus) *rendu mince, ténu.*

Atouchement (XII° s.) 1581 (tactus) *tact, toucher.*

Atout. *Voy.* A.

* **Atraction** (XIII° s.) 859; actraction 100, 233; actration 2179 (attractio) *attraction, qualité de ce qui attire les humeurs;* actraction 2150 (attractio) *extraction.*

Atrempance 800, *etc. tempérament normal, mixture normale des humeurs, opposé à* desatrempance.

Atrempeement 108 (temperate); 799 (moderate) *modérément.*

Atremper 107, 859, 2162; atemprer 901 (temperare) *tempérer, mitiger, modérer.*

Attapir. *Voy.* atapir.

* **Attractif** (XIII° s.) 1598; actractif 102, 352; attratif 290, 1308, 1803; attrattif 1532; actraitif 2190 (attractivus).
* **Attricion** 1209 (attritio) *attri-*

tion. *Le Diction. général ne donne qu'un exemple du* XVIᵉ *s.*

Aubin d'oef 692, 1015, 1103 (albumen ovi) *blanc d'œuf.*

·Aufforime, *etc. Voy* afforime.

* Augorisme, *etc. Voy.* algorime.

* Aumatrique. *Voy.* matrique.

Auner 1131 (unire) *réunir.*

Auques 1032, 1131 (eodem modo); 1680 (etiam); ausques 1971 *aussi, également;* auques 1248, 2210 (fere) *presque.*

* Auriculier 530 (auricularis) *auriculaire.*

Aus, *passim, aux·(article composé).*

Auserre 786 (Antisiodorum) *Auxerre.*

Ausques. *Voy.* auques.

Autel, *des 2 genres* 1086; autel, -e 1954 (idem) *même.*

Autresi 937, 1301, 1747, *etc.* (similiter) *également, aussi.*

Autretant 1807 (tantundem) *tout autant.*

Autretel, *des deux genres* 2031; autretel, -e 1153 (idem) *semblable, même, identique.*

* Auxunge 458, *etc.* (axungia) *graisse entourant les reins.*

Avable 550 (habilis); 1121, 2168 (aptus) *habile, apte à, approprié, convenable.*

Aveignon 1812 (Avinio) *Avignon.*

Aventure (XIᵉ s.) 1432 (casuale) *accident.* — Par aventure

1991 (forsitan); 1998, 2017 (forte) *peut-être.*

Avenzoar 1759 (Avenzoar) *médecin arabe* (XIᵉ s.).

Averroes 1762; Averroïs 1853 (Averrhoës) *Averroès, médecin et philosophe arabe du* XIIᵉ s.

Avicene 4, 9, 43, 50, 61, 114, 133, 159, 245, 377, 493, *etc.* (Avicenna) *Avicenne, médecin arabe du* XIᵉ s. *le plus souvent cité avec Galien. Mondeville a tiré son anatomie d'Avicenne* § *4.*

Avironner 181 (circumdare); 1097 (involvere); 1102 (circumvolvere) *environner, entourer, entortiller.*

*Aymant (XIIᵉ s.) 2124 (magnes) *aimant.*

B

Baillier 711, *etc.* — *subj. prés. 3ᵉ pers. sing.* bauge 711 (tradat) *donner, livrer.* — Baillier 2229 (palpare) *palper, masser.* (*Cf.* debaillier).

*Balaustes 1560 (balaustiae) *balaustes, fleurs du grenadier sauvage. Voy. Mond. Chir. p. 559,* § *30, et trad. Nicaise, p. 824.*

Barbes 655, 656 (barbulae) *dentelures de la flèche.*

*Basilaire — os basilaire 160 (os basilare) *apophyse basilaire de l'occipital.*

*Basilicon 1787 (basilicon)

onguent ainsi nommé de βα-σιλικὸς, royal, à cause de sa prétendue grande efficacité. Voy. Mond. Chir. p. 529, et trad. Nicaise, p. 776.

1. ***Basilique** (xiiᵉ s.) 1826, 1877 (basiliscus) *basilic, serpent fabuleux.*

2. ***Basilique.** *Voy.* veine.

Bastarde. *Voy.* herisipille.

Bauge. *Voy.* baillier.

Bec du coude 271, *olécrâne, apophyse de l'extrémité humérale du cubitus. Voy.* aditement rostral.

*Bedellium 1787 (bdellium) *bdellium, gomme-résine d'Arabie. Voy. Mond. Chir. p. 567, § 126ᵃ, et trad. Nicaise, p. 838.*

Bellonc 157; bellunc 148 (oblongus) *oblong* (*barlong*).

*Benefice (xiiiᵉ s.) 1438, 1440 (beneficium) *avantage.*

* Benigne *masc.* 2013 (benignus) *bénin.*

Berbe 484 *bubon* (cf. verble).

BERTHELIMIEU 1885 (Bartholomaeus) *Barthélemy, Salernitain* (xiᵉ s.)

Bevrage 1741; beuvrage 1742 (potus) *boisson.*

Blandir 1441 (blandire) *adoucir, mitiger.*

Bloi 1467, 2005 (lividus) *livide, bleuâtre.*

Bocete 436, *éminence*; 832, *boulette.*

Boche. *Voy.* bouche.

Boe 1826 (sterquilinium) *boue,*

fange; — boe 1661, 1664, 2155, 2222, 2223; boue 1668 (sanies) *pus.*

Boel 370; bouel 371, 373; boiau 369; buel 389 (intestinus) *intestin*; boel **doizenaire** 389 (duodenum) *intestin duodémum*; boiau **culier** 1975 boiau culier dit longaon, *rectum. Voy.* longaon.

Boeus 1684, 1685 (sordidus) *purulent.*

Boiau. *Voy.* boel.

Boire 1836 (potus) *boisson.*

Boiste de l'espaulle 265 (pixis humeri) *cavité glénoïde de l'omoplate.*

Borroiche 2048 (borago) *bourrache, Borrago officinalis, L.*

Bouace ?? 2020 (bana?) *vilaine, grosse boue*; *magma.*

Bouche 1959, 1963; bouce 874, 881, 1963 (orificium) *orifice*; — boche du stomach 300, 337 (orificium stomachi) *creux de l'estomac. L'italien dit également* bocca dello stomaco.

Boue. *Voy.* boe.

Bouel. *Voy.* boel.

BOURGOIGNE 1574 (Burgundia) *Bourgogne.*

Bouter 882 (impellere) *pousser*; bouter hors 747, 1813, 1850 (expellere) *chasser, expulser.*

Bouton, *petite tumeur, vésicule.* — Bothor corneae, gallice *bouton. Mond. Chir. p. 337.*

Boutonnier, *rosier canin, rosa canina, L.* Voy. esglentier.

Bren 821, 878, 1187 (furfur) *son.*

Brioisne 1969 (bryonia) *bryone, vigne blanche, couleuvrée, navet du diable, navet galant, Bryonia dioica L., purgatif drastique.* Voy. *Mond. Chir. p. 568, § 132, et trad. Nicaise, p. 839.*

Brouet 1839, 1845, 2048 (brodium) *bouillon.*

Bubete, *bouton, petite pustule superficielle.* Voy. pustule.

Bubon 484 (bubo).

Buel. Voy. boel.

Buel grelle 389 (gracilis intestinus) *intestin grêle, composé du duodénum, du jéjunum et de l'iléon.* Voy. dozenaire, geun *et* yleon.

C

Caillé. Voy. caillié.

* **Cailleus** 1353, 1930, 1985 (callosus) *calleux.*

Caillié 2072, *caillé, presure;* caillé de lievre 1760; caillier de lievre 1824 (coagulum leporis) *presure de lièvre.*

* **Caillosité.** Voy. callosité, **Cal.** Voy. chal.

* **Calament** (XIIIᵉ s.) 1397; calamant 1858; calaman 1309, 1541, 1562; calmant 1794 (calamentum) *calament, melissa calamintha, L.*

* **Callosité** 1897; caillosité

1963 (callositas). *Les deux formes se trouvent dans le même § 1936.*

* **Calmant.** Voy. calament.

Calx 1412 (calx) *chaux.*

* **Camomille** 1576; camomile 873 (camomilla) *camomille, Anthemis, L., chamœmelum.* Voy. *Mond. Chir. p. 563, § 89, et trad. Nicaise, p. 831.*

* **Cancer** 443, *le Cancer, signe du Zodiaque* (cf. chancre).

* **Canele** (XIᵉ s.) 904, 1311, 1760, 1843 (cinnamomum) *cannelle de Ceylan, écorce du Laurus cinnamomum, L.* Voy. *Mond. Chir. p. 567, § 125, et trad. Nicaise, p. 838.*

Canete 740, 741 (canula) *canule fenêtrée servant aux sutures des plaies.* Voy. *les figures 1, 2, 3, 4 de la planche I dans la traduction Nicaise de Mondeville.*

* **Canfre** 1576 (camphora) *camphre, matière cristallisée extraite par distillation du Laurus camphora, L.* Voy. *Mond. Chir., p. 563, § 83, et trad. Nicaise, p. 831.*

* **Canne du pomon** 261, 329 (canna pulmonis) *trachée-artère.*

Canole. Voy. chenole.

* **Canon** (XIIIᵉ s.) 615, 616, 617, 1435, 1436 (canon) *canon, règle.*

* **Cantaride** 1704 (cantharida), 1722, 1738 (cantharis) *cantha-*

ride, meloe vesicatorius, L. Voy. Mond. Chir. p. 573, § 186, et trad. Nicaise, p. 848.

* **Canthar** 1863 (herba cantharidis) *euphorbe. Voy. Mond. Chir. p. 575, § 209, et trad. Nicaise, p. 852. (Cf.* euforbe).

* **Cantiques** 2241 ; quantiques 377 (cantica) *titre d'un livre d'Avicenne.*

* **Canule** 1985 (canna) *petite canne, roseau.*

* **Capacité** 156, 2039 (capacitas). *Le Diction. général ne donne qu'un exemple du* xv° s.

* **Capillaire** 288, 2106 (capillaris).

* **Capital.** *Voy.* poudre.

* **Capricornus** 443, *le Capricorne, signe du Zodiaque.*

Car 2089, 2090, 2091, 2092, *etc.* (quia); 18 (quoniam) *parce que ;* 348 (ut) *afin que, pour que;* quar 191; quer 137 (quia) *car.*

* **Carnosité** 181, 255 ; charnosité 336, 353 (carnositas).

* **Cartilagineus** 1209 ; cartilagineus 67, 238 (cartilaginosus).

* **Cartillage** 237, 238 ; cartillaige 240 (cartilago) *cartilage.*

* **Cartillagineus.** *Voy.* cartilagineus.

* **Cartillaige.** *Voy.* cartillage.

1. * **Cas** 2176 (casus) *chute.*

2. **Cas,** *qui sonne comme un objet fêlé, cassé ; employé adverbialement* 1014 : se il sone mu ou cas (si mute vel rauce sonat).

* **Castor** 873, 1311 (castoreum) *castoreum, matière sécrétée par le castor. Voy. Mond. Chir. p. 566, § 117, et trad. Nicaise, p. 836.*

* **Casuel,** *des 2 genres* 2250 (casualis) *accidentel.*

* **Catapuce** 1857 (cataputia) *euphorbe. (Cf.* canthar).

* **Cautele** (xiii° s.) 1071, 1853, 2183, 2209 (cautela) *précaution.*

* **Cauteleus** 2244 (cautelosus) *avisé.*

* **Cauteleusement** 1105 (caute), 1991 (cautelose) *avec précaution.*

* **Cautere** *s. masc. et fém. —* mas. : 1941 ; *fém. :* 1618. *Dans les §§ 1622 et 1623,* cautere *est alternativement masc. et fém.* (cauterium). — Cauterium, ustio, coctura et apud rurales « fileta » idem sunt ista quattuor. Cauterium dicitur a caustica, quod est incendium, quia incendit. Coctura dicitur a coquendo ; ustio dicitur aburendo ; fileta, quasi filia (?) quia dat multas curas et per longum tempus, et oportet quod patiens sit continue sollicitus de ejus custodia et de regimine, scilicet de propria filia naturali (??). *Mond. Chir.* p. *351,* et trad. *Nicaise,* p. *513.*

* **Cauterization** 1439 (caute-rizatio), cauterisation 681. *Le Dict. général ne donne qu'un exemple du* xvi° *s.*

* **Cauterizier** 1779, cauterisier 882, 2042, 2043 (cauterizare) *cautériser.*

* **Cedra** 1861 (cedra, id est pix) *goudron, pix navalis. Cedra est probablement un mot corrompu de l'Arabe* Kitran, al Kitran, *goudron. Voy.* all-zitran, pegoule.

* **Celèbrer** (xii° *s.*) 197 (exer-cere), 2162, 2225 (celebrare) *accomplir, pratiquer, faire.*

Celle 422 (cellula) *cellule, cavité.*

* **Cendal** 1034 (tendatum, *qu'il faut lire* cendatum) *tissu de soie. Ici c'est le* sindon *que l'on met sur la plaie, faite par le trépan, entre la dure-mère et le crâne.*

Centaure, s. *fém.* 1541, 1562 (centaurea) *centaurée. Voy. Mond. Chir.,* p. *562,* § *79, et trad. Nicaise,* p. *830.*

* **Centiloge** 2162 (Centilogium) *Centiloquium, livre de Ptolémée, médecin Alexandrin* (iii° *s. av. J.-C.*).

* **Cephalique** 287, 758; chephalique, 286 (cephalica) *céphalique veine superficielle du bras, que l'on saignait comme dérivatif des maladies de la tête, d'où son nom.* (cf.

vaine du chief). *Voy. Mond., Chir.,* p. *369, et trad. Nicaise,* p. *538.*

Cerapion. *Voy.* Serapion 1.

Cerement 1792 (sarmentum) *sarment.*

* **Ceruse** 2075, 2078 (cerussa) *céruse, carbonate de plomb. Voy. Mond. Chir.,* p. *560.* § *39, et trad. Nicaise,* p. *825,*

Cesune (?) *renouée, trainasse, Polygonum aviculare,* L. — § *52* Corrigiola, geniculata, gallice cesune idem, adhaeret terrae sub segetibus, trahitur cum uncis ferreis, dessicatur sicut foenum. *Mond. Chir.,* p. *561.*

* **Ceterac** 1971 (ceterata *faute pour* ceteraca), ceteras 2067 (ceterach) *cétérach, nom arabe de la* Doradille, *fougère, Ceterach officinarum.*

Cevé. *Voy.* chavé.

Chaeine du col et du pis 266 (furcula gulae vel cathena gulae vel pectoris, quae gallice vocatur « canole » colli) *les deux clavicules avec leur articulation sternale.* (Cf. chenole.)

Chaet 1941, 1964 p. *passé de* cheoir, *tomber.*

Chal 1242 (callositas); cal 1718 (callus) *cor, callus, callosité.*

Champestre 2048 *oiseaus* champestres (campestris) *des champs;* 1987, 1990 cyrurgiens champestres (ruralis) *rural, illettré.*

1. **Chancre** 1421, 1451, 1480, 2002, 2003, 2004, 2005 (cancer) *cancer. Pendant tout le moyen âge, par conséquent dans Mondeville, chancre a toujours le sens de* cancer, *et non celui qu'il a maintenant. Voy.* § *2108.*

2. **Chancre** 2089 (cancer qui vulgari gallico vocatur, « crabbe »), 2091 (cancer) *crabe.*

Chancre de fleuve 1760, 1808, 1809 (cancer fluvialis) *écrevisse.*

Chancreus 2008, 2106 (cancerosus) *cancéreux.*

Chanel 1112 (canalis) *canal. Voy.* chenaus.

* **Chapistre** 992, 993, 1887, 1906, 1945, *etc.* chapitre 28, 29, etc. (capitulum). *Ce mot est le plus souvent écrit avec s :* chapistre.

Char 1915, 1939, *etc.* (carnem). *On ne trouve jamais le moderne* chair.

Chardemoine 1843; gardamoine 904 (cardamomum) *cardamome, fruits aromatiques, provenant de l'Inde, tirés de l'Amomum cardamomum, L., et d'autres espèces similaires. Il faut probablement corriger et lire* chardemome, gardamome.

CHARLLES 2 (Carolus) *Charles, troisième fils de Philippe le Bel* (1296-1328), *roi de France sous le nom de Charles le Bel.*

Charmer 1397 (carminare) *enchanter, guérir.*

Charneus 851, 1908, 1914 (carnosus) *charnu, de chair. Littré ne donne qu'un exemple de Paré* (XVI* s.).

* **Charnosité.** *Voy.* carnosité.

Charpie 837, 838, 974 (carpia).

Charpiee 823 (carpia) *charpie.*

Chartre 203 (carcer) *prison.*

Chasse du cuer 106, 283, 333, 1209 (casula? *capsula* cordis) *péricarde.*

Chastris 774, 2068 (castratus) *mouton.*

Chauchier 1704 (tempore coitus); chaucier 1745 (ad coitum excitari) *coïter.*

Chavé 717 (concavatus); cevé 740 (concavus) *creux, creusé, concave.*

Chenaus des reins 453 (pori uritides vel canales renum) *urétères.*

Chenole 266 (furcula gulae quae gallice vocatur « canole ») *fourche représentée par les deux clavicules articulées avec le sternum. (Cf.* chaeine du col).

Cheoir 2130, *etc.* (cadere) *choir, tomber; — ind. prés.* 3e *pers. plur.* chient 847; — *subj. prés.* 3e *pers. sing.* chiee 1963, 2060; — *p. passé* chaet 1941, 1964; cheu 1416, 2023, *etc.*

* **Chephalique.** *Voy.* cephalique.

Chievrefuil 2068 (caprifolium) *chèvrefeuille.*

Chifre (xiiiᵉ s.) s. fém. 3o (o), 35 (ziffra) *ʒéro*.

Choses 542 (causas) *causes*.

Choses mises sus 1393, 1396, 1397, etc. (localia) *topiques*. *Voy.* locaus.

Chucre 1140 (zuccara); *sucre* 1742.

Ci 1244, 1246, etc. (hic) *ici*.

*Ciat, *masc.* 9o8; ciate *masc.* 911; *fém.* 9o7 (ciatus) *tasse, verre*. Cyathus *aurait dû donner un mot masc.*

Ciau nostre Dame 1418 (napus agrestis) *sceau de Notre-Dame, navet sauvage, navet du diable, probablement la Bryone. Voy.* brioisne.

* **Cicamour**, *sycomore, Ficus sycomorus, L.* —§ *126ᵇ*…Alia dicitur ficus Pharaonis et jumaz (Djummaz) et mais et ficus fatua et sicomorus….. dicitur sicomorus gallice *cicamour. Mond. Chir. p.567, et trad. Nicaise, p. 838.*

* **Cicatrice** 1995; cicatrique 2199, 2201, 2205, 2233 (cicatrix).

* **Cicatrisation.** *Voy.* cicatrization.

* **Cicatriseure.** *Voy.* cicatrizeure.

* **Cicatrizatif** 1611 (cicatrizativus) *cicatrisant*.

* **Cicatrization** 595, 1583; cicatrisation 826 (modus cicatrizandi).

* **Cicatrizeure** 1096 (cicatrix) *cicatrice;* cicatriseure 837

(modus cicatrizandi) *cicatrisation*.

* **Cicatrizier** 837 (cicatrizare) *cicatriser*.

* **Cifac** 343, 346, 347; cyfac 104; cifach 1154; cyphac 1154 (syphac) *péritoine. Mot arabe.*

* **Cifac de la coille** 343 (syphac ossei) *tunique vaginale du scrotum.*

Cil, *masc. sing. sujet* 1851, 1932, 1983, 2029; — *rég.* 1872, 1885, 1949, 2132; — *masc. plur. sujet* 2122; — *rég.* 1937, *celui.*

* **Cimbalaire** 68, 240 (cartilago cymbalaris) *épiglotte, à cause de sa forme ovalaire, rappelant une cymbale.*

* **Circuité** 180, 1897 (circuitus) *circuit, pourtour.*

* **Circulaire** 2179 (circularis).

* **Circulierement** 2182 (circulariter) *circulairement.*

* **Cirot** 1407 (cerotum) *cérat.* (*Cf.* cyroisne.)

* **Cirurgie, cirurgien.** *Voy.* cyrurgie, cyrurgien.

* **Cissure** 1379 (scissura) *scissure, division, coupure.*

Cist, *pron. démonst. masc.* 185, etc., *celui-ci;* — *masc. sujet* cestui 2012, 2013; — *plur. masc. et fém.* ces 1823, 1844, 1845, 1907, 1909, 1913; — *plur. fém.* cestes 391, *etc.;* cestez 6o7.

* **Citre** 1758 (grani citri citranguli vel arantii quod idem

est), 1824 (semen pomi citri
scilicet arantii), 1788, 1820
(citrus) *orange.*

* **Citrin** (xii° s.) 1758, 1824,
2104 (citrinus) *citrin, jaune.*

Clapoires 484 (bubones, vulgali gallico « verbles » vel
« clapoires ») *bubons* (cf.
verble).

Clerc 16, etc. (clericus) *savant,
lettré.*

* **Climat** 1826 (clima).

* **Clistere** (xiii° s.) 1308, 1616,
1804; clistoire 1306; clistre
1585 (clyster) *clystère, lavement.*

* **Clisterisier** 2159; clisterizier
1781 (clysterizare) *donner des
lavements.*

* **Clistoire;** clistre. *Voy.* clistere.

Clochier 484, *boîter.*

Clou, *furoncle.* — Ex eodem
(sanguine) peccante in spis-
situdine sola fiunt furunculi,
qui dicuntur vulgali gallico
*clous. Mond. Chir. p. 465 et
p. 479.*

*Cluté 681 (occultus), 2039 (ab-
sconditus); clusé 2177, *caché.*

* **Coaguler** 378, 380, 693, 2154
(coagulare).

Coignes 508 (*corr.* coignés,
plur. de coignet) (coni) *petits coins.*

Coille 343, 419, 487 (osseum
pour oscheum, de ὀσχέον), 503
504 (osseum vel bursa) *scrotum, les bourses.*

Coillon 501, 504, 508, 509, 510
(testiculus) *testicule.*

Cole 363 (cholera), 369, 400,
1483, 1853, 2104 (colera) *bile.*

* **Colerique** 395, 396, 1579 (co-
lericus) *bilieux.*

*Colloquintide 1864 (coloquin-
this) *coloquinte, Cucumis co-
locynthis; violent drastique.*

*Colon 373 (colon) *colon, deu-
xième partie du gros intestin.*

Com, conj. 70, 296, 2108, 2110
(ut), 1850 (cum), 1850, 1853
(sicut); cum 97; con 2037,
2108, *comme, ainsi que.*

[**Combrer**] — *Fut.* comberra
35 *prendre, occuper.*

*Comburant 1951 (comburens).

Come 2 (Cosma) *Saint Côme,
patron des chirurgiens.*

*Comestion 777, 780 (comes-
tio) *repas.*

Comment 21, 1430, 1666 (com-
mentum), 1668 (commenta-
rium) *commentaire, spécialement* (21, 24, 1206, etc.) *le
Commentaire de Galien sur
Hippocrate.*

* **Commissures** 144, 999; con-
missures 996 (commissurae
cranei) *sutures du crâne.*

* **Commistion** 115, 908, 910
(commixtio) *mélange.*

* **Communication** (communi-
care) 150.

* **Competent** (xiii° s.) *des 2 genres* 549 (competens) (mede-
cine competent) 1153, 2136;
— competent, — e 2039 (medecine competente) 730, 753,

755, 896, 1332, 1771, 2108, 2188.

Compierre, *hépatique.* Voy. epatique 2.

__Complexion__ (xiii s.) 11, 754, 1190, 1335, 1610, 1704, 2126; compleuxion 71; complecion 77 (complexio).

*__Complexionné__ 1728, 1902 ; compleuxionné 1473 (complexionatus) *bien ou mal constitué, doué d'une complexion bonne ou mauvaise.*

Compost 29, 51, 1539, *etc.* (compositus) *placé ensemble, composé.*

Compraignement 1041 (compressio) *compression. Manque dans Godefroy.*

Compraindre 634, 1099, 1103, *etc.*; compreindre 714, *etc.*; — *p. passé* compraint, 686, 951 (comprimere) *comprimer. Manque dans Godefroy.*

Comprendre 123 (apprehendere) *prendre, saisir ensemble.*

*__Compression__ 66, *etc.* (compressio).

*__Comprimer__ 937 (comprimere).

1. **Con** 423 (vulva vel cunnus), 424, 461 (vulva) *vulve.*

2. **Con.** Voy. com.

*__Concave__ 1455, 1528, *etc.* (concavus).

*__Concavité__ 269, 582, 608, 824, 1545, 1903 (concavitas); — 1029 (cavatura aut fissura) *entaille, sillon.*

Concriee 792, *créée.*

*__Condanser__ 1679 (condensare) *condenser.*

__Confection__ (xii s.) 692; confeccion 1610, *préparation pharmaceutique composée.*

*__Conferent__ 1547, 1783 (conferens) *se rapportant à, adapté, convenable.*

Confermer 147 (confirmare) *consolider, raffermir.*

Confès 2220, *etc.* (confessus) *confessé.*

Confire 820, 821, 904, 1547, 1553 (conficere) *confectionner, composer (une potion, un remède composé).*

Conforter 143, *etc.* (confortare) *renforcer.*

*__Confraction__ 1358 (confractio) *meurtrissure.*

*__Confrication__ 429, 1545 (confricatio) *frottement.*

*__Conglutination__ 1951 (conglutinare), *cicatrisation. Le Diction. général ne donne qu'un exemple du* xvi* s.

*__Conglutiner__ 1438 (conglutinare) *agglutiner, cicatriser.*

*__Congru__ 1437 (congruus).

Conjurement 2125 (conjuratio) *conjuration.*

*__Conmissures.__ Voy. commissures.

Connin 1699, 1701 (cuniculus) *lapin.*

*__Conpetanment__ 2031 (competenter) *compétemment.*

*__Consemblable__ 54, 61, 64, 77, *etc.* (consimilis) *semblable* *dans toutes ses parties, de même nature.*

• **Consequace** 1952 (consequens) *conséquent.*

• **Consolidatif** 1177, 1569, 1955, 2061 (consolidativus) *consolidant, cicatrisant.*

• **Consolidation** 1006, 1342, 1456, 1520 (consolidatio) *consolidation, cicatrisation.*

* **Consolider** 1016, 1581, 1730, 1967, 2060 (consolidare) *cicatriser.*

Consoulde meneur 2068 (consolida minor) *petite consoude, Brunella vulgaris.* — Consolida minor, quae vocatur in Francia *oniterola* (?), in Tuscia *herba venti. Mond. Chir. p. 476. Voy. trad. Nicaise p. 858, § 261.*

* **Constellation** 2162, 2245; constellacion 2161 (constellatio) *état du ciel favorable ou défavorable.*

CONSTENTIN. *Voy.* Costentin.

* **Constriction** 304, 325, 679; contriction 1492 (constrictio).

* **Consumptif** 1312 (consumptivus) *consomptif.*

* **Consumption** 1259, 1263 (consumptio) *consomption.*

* **Continu** 1844, 2144 (continuus).

* **Continuelment** (XII° s.) 1276, 1387, etc. (continue) *continuellement.*

* **Continuité** 1357, 1657, 1906 (continuitas).

Contraignement 84 (constrictio) *constriction.*

Contraint 2144 (constrictus) *rétracté.*

Contralier 91 (occurrere) *contrarier.*

Contredire 1869 (resistere) *résister.*

Contrester 1850 (resistere) *résister, combattre;* contreitier? 684, *s'opposer à.*

* **Contricion.** *Voy.* contrition.

• **Contriction.** *Voy.* constriction.

* **Contrition** (XII° s.) 1486 (strictura) *constriction, rétrécissement;* contricion 1358 (contritio) *contrition, meurtrissure, contusion.*

• **Contucion.** *Voy.* contusion.

* **Contusé** 1378 (contusus) *qui a reçu une contusion;* 1383, 1395 (contusus) *contus, contusé.*

* **Contusion** 572, 943, 1354, 1675, etc.; contucion 5, 586 (contusio). *Le Diction. général ne donne qu'un exemple du* XVI° s.

* **Convenable** (XII° s.) 760 (competit), 761 (confert); couvenable 934 (convenit).

* **Convenience** 1224, 1457, 1645 (convenientia) *conformité, accord, convenance, similitude, rapport;* — 2206, *réunion, en parlant de deux lignes.*

* **Copie** (XIII° s.) 2224 (copia) *abondance.*

Coral 2125 (corallum) *corail.*

Corde 276, 277, 855 (corda) *tendon.*

*Cordial 1747 (cordialis) *cordial au point de vue thérapeutique. Le Diction. général ne donne qu'un exemple du xvᵉ s.*

*Coriandre 1743 ; corriandre 1742 (coriandrum).

*Cornee 224 (cornea) *cornée transparente, partie antérieure de la sclérotique, cornea pellucida.*

Cornilles ou oreille du cuer 317 (auricula vel corniculae cordis) *oreillettes du cœur.*

*Coronal *subs. masc.* 158, 159, etc. (coronalis) *os frontal* — coronal 161, 167 *qui appartient à l'os frontal. Le Diction. général ne donne qu'un exemple du xviᵉ s.*

*Corporer 692 (incorporare) *incorporer, sens qui manque dans Godefroy. Peut-être est-ce une faute pour encorporer.*

* **Corriandre.** *Voy.* coriandre.

*Corroder 825, 838, 1338, 1568, 1653, 1941, 1986, 2092 (corrodere).

*Corrosif (xiiiᵉ s.) 1007, 1341 (corrosivum) ; — *adj.* 1439, 1456, 1936, 1946 (corrosivus).

* **Corrosion** 500, 1437, 1570, 1955, 2076 (corrosio).

* **Corrupt** 1542 (corruptus) *corrompu.*

Cortil 1830 (hortus) *jardin.*

* **Cost** 1766, 1863 (costus) *racine de plusieurs plantes mal dé-*

terminées, costus arabicus, L. Auklandia costus ? *Voy. Mond. Chir. p. 566, § 113, et trad. Nicaise, p. 835.*

COSTENTIN 1684, 2125, 2126, 2129, 2211, *ces trois derniers avec la graphie* Constentin. (Constantinus) *Constantin, médecin Salernitain du* xiᵉ *s.*

Costuvé 798, *constipé.*

Cote *terme d'atanomie* 216, 219 (tunica) *tunique des nerfs ;* 323, 325, *tunique des artères.*

* **Cotillidones** 433, *cotylédones, lobes du parenchyme placentaire.*

Coudre 1837, *coudrier, noisetier. Voy.* nois de coudre.

Couleur *subs. masc.* 906 (colatorium) *filtre.*

Couleure 821 (cribratura) *criblure, ce qui passe à travers le crible.*

Coulomp 1787, 1789 (columbus) ; coulonp 1412 ; coulon 1845 (columba) *pigeon.*

Coumin 1760 (ciminum) *cumin, graine aromatique, une des quatre semences chaudes majeures des anciens.*

Couperose 1233 (cuparosa) *couperose.* — Nom donné d'abord au deutosulfate de cuivre (chalcantum) aussi appelé *couperose bleue* ; ensuite au deutosulfate de fer (sutorium atramentum), nommé encore *couperose verte* ; puis au protosulfate de zinc, qui est la *couperose blanche.* Littré et Robin, Diction. de Médecine s. v. — Voy. Mond. Chir., p. 570, §§ 157 et 158, et trad. Nicaise, p. 844.

Courre 1119 (fluere), 2120 (currere) — ind. prés. 3 pers. sing. queurt 1409, etc., plur. queurent 1405, 1492. Subj. prés. 3 pers. sing. courge 1876, 1928, etc. queurge 2044; plur. courgent 711, courir, affluer, couler, s'écouler.

Courve 1256 (curvus), 1300, courbe.

Couste 74 (culcita); coute 279 (culcitra) coite, lit de plume, employé au sens figuré de coussin.

Cousture 731, 732 (sutura) suture.

1. **Coute** 1782 (cubitus) coude.
2. **Coute.** Voy. couste.

Coutel du neis 1080, 1081 (culmen nasi) dos du nez.

* **Couvenable.** Voy. convenable.

Crabbe. Voy. chancre 2.

* **Cran** 129, 130, 148, 149, 577, 578, 885 (craneum) crâne. (Cf. test.)

Creance 139 (creatio) création.

* **Creation** 65; creacion 78 (creatio).

Creveure 2017 (crepatura) rupture.

* **Cristalline.** Voy. umour.

Croissance. Voy. excroissance.

* **Cronique** 1526 (chronicus) chronique.

* **Crostu** 1567 (crustosus) croûteux.

Cruel 786 (violentus) âpre.

Cui 1319 (cui) à qui.

Cuidier 44, 1883 (credere) penser, croire.

Cuillir 261 (colligare) 328, lier, retenir ensemble.

Cuir 96, 2154 (cutis) peau.

Cul 29, 515, 1975, etc (anus) anus — 2227, 2228 (culus) extrémité d'un instrument.

Cum. Voy. com.

* **Curatif** 1429, 1434, 1929, 1931 (curativus). Le Diction. général ne donne qu'un exemple de 1425.

* **Curation** (XIIIᵉ s.) 594, 855, 2036, 2121 (curatio), 1893 (cura) cure, traitement — 1430, 1438 (curatio) guérison.

Curer 910, 1035, 1440, 1454 (curare) guérir.

Currage 1863 (persicaria quae dicitur vulgari gallico « currage »), curage, nom vulgaire de la persicaire renouée.

• **Curvation** 269 (incurvatio) incurvation, courbe.

Cyboulle, oignon. — § 137. Est cepa comestibilis triplex: cepa rubea communis, cepa alba grossa dulcis, gallice cyboulle, et cepa minor quae dicitur Escalonia ab oppido sic nominato. Mond. Chir. p. 568.

* **Cyfac**, cyphac. Voy. cifac.

* **Cyroisne** (XIIIᵉ s.) subs. masc. 843 (ceroneum) ciroène, cérat.

*Cyrurgie 3, 5, 288, etc. cirur-
gie 2080 (cyrurgia) *chirurgie.*

* Cyrurgien (XII* s.) 6, 17, 288,
477, 894, 901 ; cirurgien 26,
897, 957 (cyrurgicus) *chirurgien. La graphie cyrurgien
est la plus fréquente.* — Surgien 41, *d'où l'anglais* sur-
geon (cyrurgicus) *chirurgien.*

D

Damageus 1898 (damnosus)
nuisible.

DAMASCEN 559 (Damascenus)
Damascène. Janus Damascenus *est le même que* Sérapion. *Voy. ce mot.*

DAMIEN 2 (Damianus) *Saint Damien, le patron des médecins.*

Darrenier 11, 1599, 1600 ; derrenier 370, 374 ; desrenier
375 (ultimus) *dernier.* — au
darreinier 1171 (ultimo) *en
dernier lieu.*

Debaillier 2230 (palpare) *palper, masser.*

* Debilité 1270, 1284, 1484,
1488 (debilitas).

Debonnaire 183 (pius) *affec-
tueux* ; 2013 (mitis), *bénin, en
parlant du cancer.*

Debonnairement 183 (pie) *affectueusement;* debonnere-
ment 11 (benigniter), 1006,
bienveillamment.

Deboutement 689, 690 (impe-
tus) *impétuosité.*

Debouter 640, 641, 741, 1484
(impellere), 661, 1769 (expel-

lere) *pousser, repousser, jeter,
rejeter, chasser, expulser.*

De ça que 2164 (nisi) *jusqu'à
ce que.*

Dechieement 2221 (casus) *af-
faiblissement, prostration, en
parlant des forces.*

* Decoction 1140, 1323, 1412,
1560, 1970 (decoctio).

* Decontinuer. *Voy.* descontinuer.

* Decourable (XIII* s.) 1274
(superfluus) *surabondant.*

Decourre 1352 (fluere) *couler,
s'écouler.*

* Defaillable 2203 (defectuosus) *défectueux.*

Defalloir 122 (deficere) *man-
quer.*

Defaute 11, *etc.* ; deffaute 1320,
etc. (defectus) *défaut, manque.*

* Defectif 22, *etc.* (defectuosus)
défectueux.

1. * Defensif 2062, 2073 ; deffensif 1512 (defensivus) *défensif.*

2. * Defensif *subs. masc.* 1554,
1939, 1943 (defensivum) *médicament, onguent défensif.
Voy. Mond. Chir. p. 522, et
trad. Nicaise, p. 766.*

* Defension (XI* s.) 153 (defensivus), *défense.*

Deffaute. *Voy.* defaute.

* Deffensif. *Voy.* defensif.

* Defloration 426 (defloratio).

Degaster 836 (consumere), 837
(deperdere) *détruire.*

* Dejecter (XII* s.) 1468 (eji-

cere), 1519 (dejectare) *faire
tomber.*

* **Delicieus** (xiiᵉ s.) 1902, 1934,
1946, 2016, 2033, 2035, 2078,
2123 (delicatus) *délicat.*

* **Delicieusement** (xiiiᵉ s.) 1107
(delicate) *délicatement.*

Delié 1944 (subtilis) *fin.*

Delivre 2158 (liberus) *délivré.*

Demeure 1131 (mora) *retard.*

Demeurge. *Voy.* demourer.

* **Demonstrance** 1912 (indi-
cium) *indication.*

* **Demonstrement** 1904 (indi-
cium) *indication, explication.*

[**Demourer**] *subj. prés. 3ᵉ pers.
sing.* demeurge 1262 (ma-
neat); *plur.* demeurgent 372,
1687 (remaneant).

Deneier 17 (negare) *refuser.*

Denier 1762 (denarius) *denier,
poids médicinal, scrupule?
environ 1 gramme 25 cen-
tig.; 3 scrupules faisaient une
drachme ou gros.*

* **Denigration** 1037, 1050 (de-
nigratio); denigracion 1054,
*processus gangréneux ren-
dant les tissus noirâtres.*

Dependance 711 (labium de-
pendens) *lambeau pendant de
la plaie.*

Dependre 414, 423, 715; despendre 412 (dependere) *pendre.*

* **Deperdition** 688, 690, 814,
1477, 1523; deperdicion 1173,
1176, 1477, 1542, 2145 (de-
perditio). *Le Diction. géné-*

*ral ne donne qu'un exemple
du* xviᵉ *s.*

* **Depression** 2194 (depressus).

* **Deprimer** 1637 (deprimere).

* **Derivation** 484 (derivatio).

Derrain 747, 992, 1171, 1437,
1580, 1972 (ultimus); desrain
2093, *dernier.*

Derrainement 1153; derrei-
nement 715 (ultimo) *dernniè-
rement, enfin.*

Derrenier. *Voy.* darrenier.

Dertre 1578 (serpigo) *dartre.*
— Serpigo est asperitas cutis
serpens hinc et inde facta ex
humoribus subtilibus incine-
ratis, et dicitur in vulgari
gallico *dertre. Mond. Chir.
p. 411. Le Dict. général ne
donne qu'un exemple du* xvᵉ *s.*

Desatrempance 789, 800, 801,
804, 811, 814, 816, 818 (dyscrasia) *dyscrasie*; 1849, *mauvaise constitution.*

Desatrempé 2158, *mauvais, en
parlant du temps.*

Descendement 182 (descensus)
descente.

Descharner 973 (incarnare?)
disséquer.

* **Descinder** 2038 (extirpare)
couper, extirper.

Desclairier 11, *etc.* (explanare); descleirier 20, *etc.*
(declarare) *éclaircir.*

* **Descontinuer** 2145; decontinuer 2144 (discontinuare) *dis-
continuer, diviser.*

* **Description** (xiiᵉ s.) 561,
1255, 1424, 1453; discription

1892 ; discreption 1407; discretion 1356; discrecion 1407 (*descriptio*).

Deserte (sans) 2113 (immerito) *inutilement, sans profit.*

Deserter 2037, 2141, 2192 (extirpare) *extirper.*

Deservir 11 (mereri), 1445, *mériter.*

Desevrer. *Voy.* dessevrer.

* **[Desgrader]** (degradare) — *p. pass.* desgradé 175, *etc.*, *passé par divers degrés.*

* **Desicatif** 1217, 1530; desiccatif 1033, 1546, 1561, 1949, 1950; dessiccatif 1502 (desiccativus) *dessiccatif, qui a la propriété de dessécher les plaies.*

* **Desiccant** 1559 (desiccans) *desséchant.*

* **Desiccatif.** *Voy.* desicatif.

* **Desiccation** 1233, 1564 (desiccatio) *dessiccation.*

* **Desnaturel** 1262, 1668, 1671, 2099, 2105 (innaturalis) *non naturel, anormal.*

Despeechier 1950 (expedire) *être utile;* despechier 1094 (solvere), *défaire, délier.*

Despendre. *Voy.* dependre.

Despire 1883 (abhorrere) *avoir en horreur.*

Despit 1883 (abhorrere) *horreur.*

Despiteux 16 (superbus) *orgueilleux.*

Desrain. *Voy.* derrain.

Desrenier. *Voy.* darrenier.

Dessevrance 106 (separare), *séparation, division;* 1998, *oubli.*

Dessevrer 337, 628, 747, 1029, 1941; desevrer 306 (separare) *séparer.*

* **Dessiccatif.** *Voy.* desicatif.

Destraindre 997 (coartare), 1040 (comprimere) *comprimer.*

Destre 34, *etc.* (dexter) *droit, opposé à gauche.*

Destruiment 2173 (detrimentum) *dégât.*

* **Determinement** 914, *fin, terme.*

* **Determiner** (xiie s.) 1442 (determinare) *fixer, placer;* 374, *etc.* (terminare) *terminer, finir.*

Detraiement 2188 (distractio) *traction. Manque dans Godefroy.*

Detraire 1523 (distrahere) *tirer.*

Deult, deut. *Voy.* douloir.

Devans *adv.* 11, 54, 55, 272, *etc. devant, auparavant.*

Devant-alable 1298 (praeambulus) *qui précède.*

Devant-aler 1292, 1876 (praecedere) *précéder.*

Devant-supposer 920 (praesupponere) *présumer.*

Deveement 855 (prohibitio) *défense, prohibition;* deveiement 1114 (interceptio) *empêchement.*

Deveer 812, 1034, 1268; deveier 1430, 1599; devoier 1342 (*corr.* denoiant *en* de-

voiant), 1353 (*corr.* denoiante
en devoiante) (prohibere) *éviter ; défendre, prohiber; em-
pêcher.*

Deveiement. *Voy*. deveement.

Deveier. *Voy*. deveer.

* **Devisable** 1723 (distinctivus)
distinctif.

Devoier. *Voy*. deveer.

Devoir. *Voy*. doie.

***Diafragme** 104, *etc.*; dya-
fragme 331 ; dyaffragme 259,
283 (dyafragma) *diaphragme.*

* **Dialtee** 1063 (dyalthea) *althaea, guimauve;* 839 (dialthea) *dialthée, onguent d'althaea, de guimauve;* dyaltea
2123 (dialthea) *guimauve.*
Voy. altee.

***Didime** 512 (didimus) *cordon
spermatique.*

* **Diete** (xiiiᵉ s.) 593, 770, 2047,
2071 (dieta), 1305, 1312
(diaeta). — Intelligitur per
dietam totum debitum regimen in sex rebus non naturalibus quae sunt : aër, esca,
quies, gaudia, egestio, som-
nus. *Mond. Chir. p. 78.*

* **Dieter** 1954 (dietare) *ordon-
ner la diète.*

* **Differer** 1823 (differre).

* **Diffus** 2240 (diffusus) *épar-
pillé, répandu. Le Diction. général ne donne qu'un exemple
du* xvᵉ *s.*

* **Digerer** 185 (digerire).

* **Digestible** 1606 (digestibilis).

***Digestif** 290, 297 (digestivus),
1312 (digestibilis).

***Dilatation** 325, 1520; dilata-
cion 304, 1553; dilacion 83,
221, *probablement faute pour*
dilatacion (dilatatio) *dilatation.*

* **Discracion.** *Voy*. discrasion.

* **Discrasiation** 1505 (dyscrasia) *dyscrasie.*

***Discrasie** 1505, 1506 (dyscra-
sia) *dyscrasie, mauvaise constitution.*

* **Discrasié** 1192, 1329, 1330,
1505, 1506; discrassié 1216
(dyscrasiatus) *affecté de dyscrasie, d'un mauvais tempérament.*

* **Discrasion** 594 (discrasia),
1849; discracion 1329 (dyscrasia) *dyscrasie.*

* **Discrassié.** *Voy*. discrasié.

* **Discrecion,** discretion, dis-
crefion, discription. *Voy*.
description.

***Dislocation** 7, 1492 (disloca-
tio) *luxation.*

***Dispositif** 1484, 1905 (dispo-
sitivus) *prédisposant.*

* **Distiller** (xiiiᵉ s.) 906 (distil-
lare) *filtrer.*

***Distinctif** 1908 (distinctivus).
*Le Diction. général ne donne
qu'un exemple du* xviiiᵉ *s.*

* **Diversefier** (xiiiᵉ s.) 1540;
diversifier 2192 (diversifi-
care) *diversifier, différencier.*

***Diverser** 758, 1409 (divertere)
détourner, faire diversion;
1559, *etc.* (variare) *varier,
rendre divers, diversifier.*

* **Diversifier.** *Voy*. diversefier.

*Diversion 757, 759, 1389, 1390, 1623, 1781; divertion 2055 (diversio).

Docque, *patience, parelle sauvage, Rumex acutus, L.* — § *133...* Lapacium acutum, paratella, gallice *docque. Mond. Chir. p. 568, et trad. Nicaise, p. 840.*

*Doctrine (xiie s.) 14, 1093, 1204, *enseignement;* 1932, 2029, *science, connaissance;* 847, 1447, 1887 (doctrina) *division d'un traité contenant plusieurs chapitres.*

Doie 1199 *doive, subj. prés. de* devoir.

Doinse, doinst, doint, doingnent. *Voy.* donner.

Doizenaire. *Voy.* boel et dozenaire.

Dom. *Voy.* dont 1.

Domesche 271 (domesticus) *antérieur. Au* § *121 domesticus est traduit par* dedans, *intérieur, et est opposé à* silvestris, dehors, *extérieur.*

Donc 1713 (tunc); adonc 1036 (ex tunc); doncques 1853; donques 734; adoncques 906, 1564; adonques 735, 741, 945, 1728, 1745 (tunc); 1551, 1563 (ex tunc) *alors, à partir de ce moment;* — adoncques 898; adonques 1714, dont 1633 (ergo) *donc.*

Donner (dare) — *ind. fut. 2 pers. sing.* dorras 911; *cond. 3 pers. sing.* donrroit 251; *subj. prés. 3 pers. sing.*

doinse 332, 1196, 1809; doinst 554; doint 241, 1882; *plur.* doingnent 261.

Donques. *Voy.* donc.

Donrroit. *Voy.* donner.

1. Dont *conj.* 1659, 1662, 1883; donc 2126; dom 1693, 2104 (unde) *d'où.*

2. Dont. *Voy.* donc.

Dorras. *Voy.* donner.

Douloir *et se douloir (dolere) faire mal; causer de la douleur; se plaindre — ind. prés. 3 pers. sing.* deut 1733, 1921, 1923; deult 1413, 1916, 1926; *3 pers. plur.* duellent 17. — *Subj. prés. 3 pers. sing.* dueille 2229.

Doutance 1879 (dubium), *doute.*

Douter 684, 711; se douter 2214 (timere) *craindre.*

*Dozenaire 368 (duodenum) *duodénum, première partie de l'intestin grêle. Voy.* boel doizenaire.

Drapel 822, 874, 1004, 1015, 1944 (pannus) *linge à pansement.*

Drapelet 2020 (panniculus) *membrane.*

* Dubitatif 508 (dubitativus).

Duc'a 127, 160, 161, 911, 1912, 1925; ducques a 725; dusque 6; dusques a 291 (usque ad) *jusqu'à* — duc *et* jusques *dans la même phrase* § 1996.

Dueille, duellent. *Voy.* douloir.

Duiteur 1616 (injectorium) *injecteur. Voy.* esclice.

Durece. *Voy.* duresce.

Dure mere 985, 986 (dura mater) *dure-mère, la plus extérieure des membranes du cerveau.*

Duresce 196, 1897, 1936; durece 82, *etc.* (durities) *dureté, induration.*

Dureur 1529 (durities) *dureté, endurcissement.*

Dusque, dusques. *Voy.* duc'a.

* **Dyadragentum** 1140 (dyadragon) *préparation faite avec la gomme adragant. En voici la formule d'après l'*Antidotaire Nicolas, *p. 12 :* Pren : dragagant, once ·III·; gumme arabic, once .II.; amidum, once demie; riquelice, dragme .II.; penides, semence de melons, de cogordes, de citrules, de cucumer, ana dragme .11.; camfre, dragme demie; sirop julevi (*julep*), sofeisant. Soit doné ou eve de decocciun d'orge et de dragagant.

* **Dyafragme,** dyaffragme. *Voy.* diafragme.

* **Dyaltea.** *Voy.* dialtee.

* **Dyamargariton** 1747 (diamargariton) *électuaire où entraient des perles. En voici la formule, d'après l'*Antidotaire Nicolas, *p. 7 :* Pren : girofle, quanelle, garingant, espic, riquelice, lingnum aloes, diarodon (*électuaire de roses*) et diavi (*trochisques de violettes*), ana dragme .I. et demie; noiz muscade, alipte (*confection d'aloès, ambre, camphre, etc.*), citoaut (*zédoaire*), storax calamite, ana dragme .1.; les .II. margarites (*perles*), gingembre, os de cour (*cœur*) de cerf, limeure d'iveure, blacte bisantee (*blatte de Byzance, opercules de coquillages*), ana dragme demie; musque, anbre, cardamome, livesche, semence de basilicon, ana dragme .I.; camfre, grains .VI.; miel rosat sofeisanment.

* **Dyapendion** 1140 (dyapenidion) *préparation faite avec le pénide, sucre d'orge. En voici la formule :* Pren : penides, dragme .XVII. et demie; pinée (pignons), alemandes purgées, semence de pavot blanc, ana dragme .II.; quanele, girofle, gingembre, jus de riquelice, dragagant, gumme arabic, amidum, semence de citrul, de melons, de cucumer, de coorde mundées, ana dragme .I.; camfre, dragme .I.; sirop violat sofeisamment. *L'*Antidotaire Nicolas *par le D*r *P. Dorveaux, p. 11.*

* **Dyaquilon** 1397; dyaquillon 842 (diachylon) *diachylon, emplâtre composé de cire, litharge et suc d'herbes. Mondeville lui attribuait toutes* *sortes de vertus. Voy. Mond. Chir., p. 526, et trad. Nicaise, p. 772.*

E

Eaveus 786, 1261, 1671 (aquosus) *aqueux;* 1322 (lymphatus) *étendu d'eau.*

* **Ebullition** 821 (ebullitio).

Echarbongle, *charbon, furoncle malin, gangréneux, anthrax.* — Ex eodem (sanguine) spisso, nimis calido fit carbunculus qui vocatur a cyrurgicis illiteratis in Francia *echarbongle. Mond. Chir. p. 465.*

* **Effimere** 1318 (effimerus) *éphémère.*

* **Egal** (xiiᵉ s.), 737, 833 ele soit faite egal; 836 elles soient faites egauls.

* **Egalment** (xiiᵉ s.) 2003, 2092; egaument 1801; engaument 763 (aequaliter) *également.*

* **Egiptian** 1816 (aegyptiacus) *égyptien.*

Eistre. *Voy.* istre.

1. **El** *pron. pers. fém. sing.* 21, 25, 35, 82, 208, 566, 586, 1920, 2075, *elle.* El *et* elle *employés dans la même phrase :* car s'*el* (*la dure-mère*) touchoit la pie mere, *elle* la greveroit par sa dureté 183; *elle* ne le laira ja, qu'*el* ne le traie hors 637.

2. **El** *pron. pers. fém. plur. pour* elles 575, 606. [*Comparez* il *pour* elles.

* **Election** (xiiᵉ s.) 1618; eslection 2157, 2158 (electio) *choix.*

Elenches 39 (elenchi) *traité d'Aristote :* ἔλεγχοι? *les preuves.*

• **Elleboire** 1868 (helleborus) *ellébore, Helleborus niger.*

Eloy (Saint) 1987, 1988, 1989, 1990 (Sanctus Eligius) *Saint Eloi. Voy.* mal Saint Eloy.

Embevrer 1352, 1542, 1599; embeuvrer 1688 (imbibere) *imbiber.*

* **Eminence** 270, *etc.* (eminentia).

* **Emonptoires** 181, 198, 2180, *etc.;* emomptoires 483; emunptoires; emontoires 1485 (emunctoria) *émonctoires, organes destinés à évacuer les humeurs. Le ms. écrit toujours ce mot par un* p : emóptoires, *etc., jamais par un* c.

* **Emorroïdes** (xiiiᵉ s.) 571, 1440; morroïdes 1975 (haemorrhoïdes) *hémorrhoïdes.*

Empaindre 630 (impellere) *lancer.*

* **Emperique** 1739, 1740, 2056, 2124, 2125; enperique 2124 (empiricus) *empirique.*

* **Emplastre** (xiiᵉ s.) 820, 875, 929, 1397, 1688, 1785 (emplastrum) *emplâtre. Voy. Mond. Chir., p. 512, et trad. Nicaise, p. 750.*

• **Emplastrer** 1733, 1734, 1811 (implastrare) *faire un emplâtre, appliquer comme ca-*

taplasme; 1795 (emplastrare) *couvrir d'un emplâtre.*

[**Emplir**]. — *impérat.* emple 1859 (imple) *remplir.*

* **Empoentable** 2131 (terribilis) *épouvantable.*

Empoirier 1681 (pejorare) *empirer.*

* **Empostume.** *Voy.* apostume.

* **Emunptoires.** *Voy.* emonptoires.

En *pron. indéfini* 6, 588, 589, 874, 1910, 1947, *etc.* on. En *est la forme constante dans notre ms. pour* on, l'on, *excepté aux* §§ 906, 912 *et* 1016.

Enbatre 2205 (incedere) *inscrire, en parlant d'une ligne tracée entre l'arc et la corde d'un cercle.*

Enbloisseure 1418 (livor) *bleu, ecchymose, meurtrissure. Manque dans Godefroy.*

Encerchier 40 (perscrutare) *rechercher.*

Encerné 233, *enrhumé. Manque dans Godefroy. M. A. Thomas a signalé le subst.* cierne, *rhume de cerveau, in* Antidot. Nicolas, p. xi.

Enchancrer 2093; enchancrir 2093 (cancerare) *devenir cancéreux.*

Encharner 743 , 747, 869, 1032, 1095, 1517, 1629, 1998, 2145 (incarnare) *cicatriser.*

Enchartrer 745 (incarcerare) *emprisonner, enfermer.*

Enciés *adv. et conj.* 747 (ante); 1755, 1773 (prius); enciés que 965, 970 (antequam); enciez 858 (antea) ; enciez que 837, 862, 974 (antequam) *avant, auparavant, avant que* — enciés 2187 (immo) *bien plus, au contraire.*

* **Encisier** 2058, 2226 (incidere), 2156, *inciser, couper.*

Encloupeure 484, *bubon, poulain. Manque dans Godefroy.*

* **Encorporer** 906, etc. (incorporare) *incorporer, mettre dedans.*

Endementieres , endementiers *adv. et conj.* 618, 2244, 2245 (interim); endementieres que 2169, *etc.* (dum interim) *adv. pendant ce temps, cependant; conj. pendant que.*

Endroit 171, *dans la direction de, vers, à la hauteur de.*

* **Endurcié** 2155, 2184 (induratus) *induré, endurci.*

Enfes, *sujet* 440 ; enfant, *sujet* 439.

* **Enfistulé** 1949 (fistulosus) *qui a une fistule, fistuleux.*

Enfle, *subst. fém.* 1282, 1366, 1367, 1387, 1708, 1818, *etc.* (tumor) *enflûre, gonfle, tumeur. Le Diction. général donne* enfle *comme un néologisme.*

Enforcier 174 (fortificare) *renforcer.*

Enfroidier — *part. prés.* choses enfroidans 2078, *refroidir.*

* **Engaument.** *Voy.* egalment.

Engendrement (xiiᵉ s.) 801 (generatio) *production*.

Engien 1464 ; engin 1682 (ingenium) *De ingenio, livre de Galien, la* τέχνη ἰατρική, *connue par les Arabes sous le nom de* techni, microtechni. — engin 1829, 2187, *etc.* (ingenium) *moyen; instrument*.

Engignier 1882 (ingeniare) *s'ingénier, faire en sorte*.

Engin. *Voy.* engien.

Engroissement 1333, 1387 (ingrossario) *gonflement*.

Engroissier 755, 1784, 1786 (ingrossare) *augmenter de volume, grossir, épaissir* ; 1242, *etc.* (condensare) *condenser*.

* **Enperique.** *Voy.* emperique.

* **Enpulvérizé** 1760 (pulverizatus) *pulvérisé*.

Enque 2205 (incaustum) *encre*.

Enquiere 12 ; enquerre 1887 (attendere) *rechercher*.

Enroidissement 1276 (irrigidatio) *contracture*.

Enrougir *v. réfléchi* 1045 (rubefieri) *rougir*.

Ens. *Voy.* enz.

Enseurquetout *conj. et adv.* 1210, 2029, 2045 ; enserquetout 2094 (etiam) ; ensurquetout 2, *etc.* (insuper) ; 19, 1132 (praeterea) *surtout, en plus, en outre*.

Ensuire, ensuivre — *ind. prés. 3 pers. sing.* ensiout 801 (consequitur) ; — *part. passé*

ensuié 2057 (executus) *suivi, exécuté*.

Ensurquetout. *Voy.* enseurquetout.

Entaindre 1716, 1743 (intingere) *tremper, imbiber*.

* **Entencion.** *Voy.* entention.

Entendement (xiiᵉ s.) 11, 128, 1581, 1584, *etc.* (intellectus) *entendement, intellect, pensée, esprit, en opposition avec* sensus, *les sens, la sensibilité*.

Entente (xiiᵉ s.) 811, 1769, 2120 (intentio), 1961 (intentum) *intention*.

* **Entention** (xiiᵉ s.) 743, 799 ; entencion 1511, 1958, 1963 (intentio) *intention, but*.

Enterinement 892 (integre) *entièrement, intégralement*).

Entrechangablement 1084 (vicissim) *en changeant de direction mutuellement, le chef de la bande droite allant à gauche, et vice versa*.

Entredeus 92 (interstitia) *interstices*.

Entrefroier (s') 67 (confricari) *se froisser l'un contre l'autre*.

Entrelessier 1805 (praetermittere) *négliger*.

Entremesleure 948, *entrecroisement*.

Entrepede 516 ; entrepete *dans le titre de ce chapitre* xi (perytoneon) *périnée. Godefroy cite trois exemples d'*entrepete, *en lui donnant dubitativement le sens de membrane* *hymen, mais ici le sens est périnée.*

Entreprendre 1531, 1621, 1622 (intercipere) *arrêter.*

Entresmellee 949, *entrecroisée.*

Entretistre (se) 181 (contexere) *s'entrelacer pour former un réseau, un tissu.*

Enveillié. *Voy.* envieillié.

Envenimeusement 1934 (difficile) *malignement.*

Envers 1100 (resupinus), 1170 (supinus) *couché sur le dos.*

Enversé 2005 (reversus) *renversé.*

Envielli 1386, 1411, 1417, *etc.;* envieilli 1440 (antiquatus) *ancien, chronique.*

Envieillié 1440; enveillié 1705 (antiquatus) *ancien, chronique.*

1. **Enz** *adv.* 618, 636; ens 656, 1165, 1171, 1959, 2151, *dedans.*

2. **Enz** *prép. (combinaison de* en *avec l'art. plur. masc. les)* 1307, 1497, 1571; ens 1213, 1274, 1325, 1587, 1611 (in) *en les, dans les, comme* es. *Voy. ce mot.*

1. *** Epatique.** *Voy.* vaine epatique, aloës.

2. *** Epatique la menor** 2067 (hepatica minor) *petite hépatique, hépatique des bois, lichen pulmonaire.* — § 51. Hepatica in fluminibus et locis humidis lapidibus adhaerens, gallice *compierre. Mond.*

Chir. p. 561, et trad. Nicaise, p. 826.

*** Epiglote** 68, 532, 536 (epiglotum *pour* epiglottis) *larynx, pomme d'Adam; Mondeville appelle l'épiglotte cartilage cimbalaire. Voy. ce mot.*

*** Epiteme** 1847 (emplastrum) *épithème, topique. Voy. Mond. Chir. p. 512, et trad. Nicaise, p. 751.*

*** Epithime** 2072 (epithimum) *Épithyme, Cuscute.*

*** Equipollent** (XIII° s.) 1092, *équivalent.*

*** Equivocation** 2003 (aequivocatio) *ambiguité.*

*** Equivocaument** 2003 (aequivoce) *d'une façon équivoque, ambiguë.*

Erbe Saint Jehan 2067 (herba Sancti Johannis) *herbe de Saint-Jean, nom de plusieurs plantes : lierre terrestre, armoise, millefeuille, millepertuis, etc.*

Es *(combinaison de* en *avec l'article plur.* les) 10, 175, 1907, 1908, *etc.* (in) *ès, en les, dans les. Voy.* enz 2.

*** Escare** 2060; escharre 1353; escharde (*probablement pour* escharre) 847 (escara) *eschare. Cf.* escharde.

Eschale 1677 (squama) *écaille.*

Escharbot 1812 (scarabeum) *écharbot, escarbot.*

Escharde 1662, 1663, 1676 (squama) *croûte, détritus, écaille.*

* **Escharre.** *Voy.* escare.

Eschever 770; eschiver 784, 787, 790, 2049, 2050 (evitare) *éviter*.

Esclice 1616 (injectorium, quod est instrumentum quod vocatur vulgariter in gallico « *esclice* », cum quo pueri a longe projiciunt sibi invicem aquam) *clissoir, seringue*.

Escorcheure 1381 (scarificatio), 1396, *scarification. Comparez* scarification.

Escorchier 1873, 2156 (scarificare) *scarifier*.

****Escorpion** (xiiiᵉ s.) 1750, 1754, 1812; scorpion 1718, 1850 (scorpio) *scorpion*. — Escorpion 2162 (Scorpio) *le Scorpion, signe du Zodiaque. Voy.* Scorpius.

Escoulourgier 1928 (lubricare) *glisser*; 1262 (eliquere? *pour* eliquare) *s'écouler*. — *Part. prés.* escoulourgant 539 (labilis) *glissant, peu sûr, en parlant de la mémoire*; escoulourgans 106 (fluida) *coulants, fluides*.

Escouvenir 1745 (oportere) *convenir*.

* **Escrescence,** escrescensce, etc. *Voy.* excroissance.

* **Esgeneré** 245 (regenerare) *reproduit, renouvelé*.

Esglentier, *églantier, rosier églantier*. — Rubus non ferens mora... est triplex : parvus, major, minor... Major apud nos dicitur « bede-gar » et est arbor crescens in sepibus parva, major tamen quam arbor rosae et est ei multum similis, habens folia parva, crispa, rosas parvas odoriferas rubeas et dicitur gallice *esglentier*, et est alius rubus multum sibi similis, nisi quod folia ejus sunt plana, lata et rosae albae parum odoriferae et dicitur rubus canis gallice *boutonnier. Mond. Chir., p. 559, § 17, et trad. Nicaise, p. 822*.

Esgruneure 1004 (fragmentum) *esquille, fragment d'os*.

* **Eslection.** *Voy.* election.

Esleecier (s') 1896 (solaciari) *se divertir, s'amuser*.

Esleu 729 (elicitus) *choisi*.

Eslongier 2246 (elongare) *éloigner*.

Esmondeville. *Voy.* Mondeville.

Esmouvable 1016 (mobilis) *mobile*.

* **Espace** (xiiᵉ s.) *fém.* 1352 la queile espace; espasse 722, 734 (spatium).

Espartir 908, 1803 (spergere) *répartir, répandre*.

* **Espasse.** *Voy.* espace.

* **Espece.** *Voy.* espoice.

****Especial** (xiiiᵉ s.) 711, 778, 791, etc. (specialis) *spécial*.

****Especialment** (xiiiᵉ s.) 1833 (specialiter); especiaument 795 (praecipue) *spécialement*.

****Especiauté** (xiiiᵉ s.) 619 (speciale) *spécialité*.

Espere 176, 951, 952, 1385 (sphaera) *sphère, boule, globe.*

Esperi 1713 (expergefactus) *réveillé.*

* **Espesseté.** *Voy.* espoisseté.

Espie 1311 (spica) *lavande, spic, Lavandula spica, L. Voy. Mond. Chir. p. 561, § 62, et trad. Nicaise, p. 828.*

Espine 416, 417 (spina) *épine dorsale.*

Espinoces 2048 (spinarchii) *épinards.*

* **Esplain** 355, 406, *etc.* (splen vocatur in gallico « rate »), 407, 410; esplein 409, 411, *etc., rate.*

* **Espoice** (XIIIᵉ *s.*) 210, 215 (species) *apparence, image;* espoisse 27, 1277, 1826 (species) *espèce;* 1763, 1815 (species) *épice, drogue;* espece 98 (species) *espèce;* 206, 228 (species) *apparence, image.* — De toute l'espoisse 1990, 2124 (a tota specie) *spécifique.*

Espoir *adv.* 115 (fortasse); 547, 1683 (forte); 2122 (forsitan) *peut-être.*

* **Espoisse.** *Voy.* espoice.

Espoissece 295; espoissese 353 (spissitudo) *épaisseur.*

* **Espoisseté** 362, 504; espesseté 1083 (spissitudo) *épaisseur;* 1665, *qualité de ce qui est épais;* 692, *consistance.*

Esponde 252; sponde 468 (spondilis) *spondyle, vertèbre. Voy.* spondille.

Espraindre — *Part. passé,* espraint; 685, 951, *etc., exprimé* — 2063 (exprimere) *exprimer, faire sortir;* 985 (deprimere) *déprimer, enfoncer.*

Esprainture 823 (pressura) *pression.*

Espreuve 715, 1928 (tasta) *tente, sonde.*

Esprouvé 1904 (expertus) *expérimenté.*

Esprouver 936 (probare) *essayer, sonder.*

Estendement 2199 (distendere) *distension.*

* **Estimatif** 187 (aestimativus).

* **Estomac** (XIIIᵉ *s.*) 199, 378, *etc.;* estomach 355; stomac 406, 408; stomach 239, 259, 1847, 1872 (stomachus). Stomac *et* estomach *se rencontrent dans le même* § 2125 : que il pendi coral sus la bouche du *stomac* d'un a qui l'*estomach.* Il en est de même pour stomach et estomach au § 300.

Estouper 874, 1640, 1861 (obturare) *boucher, obturer.*

Estrainture 713, *stricture, constriction, action de serrer, étreindre;* 1590 (stringere) *compression.*

Estrange 836 (extraneus) *adventice.*

Estrangier *verbe* 725, *éloigner.*

* **Estremité.** *Voy.* extremité.

Estreper 1437, 2110, 2111,

2155, 2236 (extirpare) *extirper*.

* **Estrument** 1896, 1936; instrument 1418, 1782 (instrumentum).

* **Estuide** (xiiᵉ s.) *subs. fém.* 3, 13 (studium) *lieu où l'on enseigne, université;* 18, *étude.*

Eu. *Voy.* ou 3.

* **Euforbe** *masc.* 873, 874 (euphorbium) *Euphorbe, purgatif drastique. Voy. Mond. Chir., p. 566, § 116, et trad. Nicaise, p. 836.*

Eulz *pour* il, *ils, pron. masc. sujet plur.* 764, 855, 1506. — *pour* elles *pron. fém. sujet pluriel* 747, 862.

* **Eunuche** 1231 (eunuchus) *eunuque.*

* **Eupatique.** *Voy.* aloës.

* **Evacuacion.** *Voy.* evacuation.

* **Evacuatif** 2072.

* **Evacuation** 750, 751, 1263, 1385, 1505, 2055, 2159 (evacuatio); evacuacion 2157.

* **Evacuer** 761, 1351, 1530, 2031 (evacuare).

* **Evaporer** 151 (exalare).

* **Exceps** 1853, *excès.*

* **Excroissance** 2156, 2203, 2204; excroissence 2207, 2208; escrescence 2205, 2207, 2233; excrescence 2202, 2207; excressance 2182, 2236; croissance 2201 (excrescentia) *excroissance, tumeur.*

Exgraneures 1031 (fragmenta) *esquilles, fragments d'os.*

Manque dans Godefroy. (Cf. esgruneure.)

* **Expeller** 143 (expellere) *expulser.*

* **Experiment** 21, *etc.* (experimentum) *expérience;* 2066, *empirisme.*

* **Expression** 2057, 2059 (expressio) *au propre : action de serrer, comprimer pour faire sortir, ici les liquides de l'économie.*

* **Expulsif** 290, 352, 1491 (expulsivus).

* **Expulsion** 1995 (expulsio).

* **Extremité** (xiiiᵉ s.) 270, 598, 608, 1928, 2106; estremité 1771 (extremitas).

* **Extrinseque** 728, 887, 902, 1358, 1459, 1542, 1884, 2148, 2236 (extrinsecus).

F

* **Facie.** *Voy.* fascie.

Façon 1849, *production.*

* **Faculté** 19, *etc.* (facultas).

Faire — *ind. prés. 1ʳᵉ pers. plur.* fesmes 2078; feismes 2242 (facimus).

* **Fallasce** (xiiiᵉ s.) 1990 (fallacia) *erreur.*

Fameilleus 1705, 1716 (famelicus) *affamé.*

* **Farmacie** 1388, 1579, 1585 (pharmacia) *purgatif; purgation.*

* **Fascie** 1090, 1091, *etc.;*

fassie 702, 703, 705, 866 ; facie 1035 (fascia) *bande.*

* **Fedeur.** *Voy.* fetour.

Feie. *Voy.* fie.

Feismes. *Voy.* faire.

Feive egiptiane 1816 (faba aegyptiaca). — § 72. Lupinus, faba aegyptiaca, tarinus idem. *Mond. Chir., p. 562.* — *La faba aegyptiaca, fève d'Égypte, est le lotus sacré décrit par Théophraste et Dioscoride (κύαμος αἰγύπτιος). Voy. la note de Nicaise, trad. de Mond., p. 829, § 72.*

Fel 2011 (nequior) *mauvais, dangereux.*

* **Fen** 43, 61, 1438, 1852, 1906, 1907, *etc.* (fen) *chapitre. Mot arabe.*

* **Fenugrec** (XIIIᵉ s.) 1231, 1419 (foenugraecum) *fenugrec, trigonella, foenum graecum, L., légumineuse odorante, cultivée comme plante fourragère. Voy. Mond. Chir., p. 566, § 119, et trad. Nicaise, p. 837.*

Ferir, *frapper* — *ind. prés. 3ᵉ pers. sing.* fiert 946 ; — *subj. prés. 3ᵉ pers. sing.* fierge 1028 ; — *part. passé* feru 150, *etc.*

* **Ferme** 1016 (firmus), 2154, 2155 (solidus) *solide.*

Ferveur (XIIᵉ s.) 1437 (fervor) *état fébrile ? ;* fervour 1944, *chaleur, cuisson.*

Fesmes. *Voy.* faire.

Fesses 478, *à la note* (nates).

Festre 1437, 1438 (fistula) *fistule. Comparez le doublet savant* fistule *qui est constamment employé, à l'exception des deux citations précédentes.*

* **Fetour** 1573, 1574, 2022, 2086 ; fedeur 2022 (foetor) *puanteur, fétidité. Dans le même § 2022* fetour *est masc. et fém.*

Feu Saint Lorens 1574 (ignis Sancti Laurentii) *érysipèle gangréneux.*

Fevre 333 ; feuvre 629 (faber) *forgeron.*

Fiance 1990 (confidentia) *confiance.*

Fie (a la) 828, 1706, 1708, 1713, 1718 ; a la fiee 1717, 1718 ; a la feie 1713 (aliquando) *parfois.*

Fiel 400 (fel) *bile.*

Fiens 1412 (fimus), 1794 (stercus) *fiente ;* 2099, 2100 (faex) *lie, résidu.*

Fierge, fiert. *Voy.* ferir.

* **Figuration** 156 (figura) *figure.*

FILAGRE 1407 (Philagrius) *Philagre, médecin grec du IVᵉ s.*

Filet 1858 (filum) *petit fil.*

* **Fisicien** (XIIIᵉ s.) 1990, 2072 ; fusicien 1879 (medicus) *médecin.*

* **Fistule** 1438, 1440, 1888, 1891, 1896 (fistula) *fistule. Dans le § 1438, le mot savant* fistule *est employé concurremment avec le mot po-*

pulaire festre. *Mais ensuite le traducteur ne se sert plus que de* fistule.

* **Fistulé** 1953, 1954 (fistulosus) *fistuleux, qui a une fistule. Comparez* enfistulé.

* **Fixure** 291, 945, *etc.* (fissura) *fissure, fente, fêlure* ; 1660, *fissure, ouverture étroite* ; fixeure 81, 88 (fissura) *fissure, fente, ouverture étroite.*

Flambe 1035 (yris), 1734 (flammula) *proprement petite flamme, flammule, surnom populaire de l'iris. Voy. Mond. Chir. p. 566, § 118, et trad. Nicaise, p. 836. Mondeville donne ailleurs le nom de* flammula *à la clématite :* Funis pauperum, quia pauperes in multis locis faciunt inde funes ; crescit in sepibus..... habens folia parva acuta, florem lanosum qui vento rapitur et dicitur apud nos *flammula,* quia comburit... *Idem, p. 558.*

Flammete 2249 (flebotomus) *flammette, lancette.*

Flans 350 (inguina quae dicuntur ylia, vulgariter gallice *flans*). *Mond. Chir. p. 48.*

* **Flebeté** 275, 1681 (debilitas) *faiblesse.*

* **Flebothomie** 569, 592, 764 ; flobothomie 752, 754, 1351 (flebotomia) *phlébotomie, saignée. La forme* flobothomie *est beaucoup plus fréquente que* flebothomie.

* **Flechissable** 61 (flexibilis) *flexible.*

* **Fleugme.** *Voy.* fleume.

* **Fleugme sausse** 2104 ; fleugme sause 1657, 1678 (flegma salsum) *phlegme salé, espèce d'ulcère ou de dartre mal déterminée. On donne en Espagne le nom de* flema salada *à une espèce de pellagre causée par la carie du blé. Voy. Mond. Chir., p. 433, et trad. Nicaise, p. 631.*

* **Fleugmon** 1684, 2211 (flegmone) *phlegmon.*

* **Fleume** *subs. fém.* 761, 1483, 1566 ; fleugme (flegma) *phlegme, pituite, l'une des quatre humeurs admises par les anciens (sang, bile, atrabile et phegme).*

* **Flexible** 64, 317 (flexibilis).

* **Flobothomie.** *Voy.* flebothomie.

Flus de sanc 445 (menstrua) *flux cataménial, menstrues, règles.*

* **Flusible.** *Voy.* fluxible.

* **Fluvial** *adj. des deux genres* 1787 (fluvialis).

* **Fluxible** 2242 (fluidus) *fluide* ; 207 (fluxibilis) *coulant, en parlant des sons* ; flusible 1599 (fluxurus) *qui peut fluer, couler, en parlant des humeurs.*

* **Focile,** focille 270, 271, *etc.* (focile) — grant focile (focile majus) *cubitus* ; petit focile (focile minus) *radius.*

* **Fomentation** 925, 1412 (fomentatio).

* **Fomenter** (xiiie s.) 924, 940, 1086, 1385 (fomentare) *faire des fomentations.*

Fontaine 1382 ; fontainne 1623 (fons) *fonticule, cautère suppurant.*

Fontenele 1622 (fontinella) *fonticule, cautère.*

Force (ne pas faire) 728 (non curare) *n'avoir pas souci, ne pas s'inquiéter.*

Forces 749, 2202 ; forches 1097 (forpices) *ciseaux.*

Forment 1829, *etc.* (fortiter) *toujours ainsi, jamais fortement.*

Fors *prép.* 1861 (praeter) *excepté.*

* **Forsenablement** 1802 (furiose) *furieusement.*

Forstraire 992 (extrahere) *extraire.*

Fort 1934, 1935 (difficilis) *difficile ;* 454, 1936 forte cure; 823, 1937, *etc.*

Four du cors 1771 (clibanus corporis) *tronc.* — Liget totum clibanum corporis usque ad humeros. *Mond. Chir., p. 391.* — Ex praedictis habetur modus fasciandi pedes et tibias divisim et conjunctim usque ad nates... et fasciandi totum clibanum corporis a natibus usque ad humeros. *Mond. Chir., p. 392.*

Fourcele 337 (furcula) *creux de l'estomac. Voy.* fourche du stomach.

Fourche de la goule 266 (furcula gulae) *ensemble des deux clavicules articulées sur le sternum, et rappelant la forme d'une fourche. Comparez* chenole.

Fourche du stomach 417 (furcula stomachi) *creux de l'estomac, ou mieux arcade formée par l'extrémité inférieure du sternum et les attaches cartilagineuses des dernières côtes.*

Fourche du ventre 416 (furcula ventris) *arcade pubienne.*

Fourmi *s. masc.* 1738 du fourmi volant (formica).

Foursenerie 1745 (furia) *fureur.*

Framboisiere, *framboisier, Rubus idaeus, L.* — Rubus ferens mora, frutex, rumex, baccus idem, et est triplex : major, medius et minor..... Medius colitur in hortis et dicitur gallice *framboisiere. Mond. Chir., p. 559, § 17,* et trad. Nicaise, p. 822.

Fᴿᴬɴᴄᴇ 786, 891, 1574, 1760, 1826, 1831 (Francia).

Fraser 948, 1729, *décortiquer, peler.*

* **Frication** 679, 2054, 2055, *friction ;* 1605 (fricatio) *frottement.*

Froideur (xiie s.) 1514 (frigiditas) *frigidité.*

Froidir (xii° *s.*) 1955 (infrigi-
dare) *réfrigérer*.

Froidure (xii° *s.*) 192 (frigiditas) *frigidité, propriété de ce
qui est froid ;* 851 (frigus)
froid.

Froier 92 (confricare) *froisser,
frotter l'un contre l'autre.*

Froissement 747 (fragmentum) *fragment d'os, esquille.*

Froisseure 7, 577, 578, 706,
891, 928 (fractura) *fracture.*

Froissier 1420, 2151 (frangere)
fracturer ; 1850 (frangere)
*briser, au figuré, en parlant
de la force d'un venin.*

Fronce *s. fém.* 2199 (ruga)
ride.

Fronci 2144, 2200, 2201 ; fron-
cié 2201 (corrugatus) *froncé,
ridé.*

Fuil *s. masc.* 1766 (folium)
feuille.

*****Fumigation** 1748 (suffumiga-
tio), 1749, 1750 (fumigatio).

*****Fumosité** 84 (fumositas), 125.

*****Fusicien.** *Voy.* fisicien.

*****Fusque** 1058 (fuscus), 2005
(niger) *noirâtre ;* 1733 (fuscus) *sombre.*

G

*****Galban** (xii° *s.*) 1731, 1750 ;
galbane 1854 ; galbanne 1689
(galbanum) *galbanum, gomme-résine fétide, extraite du
Ferula galbanifera, et apportée de Syrie et de Perse.*

***** **Gale** (xiii° *s.*) 1564 (galla)

*galle, noix de galle, excrois-
sance du chêne. Voy. Mond.
Chir., p. 559, § 28, et trad.
Nicaise, p. 823.*

Galien 11, 21, 22, 24, 25, 43,
133, etc., etc. (Galenus). *C'est
l'auteur le plus souvent cité.*

***** **Galingal** (xii° *s.*) 904 (galanga) *galanga, racine aromatique, stimulante de l'Alpi-
nia galanga, provenant de la
Chine.*

Gardamoine. *Voy.* chardemoine.

Garder 569 (conservare), 804
(cavere), 812 (observare) —
subj. prés. 3° pers. sing. garge
106, 120, 156, gart 1499,
garde 139, 340 ; *plur.* gargent
501.

*****Gargarisme** (xiii° *s.*) 1306,
1310 (gargarismus).

Garret 526, 527, *jarret.*

Geline 774, 847, 1716, 1736
(gallina) *poule.*

*****Gemini** 443, *les Gémeaux, si-
gne du zodiaque.*

*****Genciane.** *Voy.* gentiane.

*****General** (xii° *s.*) 716, 776, 791.
988, 1009, 1800, 1824, 1931,
1932, 2170, 2183 (generalis).

*****Generalité** (xiii° *s.*) 39, *etc.*

*****Generalment** (xii° *s.*) 1887 ;
generaument 1521 (genera-
liter) *généralement, en général.*

*****Generatif** 29, 479, 1606 (ge-
nerativus) *qui concerne la gé-
nération ;* 2061 (regenerativus) *régénératif.*

*Generaument. *Voy.* generalment.

'Gentiane (XIII° *s.*) 908; genciane 1764, 1809, 1959, 1970
(gentiana) *gentiane jaune,
grande gentiane, gentiana lu-
tea, L. Voy. Mond. Chir.,
p. 573, § 192, et trad. Nicaise, p. 849.*

Gesnote, *cyclamen, pain de
pourceau, cyclamen euro-
paeum, L.* — Malum terrae,
vulgali gallico *gesnote*, crescit in pratis aliquantulum
similis fœniculo, habens stipitem concavam fere unius
cubiti, capitulum cum flori-
bus albis parvis, habens plures radices juxta stipitem
comestibiles, quasi parva ossa
dactylorum. *Mond. Chir.,
p. 575, § 205. Manque dans
Godefroy, mais enregistré
dans la* Flore populaire de la
Normandie *par Joret.*

1. Geun *adj. Voy.* jeun.

2. Geun *s. masc.* 1209 (jeju-
num) *jéjunum, deuxième partie de l'intestin grêle, ainsi
appelée parce qu'on la trouve
presque toujours vide.*

*Gibbosité 393 (gibbus).

'Gingembre (XII° *s.*) 904 (zingiber) *gingembre, racine
âcre et aromatique de l'Amomum zingiber, L.*

Glagel 1896, 1897 (arundo) *roseau.*

Glande (XIII° *s.*) 198, 1333,
1337 (glandula) *glande;* glan-

des 1838 (glandes) *glands.*

*Glandeus 294, 484, 1485
(glandulosus) *glanduleux.*

'Glanduleus 2180 (glandulosus).

Glise, *glaise.* — Terra quae
reperitur juxta fluvios, ubi
ipsi inundaverunt, desiccata,
pinguis, viscosa, quae videtur
terra figuli et vocatur magra,
et in gallico *glise. Mond.
Chir., p. 436.*

*Globeus 1566 (globosus) *glo-
bulaire.*

Gorge 257 (guttur) *larynx.*

Gosellier, gosillier 239 (mery
vel via cibi vel ysophagus,
quae sunt idem) *œsophage.*

Goupil 1703 (vulpes) *renard.*

*Grade 2162 (gradus) *degré.*

* Graine de paradis 1311;
grainne de paradis 904 (paradisi granatum) *graine de
paradis, semences de l'Amomum granum paradisi, L., et
peut-être aussi de l'Amomum
cardamomum. Voy.* charde-
moine.

Grandement 2012 (maxime).

Grant 256, 321, 754, 945, 951,
1819, 2106, 1359, *etc.* (mag-
nus). (*Cf.* gregneur). — *Sub-
stantivement* 1138, *grandeur.*

Grateron, *espèce de garance,
gaillet accrochant, Galium
aparine, L.* — § 179. Rubea,
rubia idem, est triplex : rubea major... rubea minor...
assimilatur in forma rubeae
majori, sed multo minor est,

et quando palpatur, adhaeret fortiter manibus ita quod vix excutitur et dicitur vulgariter *grateron. Mond. Chir., p. 572, et trad. Nicaise, p. 847.*

Gregneur *comparatif de* grant 5, *etc.*, greigneur 638, 1035; gregnour 156, 564; greignour 172, *etc.*; greignor 10, *etc.* (major) *plus grand*.

* **Grenates** (XII° s.) 1838 (grana acetosa) *grenades, fruits du grenadier. Il semblerait que le sens de* grana acetosa *fût graines acides, mais le ms. d'Erfurth Q. 197 a ici en note :* agresta (verjus) accipitur loco malorum granatorum pro pauperibus. *Ed. Pagel, p. 310, note 2.*

Grever 183, 1099, *etc.* (aggravare) *peser sur, aggraver.*

Grief, *des 2 genres* 18, 1932, *etc.*; grief,-ve 2078 (gravis) *grave, pénible.*

Groisse *s. fém.* 220, 222, 226 (grossicies) *grosseur, épaisseur.*

Grossillier, *groseillier à maquereau,* Ribes grossularium, L. — Rubus non ferens mora similiter est triplex : parvus, major, minor ; parvus est spinosus, crescens in sepibus, et dicitur ramus (rhamnus), gallice *grossillier. Mond. Chir., p. 559, § 17, et trad. Nicaise, p. 822.*

Guete 210 (speculator) *sentinelle.*

Guidet. *Voy*. vaines guidet.

GUILLAUME DE SALICEST 1842 (magister Guilelmus de Saliceto) *Guillaume de Salicet, célèbre chirurgien italien du* XIII° *s., le maître de Lanfranc de Milan.*

H

Hagier 879, *hacher.*

HALI, Haly 40, 544, 545, 1430, 1442, 1886, 2104 (Haly) *Ali, médecin arabe du* XI° *s.*

Hante 686 (stipes) *le bois, la hampe d'une arme.*

Hantement 545 (solertia) *habileté, adresse.*

Hanter 62, 191, 197, 275, 322, 551, 562, 954, 1193 (exercere) *exercer;* 544 (exercitari) *s'exercer;* 1600 (exequi), 1615 (per exercitium) *exercer, pratiquer;* 543 (frequentare) *fréquenter.*

* **Hastivité** 644 (impetuosus) *hâte.*

Haterel 436, *nuque;* 1085 (occiput) *occiput.*

Haveron, *avoine sauvage, avoine folle.* — Avena, deuser idem secundum Avicennam, et secundum Serapionem avena et agilops (i. e. aegilops) idem. Credo tamen quod avena est duplex : domestica et communis quae dicitur deuser, agrestis quae dicitur aegilops et dicitur gallice *haveron. Mond. Chir.* § 22, *p. 559, et trad. Nicaise, p. 823.*

Hee 1867 (apis) *abeille.*

Heer 554 (odisse) *haïr — ind. prés. 1ᵉ pers. sing.* hé 2132; *subj. prés. 1ᵉ pers. sing.* hee 2132.

Henap 1971 (cyphus) *hanap, coupe.*

Henri d'Esmondeville, *Henri de Mondeville. Voy.* Mondeville.

Herbe Robert 2068 (herba Roberti) *herbe à Robert, Geranium Robertianum, L. Voy. Mond. Chir.* § 206, *p. 575, et trad. Nicaise, p. 852.*

* **Herisipille** 853 (erisipila), 1574 (herisipila) *érysipèle. —* De herisipila notha i. e. non vera, gallice *bastarde. Mond. Chir., p. 479. Erysipèle simple.*

* **Hermodactile** 1059 (hermodactilus) *hermodacte, bulbe du colchique. Voy. Mond. Chir.,* § 191, *p. 573, et trad. Nicaise, p. 849.*

Hue 891 (Hugo) *Hugues de Lucques, chirurgien du* xiiiᵉ *s., le père de Théodoric.*

Huiche du fiel 355 (cistis feilis), 369 (cistis fellea) *vésicule biliaire.*

Huile 1237; huille 1397; uile 1238; uille 2078 (oleum) — *masc.* 973, 1053, 1223, 1407, 2075, *etc.; fém.* 854, 860, 875, 1773, 1821, *etc.; masc.*

et fém. dans le même § 974, 1048, 1271, 1553, 1773, *etc.* Huile *est toujours masc. dans la langue pharmaceutique :* huile rosaç 1053, *etc., ou* rosat 973, 1553, *etc.;* huile violat 1773, *etc., et fém. dans le langage ordinaire :* huile commune 873, chaude 1317, 1729, lavee 1736, vielle chaude 1794, *etc., comme l'est actuellement orge :* orge perlé *et* bonne, mauvaise orge. *On ne trouve qu'une seule exception au* § 1137 : uille commun. — **Uille de basme** 843 (oleum de balsamo) *baume de la Mecque ou de Judée. Voy. Mond. Chir. p. 567,* § 121, *et trad. Nicaise, p. 837.* — **Huile de camomile** 873 (oleum camomillae) *huile de camomille obtenue par la digestion au bain-marie des fleurs sèches de camomille dans de l'huile d'olive.* — **Huile rosaç** 873, 1407; uile rosaç 1053; huile rosat 1048; uile rosat 973, 974 (oleum rosaceum) *huile rosat, obtenue par macération des pétales de roses pâles dans de l'huile d'olive. Voy. Mond. Chir.* § 76, *p. 562, et trad. Nicaise, p. 829.* — **Uile violat** 1773 (oleum violaceum) *huile violat, huile préparée avec des violettes. Voy. Mond. Chir. p. 569,* § 143, *et trad. Nicaise, p. 841. Littré ne donne qu'un* *exemple du* XVIe *s. d'huile rosat, violat.*

* **Humectation** 2073, 2078 ; humectacion 2078 ; humetacion 2078 (humectatio) *embrocation, pansement liquide.*

Humer 787, 1847 (sorbere) *absorber, boire.*

* **Humetacion.** *Voy.* humectation.

Humeur *masc. et fém. dans la même phrase,* § 764 ; — humour *masc.* 2120 humours acoustumés ; umeur 223 ; umour 226, 227 (humor). — UMOUR ALBUGINEUSE, umour cristalline, umour verrine. *Voy. ces mots. Humeur aqueuse de l'œil. Littré ne donne qu'un exemple du* XVIe *s.*

* **Humidité** 444, 993, 1233, 1263, 1660, 1661, 1903, 1937 ; umidité 279, 1005, 1474, 1542 (humiditas).

Humour. *Voy.* humeur.

I

Icel *et* icest *pron. démonst.* — *sing. masc. rég.* icelui 1344, *etc. plur. masc.* icés 1844, iceus 874, 1911 ; yceux 1896 — *sing. fém.* icele 1353, *etc. plur. fém.* icés 790, 1804, 1822 ; iceles 870, 871, 1889, 1904 ; icestes 851, *etc.* (iste) *cet.*

Iestre. *Voy.* istre.

Il *pronom pers. sujet fém. plur. pour* elles 9, 20, 30, 40, 87, 115, 144, 217, 228, 243, 244, 245, 246, 250, 256, 288, 296, 304, 321, 426, 547, 557, 571, 587, 594, 599, 601, 610, 630, 636, 638, 641, 643, 644, 645, 649, 657, 658, 660, 661, 662, 667, 677, 690, 695, 697, 704, 740, 774, 834, 1078, 1082, 1096, 1097, 1107, 1116, 1128, 1131, 1145, 1146, 1182, 1210, 1214, 1219, 1238, 1240, 1242, 1260, 1387, 1442, 1523, 1545, 1578, 1588, 1636, 1659, 1678, 1687, 1695, 1828, 1829, 1849, 1858, 1864, 1865, 1868, 1951, 1991, 2057, 2087, 2121, 2145, 2155, 2156, 2179, 2192, 2193, 2194, 2203, 2241.

Illuec 172, 513, 711, 712, 1771 ; iluec 181, 393, 512, 984, 1828, 2031, 2032 ; illec 1578 ; illueques 1223 ; iluecques 2173 (ibi) *là.*

Ils *pour* il *pron. 3 pers. plur. masc.* 215.

Iluec, iluecques. *Voy.* illuec.

* **Imaginative** *s. fém.* 187 ; ymaginative 1883, 2127 (imaginativa, imaginatio) *faculté d'imaginer, imagination.*

* **Immediatif** 1659 (immediatus) *immédiat, qui vient de suite après. Terme de scolastique.*

* **Immobilité** 1320 (immobilitas).

* **Immortel** 1207, 1210 (immortalis) *non mortel, en parlant des plaies.*

* **Inanition** 1261, 1267, 1268, 1280 (inanitio).

* **Incantation** 2128; incantacion 2129 (incantatio).
* **Incarceration** 855 (incarceratio saniei) *rétention de pus.*
* **Incarnation** (XII* s. *au sens de l'incarnation du Christ*) 744, 747, 1507, 1643; incarnacion 1998 (incarnatio) *cicatrisation.*
* **Incisif** 1769, 2249 (incisivus) *incisif, en parlant de médicaments.*
* **Incision** 288, 642, 1305, 1528, 1960, 2017, 2135, 2141, 2164, 2167, 2249 (incisio).
* **Incomprehensible** 2119 (incomprehensibilis) *qu'on ne peut enlever tout entier, en parlant du cancer.*
* **Incurable** 22, 1320, 1437, 1544, 1974, 2010, 2119 (incurabilis).
* **Indifferanment** 766, 934 (indifferenter) *indifféremment.*
* **Indigeste** 1989 (indigestus).
* **Indigestif** 785 (indigestibilis) *indigeste.*
* **Induce** 1685 (inducia) *retard;* 2161 (indutia) *trêve;* 2165 (inducia) *répit.*
* **Infection** 2058, 2107 (infectio).
* **Inflectibilité** 1260 (inflexibilitas) *inflexibilité. Manque dans Godefroy, mais cité par Littré et le Diction. général s. v.* inflexibilité.
* **Inflexible** 1262 (inflexibilis).
* **Information** 1904 (informatio).

* **Inloable** 1661, 1662 (illaudabilis) *non louable, en parlant du pus. Comparez* loable.
* **Inmouvable** 1304, 1644, 2124 (immobilis) *qui ne peut se mouvoir, immobile.*
* **Innaturel** 1558, 2107 (innaturalis) *non naturel, anormal, comme* desnaturel.
* **Insaniation** 1499 (insaniatio) *suppuration. Manque dans Godefroy.*
* **Insensibleté** 275; insensibilité 76 (insensibilitas).
* **Instrument.** *Voy.* estrument.
* **Intrinseque** 1040, 1459, 1515, 2033 (intrinsecus).
* **Introductoire** 37 (introductorium) *introduction, préface.*
* **Involution** 425 (involutio) *pli;* involucion 375 (involutio) *circonvolution.*

IPOCRAS 24. *Voy.* Ypocras. *C'est le seul passage où le nom d'Hippocrate soit écrit par* I *et non par* Y.

Ire 676, 1704 (ira) *colère.*

Issir 157, 1045 (exire); 2152 (educere) *sortir. Comparez* istre.

Issue 1975 (exitus) *sortie.*

Istre 685 (transire), 1829 (exire), 2152; eistre 1138; iestre 1344 (exire) *sortir. Dans le même § on trouve* istre *et* issir: § 2152 la quele (porreture) ne puet *issir* pour la petitesce du pertuis par le quel ele doit *istre.*

* **Item** 1730, 1899, *etc.* (item) *de même. C'est le mot latin lui-même.*

J

Ja 688, 757, 840, 1075, *etc.*
(jam) *déjà.* — Ja soit 562,
1093, 1948, *etc. ;* jaçoit 503,
561, *etc.* (quamvis) *quoique.*

Janes. *Voy.* Riviere de Janes.

Ja soit. *Voy.* ja.

Jehan. *Voy.* Mesué ; Pitart.

Jehan. *Voy.* Erbe Saint Jehan.

Jesuscrist 1 ; Jhesucrist 2 (Jesus
Christus) 910, *Jésus Christ.*

Jeun 369, 370, 1728, 1729,
2159 ; geun 1872 (jejunus)·*à*
jeun.

Jhesucrist. *Voy.* Jesuscrist.

Johan. *Voy.* Mesué.

Johannice 50, 565 (Johannitius)
Joannice ou Johannitius en
latin, en Arabe Honein, mé-
decin arabe du IX° s.

Jolif 1008 (lascivus) *lascif.*

Jouste *prép.* 96, 184, 1531,
1772, 1900 (juxta) *près de ;*
11, 1540, 1933 (juxta) *sui-*
vant ; 1852 (juxta) *au sujet de.*

* **Jupiter** 441, 442, *Jupiter, pla-*
nète.

K

• **Kili,** Killis. *Voy.* vaine Killis.

L

* **Labourer** 1287 (laborare) *tra-*
vailler.

* **Lacerte** *s. masc.* 112, 142, 146,
et fém. 290 (lacertus) *tissu*
conjonctif ; tissu musculaire
mêlé de graisse et de tissu
conjonctif — 1440 (ani lacerti,
lacertes du cul) *sphincter de*
l'anus.

* **Lacerteus** 88, 138, *etc.* (la-
certosus) *conjonctif.*

Lachier 1352 (nectere) *nouer.*

Lai 16 (illiteratus) ; 551, 1896,
(laicus) *laïque, illettré ; opposé*
à clerc, *savant, docte.*

Laisarde *s. fém.* 1828 ; leisarde
1829 ; loisarde 1826 (lacerta)
léᵢard (cf. mesel).

Lait cler 2072 (serum) *petit*
lait.

Lancete 2176 (flebotomus) *lan-*
cette. Cf. flammete.

1. * **Lande** 536 (lamda) Λ, λ,
lambda, lettre grecque. Dans
ce § 536 il s'agit de l'os hyoïde.

2. * **Lande** *subst. fém.* 158,
160, 164 (landà) *os occipital,*
ainsi nommé parce qu'il forme
avec les deux pariétaux la su-
ture lambdoïde, en forme de λ
(lambda).

Lanfranc de Melan, 8, 9, 564,
1093 (Magister Lanfrancus
de Mediolano) *Maître Lan-*
franc de Milan, élève de Guil-
laume de Salicet, enseigna la
chirurgie à Paris. Sa grande
chirurgie, publiée en 1295, a
servi de modèle à celle de
Mondeville.

Languete 1593, 1597, 1634
(ligula) *chef de bande.*

* **Lapse.** *Voy.* lasse.

Largesse 705 (latitudo), largesce 1486 (amplitudo) *largeur, amplitude;* 1485 (laxitas) *relâchement.*

* **Largitude** 2175 (latitudo) *largeur.*

Larrecineusement 687, 1716, 1882 (furtive) *furtivement.*

* **Lasse** 1853; lapse 1853 (lapsus) *affaibli.*

* **Latitude** 44, 298, 705, 865 (latitudo) *largeur.*

* **Latitudinel** 2195, 2198 (latitudinalis) *en largeur.*

* **Lavatif** 1687 (lavativus) *qui a la propriété de laver, de déterger.*

Lavement 1576, 1616, 1866 (lotio); 1871, 2020 (ablutio) *lotion, ablution, lavage.*

Lavende 1562 (lavendula) *lavande, Lavendula spica, L., labiée aromatique, amère.*

Laveure 1559, 1560 (lotio) *lotion.*

* **Laxatif** 751, 760, 1306, *etc.* (pharmacia, medecine laxative). *Cf.* farmacie.

Lb' *ou* lb *abréviation de* libra, *livre, usitée dans les formules pharmaceutiques.*

1. **Lé** *adj.* 1035, 1823 (latus) *large.*

2. **Lé** *s. masc.* 351, 2178, 2182 (latum) *largeur.*

Legier 5, 20, 1646, 1682, 1798 (facilis) *facile;* 1804 (lenis) *doux, anodin.* — De legier 21, 547, 1094, *etc.* (facile) *facilement.*

Legierement 689, 690 (leviter) *légèrement;* 26, 989, 1342, 1622, 1624, *etc.* (facile) *facilement.*

* **Legiereté** (xiiie s.) 330 (velocitas) *vitesse.*

Leisarde. *Voy.* laisarde.

* **Lenticle** *s. masc.* 1019 (lenticulare) *lenticulaire, couteau lenticulaire, se terminant par un bouton lenticulaire, et servant dans la trépanation à égaliser les aspérités de l'os trépané.*

* **Lenticulaire** *s. masc.* 1024, 1028; lenticuleire 1021 (lenticulare) *couteau lenticulaire.* *Voy.* lenticle.

* **Leo** 443, *le Lion, signe du Zodiaque.*

* **Lepre** (xiie s.) 2121 (lepra). *Voy. Mond. Chir., p. 423, et trad. Nicaise, p. 616.*

Leumage 785 (legumina) *l'ensemble des légumes, ce qu'on appelle dans certaines provinces les hortolages.*

Leuns 2050 (legumina) *légumes.*

Leur *adj. possessif invariable* 768, *etc., etc.* lour 22. *On ne trouve que deux fois* leurs *avec le signe du pluriel :* 1760 a leurs chienz *et* 766 leurz navrez.

* **Levatoire** *s. masc.* 1019, 1021 (levatorium), 1029 (elevatorium) *élévatoire, sorte de levier pour soulever les os fracturés du crâne.*

Leveur 1009, 1018 (èlevatorium), 1025 (levatorium) *élévatoire, levier pour soulever, redresser les os fracturés et enfoncés du crâne. Voy.* levatoire.

* **Lexive** *s. fém.* 875, 906, 1410, 1412, 2020, 2021 (lexivium) *lessive. Voy. Mond. Chir., p. 570, § 153, et trad. Nicaise, p. 843.*

1. **Li** *pron. de la 3ᵉ pers. masc. sing. régime datif* 788, 897, 1439, 1445, 1838, *etc. lui, à lui. — fém. sing, rég. datif* 1858, *etc. lui, à elle.*

2. **Li** *article masc. suj. plur.* 433, 2218 li ami.

* **Libra** 443, *la Balance, signe du Zodiaque.*

1. **Liè** 15, *etc., adj. joyeux.*

2. **Liè** *pron. de la 3ᵉ pers. féminin sing. régime* 29, 35, 39, 100, 561, 709, 1538, 1589, 1613, 1637, 1675, 2011, 2013, 2021, 2202; *elle.*

Liement 43, *etc.* (ligamentum) *ligament;* — 1041 (ligamentum), 1771 (ligatio) *ligature.*

Lier 1945, 1957 (ligare) *bander.*

Lieure 677, 706, 707, 1067, 1771, 1772 (ligatura) *ligature ;* 1098, 1594, 1597 (ligatura) *bandage ;* liure 1771 (ligatura) *ligature.*

Lievre *fém.* 1706 la lievre (lepus).

Limaignon 2228 (lichinium) *mèche, terme de chirurgie.*

Limas 134 *s. masc.* (limatia) *limace.*

Limon 1839 (limo) *limon, citron.*

* **Liner** 1867 (linire) *oindre, enduire.*

Linge 874, 1082 (lineus) *de lin.*

* **Liquefacion** 98, *liquéfaction. Le Diction. général ne donne qu'un exemple du xvıᵉ s.*

* **Litarge** 1233; litargie 1737 ; litargire 842, 1059 (lithargyrum) *litharge, protoxyde de plomb. Voy. Mond. Chir. p. 560, et trad. Nicaise, p. 824,*

Liure. *Voy.* lieure.

* **Livide** 2087 (lividus).

* **Lividité** 1720 (lividitas).

Livre *s. fém.* 2162 (Libra) *la Balance, signe du Zodiaque. Ailleurs, § 443, le traducteur emploie le mot latin même. Voy.* Libra.

Loable (xııᵉ *s.*) 1533, 1660 (laudabilis) *louable, en parlant du pus. Comparez* inloable.

• **Local** *adj. des 2 genres* 1324 (localis).

* **Locaus** *subs. plur.* 1955 (localia) *médicaments topiques. C'est le seul passage où le traducteur emploie* locaus *pour traduire* localia, *topiques ; partout ailleurs il se sert de la périphrase :* les choses mises sus 1602, 1767, *etc., etc.*

Loisarde. *Voy.* laisarde.

Lombardie 1812 (Italia) *Italie.*
Au moyen âge les Italiens
étaient appelés Lombards, *et*
l'Italie, Lombardie.

* **Longaon** 374, 416, 417, 421,
460, 517, 1440 (longaon *pour*
longano) *rectum, troisième et*
dernière partie du gros intes-
tin.

Longes 449, *etc.* (lumbi *et* lun-
gae) *lombes, longes, masses*
musculaires situées en dedans
et en dehors des vertèbres.

* **Longitude** 298, 491, 492 (longitudo) *longueur.*

• **Longitudinal** 506 ; longitudinel 2243 (longitudinalis).

Lor. *Voy.* lors.

Lorens. *Voy.* feu Saint Lorens.

Lors 653, 654, 667, 686, 1847
(tunc); lor 652, *alors.*

Lour. *Voy.* leur.

Lovs 2 (Ludovicus) *Louis* (1289-
1316), *roi de Navarre, fils*
aîné de Philippe le Bel, roi de
France sous le nom de Louis
le Hutin.

* **Lupins** 1232 (lupini) *lupins,*
lupinus albus, L., légumineuse
dont on mange les semences
en Égypte et en Italie. La fa-
rine de lupins, une des quatre
farines résolutives, selon les
anciens, servait à faire des
cataplasmes. Voy. feive egiptiane.

M

Macefelon. *Voy.* matefelon.

Mainge. *Voy.* mener.

Mains 1925, 1938, *etc.* (minus) *moins. Toujours* mains
ou meins 455, *etc., jamais*
moins.

Maint. *Voy.* mener.

* **Major** 2236 (major) *la propo-*
sition majeure dans le syllo-
gisme.

* **Majorainne** 1311 (majorana)
marjolaine, Origanum majo-
rana, L.

Mal *adj.* 11, 1333, 2102, 2153,
2162 (malus) *mauvais.*

Malefaçon, *difformité, malfor-*
mation ; mutilation. — Male-
factio dicitur vulgari gallico
maléfaçon, in normannico
vulgari dicitur *mehang,* et potest sic describi.... : male-
factio, quantum spectat ad
cyrurgicum, est quoddam im-
pedimentum aut diminutio
aut totalis amissio incorrigi-
bilis alicujus operationis alicujus membri sibi debitae per
naturam, proveniens aliquando a causa intrinseca, ut a
nativitate et a natura irregu-
lariter operante, aliquando a
vulnere vel apostemate aut
aliqua alia causa extrinseca
violenta. *Mond. Chir.,p. 245.*

Mal nostre Dame 1574 (malum
Beatae Mariae) *érysipèle gan-*

gréneux. Comp. feu Saint Lorens, *et le suivant.*

Mal Saint Antoinne 1574 (malum Beati Antonii) *érysipèle gangréneux, feu St. Antoine.*

Mal Saint Eloy 1987, 1989, 1990 (morbus Sancti Eligii) *fistule.*

* **Malice** (XIIᵉ *s.*) 2037, 2040 (malicia) *malignité.*

* **Mandibles** *subs. fém.* 162, 250; mendibles 247; mandibulles 1948 (mandibula) *mâchoires.*

* **Mandragore** 1760 (mandragora) *mandragore, Atropa mandragora, L., solanée. Voy. Mond. Chir., p. 561, § 49, et trad. Nicaise, p. 826.*

Mangier. *Voy.* mengier.

* **Maniaque** 1882 (maniacus) *maniaque, fou furieux.*

• **Mantastre.** *Voy.* mentastre.

* **Manubre** 1023 (manubrium) *manche.*

* **Manuel** 1991, 2039 (manualis).

* **Manuelment** 2046 (manualiter) *manuellement.*

Marmouse. *Voy.* morelle.

Marmousés (rue des 2132 (vicus Marmosetorum) *rue des Marmousets, à Paris.*

Marrouge 1562 (marrubium) *marrube, marrubium vulgare, L., labiée odorante et d'une saveur amère. Voy. Mond. Chir., p. 562, § 66, et trad. Nicaise, p. 828.*

Mars 441, 442, *planète.*

• **Mastic** 847, 1231 (mastix) *mastic, résine obtenue du Lentisque, Pistacia lentiscus, L. Voy. Mond. Chir., p. 562, § 71, et trad. Nicaise, p. 829.*

Matefelon, *jacée, Centaurea jacea, L.* — § 213. Jacea duas habet species notas, nigram et albam. Nigra dicitur gallice *macefelon, Mond. Chir., p. 576, et trad. Nicaise, p. 853. (Il faut probablement corriger et lire* matefelon.)

* **Materialment** 1666, 1671 (materialiter) *matériellement.*

* **Materiel** 1905; maturial 1482, 1483 (materialis).

• **Matire** 1886 (materia) *matière.*

* **Matrique** 29, 418, 419; aumatrique 297, 417; matrix 1045 (matrix) *matrice, utérus.*

• **Maturatif** 1400 (maturativus).

* **Maturial.** *Voy.* materiel.

Mauvestié 1682 (pessimitas) *mauvaise qualité.*

* **Maxille** 247, 532, 1276 (maxilla) *mâchoire.*

• **Maxilles** 1974 (maxillae) *os maxillaires.*

* **Medecinal** (XIIIᵉ *s.*) 1445 (medicinalis) *médical.*

* **Medecine** (XIIᵉ *s.*) 15, *etc.* (medicina) *médecine, science;* 1502 (medicina) *médecine, remède;* **medecine laxative** 1527, 1875 (pharmacia) *purgatif. (Cf.* farmacie).

• **Medecinement** 1057 (medicamentum), 1325, 1333, 1357,

1532, 1539 (medicamen), 1535 (medicina) *médicament, remède;* 1906 (medicatio) *médication.*

• **Medeciner** (xiiᵉ s.) 1493 (mederi) *traiter, guérir.*

• **Medicament** 1051, 1061 (medicamen). *Le Dict. gén. ne cite qu'un exemple de 1498.*

* **Medication** 1344 (medicatio). *Pas d'historique dans Littré. Le Dict. général ne cite qu'un exemple de 1611.*

* **Mediocrité** 65, *etc.*

Meesmement. *Voy.* meismement.

* **Megategne** 992, 1504, 1520, 1957, 1995; Megathegne 986; Megathene 984; Megatene 43, 1769; Megataine 1196, 1320, 1813 (Megategni) *Megatechni* (μέγα τέχνη) *nom donné par Constantin au traité de Galien connu en latin sous le titre de* De methodo medendi.

Mehang. *Voy.* malefaçon.

Meins. *Voy.* mains.

Meismement 804, 991, 1434, 1499, 2079 (maxime) *surtout;* 1031, 1376, 1435 (etiam) *aussi, même;* meimement 893 (maxime), 1276 (praecipue) *surtout;* meesmement 1503; mesmement 551, 1712 (maxime) *surtout.*

Mᴇʟᴀɴ. *Voy.* Lanfranc de Melan.

* **Melancolie** (xiiiᵉ s.) 406, 761, 1483, 1566, 2096, 2097 (melancholia) *atrabile, une des 4 humeurs admises par les an-*

ciens : sang, bile, atrabile, phlegme.

* **Melancolieus** 407, 530, 571, 2093, melencolieus 2096 (melancholicus) *qui se rapporte à l'atrabile;* melancolieus 1882 (melancholicus) *mélancolique, atteint de mélancolie.*

* **Mellilote** 1576 (mellilotum) *mélilot, Melilotus officinalis, légumineuse. Voy. Mond. Chir., p. 563, § 90, et trad. Nicaise, p. 832.*

* **Mellissa** 1867 (melissa) *mélisse, citronnelle, Melissa officinalis, L.*

1. * **Membre** (xiᵉ s.) 1900, 1925, *etc.* (membrum). *Membre désigne une partie quelconque du corps : membre, tissu, organe, appareil. Voy. la définition que donne Mondeville du terme :* membre § 50. *Au § 31* membre *signifie division.*

2. * **Membre** 853 (virga) *verge, membre viril.*

Memoire 1211 *s. masc. au sens de faculté de se souvenir.*

• **Memoratif** 188, 1211 (memorativus) *qui concerne la mémoire.*

Mençongnier 173, *mensonger, trompeur.* — Jointures mençongnieres, *sutures temporo-pariétales, parce que ce ne sont pas de véritables sutures, mais une simple juxtaposition.*

* **Mendibles.** *Voy.* Mandibles.

Mener — *subj. prés. 3ᵉ pers.*

sing. mainge 711 (ducat) ; maint 22 (inducat).

Menesterel 19, 45 (artifex) *ouvrier, artisan.*

Meneur 2236 (minor) *la proposition mineure dans le syllogisme.*

1. **Mengier** 779, *etc.*, mangier 787, *etc.* (comedere) — *subj. prés. 3ᵉ pers. sing.* menjuce 779, 1733 ; *plur.* menjucent 1846.

2. **Mengier** *subs.* 780 (comestio) *repas.*

Menistre 686 (minister) *aide, serviteur.*

Menjuce, menjucent. *Voy.* mengier.

* **Menstruel; Menstrues.** *Voy.* mestruel; mestrues.

* **Mentastre** *s. masc.* 1541, 1766, 1787, 1791 ; mantastre 1794 (mentastrum) *Menthe sauvage, Mentha silvestris, L.*

Mente 1811 (mentha) *menthe, labiée aromatique.*

* **Mercure** 441 ; mercuire 442, *planète.*

* **Meri** 239 (ysophagus), 259, 261, *etc.* (mery) ; merri 240 (mery) *œsophage. Meri, mery de* μηρυ, *rumen, panse des ruminants.*

* **Meridionel** 1879 (meridionalis) *méridional.*

* **Merri.** *Voy.* meri.

* **Mesaraïques** 369, 372, 373 (mesaraycae) *veines mésaraïques ou mésentériques.*

Mesel, *lépreux.* — Loisardes meseles 1826 (lacertæ leprosæ) *lésards gris, ainsi appelés à cause des rugosités de leur peau.*

Mesmement. *Voy.* meismement.

Mesprison 21, 1094, *erreur.*

Mestier 75, 902, 991, 1086, *besoin.*

Mestruel 297 (menstrualis); menstruel 432, 433 ; mestrucus 53, 412 (menstruus) *menstruel, ca[t]aménial.*

* **Mestrues** 95; menstrues 89, 445 (menstrua) *menstrues, règles.*

Mesué (Johan, Jehan) 22, 1407 (Johannes Mesuë), *Jean Mesué, médecin arabe du* xiᵉ *s.*

* **Mete** 1991 (meta) *borne.*

Metre seure 1990 (imponere) *attribuer.*

* **Metridaton** 1814 (mithridaticum) *mithridate, antidotum mithridaticum, électuaire composé par le roi Mithridate, analogue à la thériaque. En voici une formule, d'après l'Antidotaire Nicolas, p. 20, § 43 :* Pren : encens, chenilee (jusquiame), mirre, genciane, ana dragme .VI. ; opium dragme .IIII. ; safran, dragme .III. ; euforbe, aristologe longue, ana dragme .I. ; miel sofeisant.

Meurer 1400 (maturare) *suppurer.*

Meurge. *Voy.* mourir.

* **Mictigatif.** *Voy.* Mitigatif.

Miel * rosat 1053 (mel rosaceum) *miel rosat, préparation pharmaceutique, composée de miel et de pétales de roses rouges. Voy. Mond. Chir., p. 569, § 140, et trad. Nicaise, p. 841.*

* **Mirach** 102, 346, 350, etc. (mirach); mirac 353 (mirac) *la peau du ventre et les muscles abdominaux ; paroi antérieure abdominale.*

* **Miraculeus** 914 (miraculosus).

Mire 17, 395, 1257, 1344, 1685, 1778, 2125 (medicus) *médecin.*

* **Mirre** (xıᵉ *s.*) 1231, 1562, 1576, 1981 (myrrha) *myrrhe, gomme résine du Balsamodendron myrrha, qui vient d'Arabie. Voy. Mond. Chir., p. 562, § 69, et trad. Nicaise, p. 828, et id. ibidem, p. 569, et trad. Nicaise, p. 842.*

* **Mirtille** 1407, 2068 (myrtillus) *myrte, myrtus communis, L. (et non myrtille). Voy. Mond. Chir., p. 559, § 26, et trad. Nicaise, p. 823.*

* **Mitigatif** 873, 1944 ; mictigatif 662, 854, 860, 1943 (mitigativus) *mitigatif, émollient, adoucissant.*

* **Mitre** (xıııᵉ *s.*) 208 *fém.* (cucufa sive mitra), 1104 *masc.* (mittra) *bonnet.*

Moie *pron. possessif fém. sing.* 891, *mienne.*

Moiel 787 (vitellus) *moyeu, jaune d'œuf.*

Moien (sans) 1334, 1422 (immediate) *immédiatement.*

Moienne. *Voy.* vaine moienne.

Moıses (Rabi *ou* Raby Moyses 1754, 1762, 1844, 1886 (Rabbi Moyses) *Rabbi Moyse Maimonide, médecin judéo-arabe du* xııᵉ *s.*

Moiste 785, 1231, 1322, 1511, 1512 (humidus) *moite, humide, aqueux.*

Mol. *Voy.* oes molz.

Molt. *Voy.* mout.

Mon *adv. d'affirmation* 245, 734, 1202, 1879 : savoir mon, *oui, certes ; certainement.*

* **Mondefiement** 938, *nettoiement.*

* **Mondefier** 823, 925, 1413, 1551, 1613, 1964, 2060 (mundificare) *mondifier, nettoyer, déterger.*

Mondeville 3 (Henricus de Amondavilla); Esmondeville 1, *Henri de Mondeville, chirurgien de Philippe-le-Bel, auteur de cette chirurgie. Sur sa patrie, voy. l'introd. p.* ıı.

* **Mondificatif** 823, 1551, 1567, 1944, 1955 (mundificativus). *Littré ne donne qu'un exemple de Paré* (xvıᵉ *s.*)

* **Mondification** 998, 1273, 1413, 1502, 1564, 1950 (mundificatio) *action de mondifier, nettoyer, purifier un ulcère, une plaie, etc. Littré ne donne qu'un exemple du* xvıᵉ *s.*

Monpellier. *Voy.* Montpellier.

Montement 182 (ascensus) *action de monter, ascension.*

* **Monteploier.** *Voy.* mouteploier.

Montpellier 13, 786 ; Monpellier 13 (Mons Pessulanus).

* **Mordefier** 1681, *corroder.*

* **Mordicant** 1557 (mordicans) *mordant, irritant, en parlant du pus d'un ulcère. Littré et le Dict. général ne donnent qu'un exemple du* XVIᵉ *s.*

* **Mordicatif** 1546 (mordicans), 2094 (mordax) *corrosif.*

* **Mordication** 1033, *irritation des plaies ;* 1546, 1558, *action corrosive ;* 1717 (mordicatio) *morsure, au figuré.*

* **Mordificatif,** 2095 (mordax) *corrosif, comme* mordicatif.

* **Mordification** 459 (mordicatio) *acreté, en parlant de l'urine.*

Morelle 2075, 2078 (solatrum) *morelle noire,* solanum nigrum, L. — § 1. Solatri (solani) sunt 5 species..... 4ᵃ : nigrum, quod dicitur mortale, magnum est, habens flores, grana nigra, et vocatur gallice « *marmouse* » (*Cod. Berl.* « *marneduse* » ; *est-ce la* « *mandragore* » ?) (*Belladonne, Belledame, Atropa Belladona, L.*); 5ᵃ : vocatur solatrum (*solanum*) maniacum, et non vidi istud (*Datura stramonium, L.*). Et quaelibet istarum specierum

habet plura et diversa nomina secundum actores (*auctores*) et secundum vulgus in diversis provinciis et idiomatibus, sed praedicta apud nos et herbarios nostros communiter sunt in usu. *Mond. Chir.*, p. 557, *et trad. Nicaise,* p. 819. *Voyez pour ces noms populaires* Ch. Joret, *Flore populaire de la Normandie,* pp. 138 *et suiv. et* Haillant, *Flore populaire des Vosges,* p. 128.

* **Morfea** 2107 (morphea) *morphée, maladie de peau, qu'il est difficile de déterminer, comme presque toutes les maladies de peau décrites par les auteurs du moyen âge. C'est probablement une des formes multiples de la lèpre, si répandue au moyen âge. Voy. Mond. Chir., p. 412. Voyez sur le sens du mot* « morphée » *la traduction Nicaise de Mondeville, p.* 601.

* **Moriginé** 551 (moriginatus) *morigéné.*

Morones 1826 stellions que nous appelon morones (stelliones quos vocamus morones, alii vocant lacertas leprosas); 1829 les leisardes et les moronnes (lacertae et morones). Morones, moronnes, *c'est-à-dire noires, est le mot normand des léṛards noirs, léṛards gris ou des murailles.*

* **Morroïdes.** *Voy.* emorroïdes.

1. **Mors** subs. masc. invariable 659, 1489, 1730, 1733 (morsus) morsure.

2. **Mors** part. passé de mordre 634, 642, mordu, saisi avec des tenailles morses ; 1719, etc. (morsus) mordu.

Mort mal 530, 1440, 1480, 1657 (malum mortuum), 1581 (malum mortale) mal de mort, ulcère croûteux et livide, mal déterminé, peut-être une manifestation ulcéreuse de la lèpre. Voy. la note 5 de la traduction Nicaise, p. 84.

Motelé 2154 (globosus) grumeleux. Char motelee signifie peut-être ici excroissances, fongosités au fond des abcès, à cause de leur surface irrégulière, ayant l'aspect de grumeaux.

Motiaus 1665, 1673 (globos) proprement petites mottes, ici grumeaux de pus mal lié.

* **Motif** adj. 80, etc. (motivus) moteur, qui donne le mouvement.

Moult. Voy. mout.

Mourir — Subj. prés. 3 pers. sing. meurge 1291, 1774 (moriatur).

Moustele. Voy. mustele.

1. **Mout** adv. 16, 727, 801, 1089, 1212, 1250, 1733, 1955, 2016, 2106, 2190 (multum, valde); moult 12, 21, 732, 759, 801, 845, 877, 1132, 1217, 1838, 1900, 2077, 2091 ; molt 105 ; mult 1260 (multum, valde) beaucoup, très. Le copiste emploie indifféremment mout et moult, comme par exemple dans le § 801. Nous n'avons cité ici que des §§ où mout et moult sont écrits en toutes lettres ; nous avons transcrit l'abréviation ml't par mout, et mol't par moult.

2. **Moult** adj. 72, 545 (multus) nombreux, beaucoup de.

Mouteploier ou monteploier 2078 (multiplicare) multiplier, augmenter.

MOYSES. Voy. Moises.

Mu 208 (mutus) muet; « bestes mues », les animaux qui ne parlent pas, en opposition avec l'homme doué de la parole — Au fig. 946, 1014, mat, en parlant du son.

Muer 1035, 2126, 2130 (immutare) changer.

Mules 1431 (mulae) mules, engelures qui ont leur siège aux talons.

Mult. Voy. mout.

* **Murmuration** (XIIIᵉ s.) 557 (murmurare) murmure.

* **Muscle** 93, 275, 2176 (musculus).

* **Muscleus** 502 (musculosus) musculeux.

* **Musillage** 1418 (mucillago) mucilage.

* **Mustele** 1860; mustelle 1733; moustele 1733 (mustela) belette.

N

Nages 1369; naichez, naches 478 (nates) *fesses.*

Naier 1878 (necare) — *au sens de tuer.*

* **Narcotique** 2095 (narcoticus).

Nasilles 69, 238; nasines 167; narilles 1013, 1083, 1084, 1716 (nares) *narines.*

* **Nativité** (xiiᵉ s.) 77 (ortus), 322 (origo) *origine, naissance.*

* **Naturalité** 2096 (naturalitas) *condition naturelle.*

* **Naturel** *des deux genres* (xiiᵉ s.) 851, 1727, 1776, 1977, 2011, 2013, 2099; natureil 1437. — Naturel, — c 1704, 1949, 2204 (naturalis).

* **Naturelment** (xiiᵉ s.) 740, 2205 (naturaliter) *naturellement.*

Navare 2 (Navarra) *Navarre. Voy.* Loys.

Navet sauvage 1418 (napus agrestis) *bryone. Voy.* brioisne.

Navre 1658 (vulnus) *blessure.*

Navrer 1493 (vulnerare) *blesser.*

Navré 617, 667, 907, 910 (vulneratus) *blessé.*

* **Necessité** (xiiᵉ s.) 456, 928, 2159, 2160 (necessitas). — De necessité 1440; par necessité 1499, 1691 (necessario) *nécessairement.*

Neele 1807, 1865; neelle 1864 (nigella) *nigelle, Nigella sativa,* L., *renonculacée.*

Nefflier 1863 (mespilus) *néflier, Mespilus germanica,* L. *Voy. Mond. Chir., p. 558, § 12, et trad. Nicaise, p. 822.*

* **Negosse** (xiiᵉ s.) *subs. masc.* 24, *affaire;* negoce 615 (negotium) *opération.*

* **Nenufar** 1576 (nenufar) *nénuphar, Nymphoea,* L. *Voy. Mond. Chir., p. 558, § 9, et trad. Nicaise, p. 821.*

Nepourquant *conj.* 828 (tamen) *cependant, néanmoins.*

Nerbonne 1884, *Narbonne.*

* **Nervu** 101 (nerveus); 1387, 1470 (nervosus) *nerveux.*

Nes 158 *contraction pour* ne les.

Nessement 801 (ortus) *commencement;* 1798 (ortus) *origine.*

Neu 2107, 2194 (nodus) *nodosité.*

Neu de la gorge 199, 240, 257 (nodus gutturis), *pomme d'Adam, larynx.*

Neust. *Voy.* nuire.

Nicolas, *médecin Salernitain du* xiiᵉ *s. auteur d'un Antidotaire très réputé au moyen âge. Lorsque Mondeville renvoie à un Antidotaire autre que le sien, sans citer le nom de l'auteur, c'est de l'Antidotaire de Nicolas qu'il entend parler. Voy. Mond. Chir., p. 509, et trad. Nicaise, p. 747. La traduction en* *ancien français vient d'en être publiée par le Dr P. Dorveaux :* L'Antidotaire Nicolas, *Paris, Welter, 1896.*

Nient *adv.* 1951, etc. (nihil) *rien, nullement.*

* **Nitre** 1792 (nitrum) *nitre, sel de nitre, salpêtre, nitrate de potasse. Voy. Mond. Chir., p. 574, et trad. Nicaise, p. 851.*

Noer 821 (supernatare) *surnager.*

Noirté 1922 (nigredo) *noirceur, couleur noire.*

Nois de coudre 1837 (avellanae) *noisettes, avelines, fruits du Corylus avellana, L.*

Nombrer 1681 (numerare), 2000, 2241 (enumerare) *compter, énumérer.*

Normandie 1574, 1798 (Normannia).

Norrissement 87, etc. (nutrimentum) *nourriture.*

Nostre Dame. *Voy.* mal Nostre Dame.

* **Notablement** 1226 (notabiliter).

* **Notefier** 1616, 1892 ; notifier 1453 (notificare).

* **Noticion** 1264, 1265 (notitia) *notion.*

• **Notification** 1453, etc. (notificatio) *connaissance.*

* **Notifier.** *Voy.* notefier.

Nouel 1786 (nucleus) *noyau.*

• **Novacule** 1439 (novacula) *rasoir.*

Nuche 60, 77, 79, 157, 169, 275, 471 ; nusche 2177 (nucha) *moëlle épinière.* Nuche *n'a jamais le sens de* nuque, *mais signifie toujours* moëlle épinière.

Nuire (nocere). *Subj. imparf. 3e pers. sing.* neust 1648, 2127.

Nuisement 106, 2079, etc. (nocumentum) *atteinte nuisible, dommage.*

Nusche. *Voy.* nuche.

• **Nutritif** 29, 335, etc. ; nutrictif 106 (nutritivus).

O

1. **O** *prép.* 18, 42, 73, 75, 640, 653, 686, 903, 1936, *etc. ;* ou 250, 629, 669, 688, 754, 1387, 1492, 1784, 1785, 1952, 1954 (cum) *avec. La graphie* o *de la prép.* o, avec, *est plus fréquente que la graphie* ou ; *et* o, *ou sont beaucoup plus fréquents que* ovec. — Otout 692, 1544, 1657, 1782, 2078, 2128 ; otot 1954 *prép.* (cum) *avec.*

2. **O** *conj.* 667, 691 ; ou 674, 688, 689, 691, 754, 962 (aut, vel) *ou. La graphie* ou *de la conj.* ou *est beaucoup plus fréquente que la graphie* o.

3. **O** *article contracté* 740 : o mieus que l'en porra, *graphie très rare pour* au.

• **Obliquement** 2182 (oblique). *Le Dict. général ne donne qu'un exemple de 1372.*

* **Obtique** 104, 218, 219 (opticus) *optique*.

* **Occidentel** 1879 (occidentalis) *occidental*.

Oefz molz. *Voy.* oes molz.

Oelle 1987 (ovis) *brebis*.

Oes molz 2048; oefz molz 1842 (ova sorbilia) *œufs mollets, à la coque*.

* **Office** (xiie *s.*) 456, 490, *etc.* (officium) *fonction*.

* **Official** 51, 56, *etc.* (officialis) *fonctionnel.* — § 56 : membres dis officiaus, car il ont office ou cors.

Oignement 837, 838, 847, 1235, 1236, 1553, 1569, 1956, 1964 (unguentum) *onguent;* 1866, *onction;* oingnement 1567, 1634 (unguentum) *onguent. Voy. Mond. Chir.,* p. 511, *et trad. Nicaise, p. 750.*

Oint *s. masc.* 58, *etc. graisse.*

Ointu 1006 (unctuosus) *graisseux, onctueux.*

Ointure 1772, 1822 (unctio) *onction;* 860 (inunctio) *onguent, liniment :* L'onction soit faite de l'ointure desus dite.

* **Oleagineus** 1719 (oleaginosus).

* **Oleandre** 1864 (oleander) *laurier-rose, Nerium oleander, L. Le Dict. général ne donne qu'un exemple du* xve *s.*

* **Oliban** 1817; olimban 1810; olibane 1868 olibane, c'est gros encens (olibanum) *oliban, nom médical de l'encens.*

Olle du chief 132 l'olle du chief, c'est pot, *etc.* (olla capitis) *boîte du crâne.*

Oncques. *Voy.* onques.

Ongle *subs. masc. et fém.* 117 : L'ongle..... plus *dur* que char, plus *mol* que os... *asise es estremités des dois.* — A l'ongle 190, *etc.;* a l'ungle 38, *etc.* (ad unguem) *exactement, minutieusement.*

Oniterola. *Voy.* consoulde.

Onnié 948, *uni, aplani.*

* **Onniversel.** *Voy.* universel.

Onques 959, *etc.* (nunquam); oncques 877, *etc., jamais.*

* **Operation** 3, 562, 613, 851, 990, 1191, 1506, 1940; operacion 2059 (operatio).

* **Opilatif** 859 (opilativus) *qui obstrue. Le Diction. général ne donne qu'un exemple de 1425.*

* **Oposite** (xiiie *s.*) *adj.* 740, 754; opposite 465, 638, 640, 658, 758 (oppositus) *opposite, opposé, contraire;* 2162, *opposé, en face.* — *subst.* 2117, 2246 (oppositum) *le contraire.*

* **Oppoponax** 1786; oppopanac 873; oppoponac 1796 (opoponax) *Opoponax ou mieux opopanax, suc résineux de la racine de la plante de ce nom, Opopanax chironium, Koch. Voy. Mond. Chir., p.* 565, § *108, et trad. Nicaise, p. 835.*

* **Opposite.** *Voy.* oposite.

Or. *Voy.* ore.

* **Orbite** 218, 219 (orbita) *orbite, cavité destinée à loger l'œil.*

Ordure 971, 984, 1226 (sanies) *pus.*

Ore *adv.* 16, 19, 682, *etc.; or* 13, 18, *etc., maintenant.*

Oreilles du cuer 317 (auriculae cordis) *oreillettes du cœur. Voy.* cornilles du cuer.

Or embrasé 847 (aurum ignicum) *cautère actuel en or.* — Cauterium melius fit cum auro, deinde cum argento, postea cum ferro. *Mond. Chir., p. 353, et trad. Nicaise, p. 515.*

Orenge 1824 (arantium) *orange. Comparez* citre.

* **Organical** 1209 (organicus) *organique. Voy.* vaine organical.

* **Organique** 205, 256, *etc.* (organicus). *Voy.* vaine organique.

Orgue 133, 135, 210, *etc.* (organum) *organe ; instrument.*

* **Orientel** (XIIᵉ *s.*) 1879 (orientalis) *oriental.*

* **Origan** 1309 ; origanon 1862 (origan), *Origanum vulgare,* L.

Orilleur 285 (auricularis) *auriculaire. Le quatrième doigt de la main est appelé par Mondeville orilleur, l'auriculaire. Ce nom est donné ordinairement au cinquième, le petit doigt, et le quatrième porte le nom d'annulaire.*

* **Orinal** 419 (urinale) *vessie.*

* **Orobus** 871 (orobus, sive orbus, sive saccus, sive monoculus, quod idem est), 389 (orobus *probablement corruption d'* orbus) caecum, *nom de la première partie du gros intestin. Voy.* sac.

* **Orpiment** (XIIᵉ *s.*) 1868 (auripigmentum) ; orpiment citrin 1868 (auripigmentum citrinum) *orpiment, sulfure jaune d'arsenic. Voy.* arsenic.

Ort 1088 (immundus), 1456, 1684 (sordidus) *sale, sordide.*

Os de l'ajutoire 269 (os adjutorii) *humérus.*

Os de la lande 532 (os lande) *os hyoïde, os lingual, petit os isolé du reste du squelette, situé à la partie antérieure du cou, dont la forme a été comparée à la lettre γ* (hyoïde) *ou à la lettre* Λ (lambda) « os de la lande ». *Comparez* lande.

Os de la panilliere 477 ; os de la pannilliere 460 (os pectinis) *os du pubis, partie antérieure supérieure de l'os iliaque.*

Os de la queue 469, 475 (os caudae) *sacrum et coccyx.*

Os des hanches 468, 475 (ossa hancarum) *os iliaques, ou innominés, ou os des îles, qui avec le sacrum forment le bassin.*

Os dessus la thorache 299 (os superius thoracis) *sternum.*

Osseum. *Voy.* coille.

* **Ossu** (XII° s.) 148, *etc.* (ossuosus) *osseux.*

Ossueus 1908, 1913 (ossuosus) *osseux. Manque dans Godefroy.*

Otout, otot *prép. Voy.* 1. o *prép.*

1. **Ou** *prép.* (cum) *avec. Voy.* 1. o *prép.*

2. **Ou** *conj.* (aut) *ou. Voy.* 2. o *conj.*

3. **Ou** *combinaison de la prép.* en (in) *avec l'article masc. sing.* le (illum, illo) 1, 65, 684, 740, 780, 812, 853, 1901, 1906, *etc., etc.* ; u 309, 735, 946 ; eu 21, 28, 2104, *etc.* (in) *en le, dans le.*

Ouvaigne 1696, *action.*

Ouvrer 11, 1027, 1029, 1118 (operare) *opérer.*

Ouvrier 1544, 1615 (operator) *opérateur.*

Ovec *prép.* 839, 878, 1048, 1502, 1503 ; avec 430 ; ovecques 821, 873, 1420, 1437 (cum) *avec.*

Ovide 2129 (Ovidius).

P

Painetraction 1869, *pénétration.*

Painnil. *Voy.* pannil.

Palais (XIII° s.) 233 ; palat 241 (palatum).

* **Paliatif** 1429, 1436, 1929 ; palliatif 1645, 1646, 1973, 1979 ; pauliatif 1442 ; paulliatif 1646 (palliativus) *palliatif.*

* **Palliation** 1651, 2045 ; pauliation 1442 ; paulliation 1655 (palliatio) *palliation, traitement palliatif.*

* **Pallier** 1653, 1654, 2030 ; paullier 1655 (palliare) *pallier.*

Pane 1686, 1896, 1897, 1985 (penna) ; penne 1024, *plume.*

* **Panicle.** *Voy.* pannicle.

Panilliere. *Voy.* pannilliere.

* **Pannicle** *subs. masc.* 105, *etc. et fém.* 106, *etc., mais le plus souvent masc.* 146, 147, 334, 339, *etc.* ; panicle 105, *etc.* (panniculus) *pannicule, membrane, nom générique d'organes ayant la forme étendue et mince de feuillets, de pièces d'étoffes,* (pannus), *comme le perioste* 106, 142, *le tissu conjonctif, les tuniques de l'œil* (sclérotique, *etc.*), *le péricarde, le diaphragme* 106, *les méninges* (dure-mère, *etc.*) 891, *les aponévroses, etc., etc.*

* **Panicle dit cyfac** 104 (syphacis panniculus) *péritoine. Voy.* cifac.

* **Pannicle nerveus** 327 (panniculus nervosus) *plèvre.*

Pannil 414, 423, 481, 482 ; painnil 482 (pecten) *pénil, pubis, mont de Vénus.*

Pannilliere 460, 462 ; paniliere 29, 344, 351, 476 ; penilliere 350 (pecten) *pénil, pubis, mont de Vénus.*

• **Paradis.** *Voy.* graine de paradis.

Parai 1830, parei 12 (paries) *paroi, muraille.*

Parchonnier 16 (particeps) *celui, celle qui prend part.*

Parfondesce 1601, 1641, 1903, 1923 ; parfondesse 1918 (profunditas) *profondeur, profondité, cavité.*

Parfondir (se) 1515 (profundare) *s'enfoncer, aller jusqu'au fond.*

Parfont (en) 2154 (in profundo) *en profondeur, profondément.*

Paris 1, 3, 12, 13, 180, 780, 1446, 1884, 1971, 2131.

* **Paritoneon.** *Voy.* peritoneon.

Paroir 88, 502, *apparaître, être manifeste, comme* aparoir.

* **Particuler.** *Voy.* particulier.

* **Particulerement.** *Voy.* particulierement.

* **Particulier** *des deux genres* 1435, 1824 (particularis) purgacions particuliers 1950, 1953, 2051. — particulier, — e 861, 1579, 1625, 1813, 1904, 1931, 1952, 2159 ; particuler, — e 1605, 1611, 1954, 1957 (particularis) *particulier.*

* **Particulierement** 1436 ; particulerement 1931 (particulariter).

Passement 1104 (transitus) *passage.*

* **Passion** 6, 1885, *etc.* (passio) *maladie.*

Pastouriaux 1896 (pastores) *bergers.*

• **Pauliatif,** paulliatif. *Voy.* paliatif.

* **Pauliation,** paulliation. *Voy.* palliation.

* **Paullier.** *Voy.* pallier.

Paupiers *subs. masc. plur.* 202, 1106 (palpebrae) *paupières.*

Pavement 2132 (pavimentum) *pavé.*

Pechant 1933, 2030 umeur pechant (humor peccans) ; 1507 humeurs pechantes (humores peccantes) *humeurs peccantes.*

* **Pecune** (xii° s.) 2246 (pecunia) *argent, monnaie.*

* **Pegoule** 1689 (pegola) *poix commune ou poix noire. Voy. Mond. Chir., p. 567, § 130, et trad. Nicaise, p. 839.*

Pelete 43, 223 (pellicula) *petite peau, membrane.* — Peletes 934 (pelliculae) *méninges du cerveau.*

Peletes du cervel 1220, 1223 (pelliculae cerebri) *méninges du cerveau : dure-mère, arachnoïde, pie-mère.*

* **Penetrer** 1003, 1851, 1852 (penetrare).

* **Peneultime.** *Voy.* penultime.

Penilliere. *Voy.* pannilliere.

Penne. *Voy.* pane.

* **Penultime** 1581, 1582 ; peneultime 1503 (penultimus) *pénultième.*

* **Percussion** 1492 (percussio).
*__Peridoneon__. *Voy*. peritoneon.
* **Perit** 1778 (peritus) *expérimenté*.
* **Peritoneon** 516; paritoneon 485 (perytoneon); peridoneon 29 (peritoneon) *périnée*. *Mondeville donne constamment le nom de* peritoneon *au périnée, et ne connaît le péritoine que soûs le nom arabe de* cifac.
* **Permixtion** 1525 (permixtio) *mélange intime;* 1717 (permixtio rationis) *mélange de raison et de folie, déraison. Littré ne donne qu'un exemple du* xvi° *s.*
* **Pernicieus** 1186 (perniciosus).
* **Peroxime** 914 (paroxysmus) *paroxysme. Sans historique dans Littré.*
* **Persicaire** 1863; persiquere 1541 (persicaria) *persicaire, poivre d'eau, curage, renouée. Voy.* currage.
Pestel 2075 (pistellus) *pilon.*
Petit 328, 330, *etc. traduit souvent* rarus.
Petit (a bien) 1320, 1435 (fere) *presque.*
Petit et petit 1285, 2205, 2206 (paulatim) *petit à petit.*
Petitesce 2152 (strictura) *exiguïté.*
* **Petition** (xii° *s.*) 554 (petitio) *demande.*
* **Petreus** 158, *etc.* os petreus (ossa petrosa) *os pétreux, ro-*

cher. *L'os temporal se divise en trois parties : la portion écailleuse, la mastoïdienne et la pierreuse ou apophyse pétrée, os pétreux, rocher qui renferme les organes de l'audition. Littré ne donne qu'un exemple du* xvi° *s.*
Peul 1468, 1519, 1926 (pilus) *poil.*
1. PHELIPPE 1, 2 (Philippus) *Philippe le Bel, roi de France, mort en 1314.*
2. PHELIPPE 2 (Philippus) *Philippe* (1293-1322), *deuxième fils de Philippe le Bel, roi de France sous le nom de Philippe le Long.*
* PHILOSOPHE 2, 39, 132, 180, 310, 334, 359, 367, 377, 382, 387, 395, 398, 411, 485, 489, 500, 549, 1432, 1659 (Philosophus) *le Philosophe, c'est-à-dire Aristote, que Mondeville, suivant l'usage du moyen âge, appelle toujours ainsi, excepté une seule fois au* § 2125.
* **Phisique** 1432 (physica) *la Physique, livre d'Aristote.*
Piè de la fourche de la geule 299 (pes furculae gulae) *extrémités sternales des deux clavicules.*
Piece 1907, 1948; pieche 1996, 2149 (frustrum) *fragment, esquille.*
Piegne 519 (pecten) *métatarse.*
Piegne de la main 273 (pecten manus) *métacarpe.*

Piere 1437, 1440, 1444; pire 1440, etc. (pejor) *pire*.

* **Pigment** 908, 911, 1311; piugment 907, 953 (pigmentum) *vin édulcoré avec du miel et aromatisé avec diverses épices; sorte de vermouth, dont la recette est donnée aux §§ 904, 905.* — piument 1867 (pigmentum) *nom vulgaire de la mélisse.* *Voy.* mellissa.

Pileiche, *orge concassé. Ce sens manque dans Godefroy, s. v.* pilage, pilaige. *Voy.* 1. sing.

* **Pilloselle.** *Voy.* pilosele.

* **Pillule** 1816 (pilula) *pilule. Littré et le Diction. général ne donnent qu'un exemple du* XVI° *s.*

* **Pilosele** 908 (pillosella); pilloselle (pilosella) *piloselle, Hieracium pilosella, L., réputée vulnéraire. Littré et le Diction. général ne donnent qu'un exemple du* XVI° *s.*

* **Piné** 309 (pinneatus) *en forme de pomme de pin.*

Pinpenele (XII° s.) 908 (pimpernella *pour* pimpinella) *pimprenelle, plantes amères et astringentes (Poterium sanguisorba, et sanguisorba officinalis, L.).*

* **Piretre** 1766, 1816 (pyrethrum) *pyrethre. Voy. Mond. Chir., p. 566, § 115, et trad. Nicaise, p. 836. Le pyrèthre des anciens est la camomille*

pyrèthre, Anthemis pyrethrum, L. Πύρεθρον; *le pyrèthre indigène est la matricaire officinale, Pyrethrum parthenium, Smith. Voy.* camomille.

Pis 169, 292, 331, 684, 893 (pectus) *poitrine.*

* **Pisat.** *Voy.* pissat.

* **Piscarioles** 749, 1018 (pizicariolae) *pinces.*

* **Pisces** 443, *les Poissons, signe du Zodiaque.*

* **Pissat** 464, 465, 489 (urina); pisat 453 (urinalis aquositas) *urine.*

PITART (Mestre Jehan 14, 891 (Magister Johannes Pitard) *Jean Pitard, premier chirurgien du roi, et le maître de Mondeville.*

Piument, piugment. *Voy.* pigment.

Plaie *subs. fém.* 703 (plicatura) *pli.*

Plaier 1001 (vulnerare) *blesser.*

Plain 172, 1455, 1535, 1551 (planus) *plane, lisse, superficiel.*

Plantain 930, 1571, 2078, 2123 (plantago). *Voy. Mond. Chir., p. 558, § 10, et trad. Nicaise, p. 821.*

PLATON 2127 (Plato).

* **Plectorique** 754, 1318, 1804 (plethoricus) *pléthorique.*

* **Plication** 7 (plicatio) *flexion, incurvation.*

* **Plicature** 703 (plicatura) *pli. Littré ne donne qu'un exemple du* XVI° *s.*

Plongié 655 (immersus) *enfoncé, caché.*

Pluiseurs 1989, 2124; pluseurs 1903, 1907, 1937, 2106, 2125, 2155 (plures). *On ne trouve la forme moderne* plusieurs *que trois fois* 19, 152, 1997.

* **Plumacel** 618, 667, 669, 686, 687, 698, 822 (plumaceolus); pulmacel 1035 (pulvillus) *plumasseau, gâteau de charpie.*

Plummeus 1571 (plumbeus) *plombeux.*

* **Plurification** 151 (plurificatio) *multiplicité, pluralité.*

Pluseurs. *Voy.* pluiseurs.

* **Pocion.** *Voy.* potion.

Poi. *Voy.* pou.

Poindre 643, 726, 733, 740, 986, 1850 (pungere) *piquer.*

1. **Pointure** 861, 870, 874, 875, 1449, 1489, 2141 (punctura) *piqûre, plaie pénétrante.*

2. **Pointure** 1882 (pictura) *peinture.*

* **Politiques** 2 (Politica) *le livre de la Politique par Aristote.*

* **Pollicaire** 1863 (policaria) *pulicaire, herbe aux puces, Plantago psyllium, L. Sans historique dans Littré.*

Pollie. *Voy.* poulie.

Pomme citrine 1824 (pomum citri) *orange. Voy.* citre, orenge.

* **Ponderosité** 155 (pondus) *poids.*

* **Ponticité** 408 (ponticitas) *astringence. Voy.* pontique.

* **Pontique** 1168 (ponticus) *as-tringent. — Ponticum* fuit prius flegma liquidum, acquisivit tamen post saporem ponticum, scilicet quem habent omnes fructus in sui principio. *Mond. Chir., p. 448.*

* **Porosité** 155 (porositas).

Porpos. *Voy.* pourpos.

* **Porres** 401 (pori) *canaux;* 1223 (pori) *pores.*

* **Porres uritiques** 416; porres uritrides 463 (pori uritides) *urétères. Comp.* chenaus des reins.

Porret 1397 (porrum) *porreau, poireau, Allium porrum, L. Voy. Mond. Chir., p. 571, § 167, et trad. Nicaise, p. 845.*

* **Porreture** (xii° s.) 812, 823, 932, 984, 1662, 1663, 2152, 2154 (sanies), 1454, 1659 (pus) *pus;* 1672 (putredo) *pus fétide.*

* **Porreus** 138, *etc.* (porosus) *poreux.*

Porri 1572, 1578 (putridus), 2105, 2106 (putrefactus) *putréfié, putride.*

Porte 389, 391 (porta) *veine porte.*

Portier 368 (portanarium). *Mondeville donne ce nom de* portier *au duodénum (voy. dozenaire); mais le véritable portier de l'estomac, c'est le pylore (πυλωρὸς, portier).*

* **Position** 524; posicion 521 (positio).

Posté 1989 (potestas) *pouvoir.*

* **Potion** (xiii° s.) 592, 750, 751, 765, 891, 1305; pocion

904, 960, 961, 1311, 1805, 1824, 1931, 1950 (potio).

Pou 697 (aliquantulum), 707, 1951, 2097 (parum), 1844 (modicum); poi 110, 1920 (aliquantulum), 874, 2013 (parum); poy 116 (aliquantulum) *peu. On trouve* pou *et* poi *quelquefois dans le même* § : 713, 1094, *etc.* — A bien poi 1544 (fere) *presque. Comparez* a bien petit.

Poudre capital 1031, 1033 (pulvis capitalis) *poudre à appliquer sur les plaies de tête, et dont Mondev. donne la recette § 1033,*

Poudre de castor 1310 (pulvis castorei) *castoreum. Voy.* castor.

Poudré 1742, 1743 (pulverizatus) *pulvérisé.*

Poulie, pollie 270. — Et sunt factae sicut medietas rotulae, cum qua hauritur aqua a puteo, quae dicitur gallice *pollie* (*ms.* 1487 *poulie*). *Mond. Chir. p. 40.*

Pouliol 1562 (pulegium) *pouliot, Mentha pulegium,* L. *Littré ne donne qu'un exemple du* xvi° s.

Pourfi, *cancroïde ?* — Cancer apostema, gallice *pourfi. Mond. Chir. p. 338* — Cancer est apostema non ulceratum... et dicitur a cyrurgicis illiteratis *pourficus,* hoc est perfectus ficus. *Idem, p. 482. Manque dans Godefroy.*

Pourloingnier, pourloignier 975 (differe) *différer, retarder.*

Pourpié 2078 (portulaca) *pourpier, Portulaca oleracea,* L. *Littré ne donne qu'un exemple du* xvi° s. *C'est le* pes pulli *de l'Antidotaire de Mondeville :* § 194, *p. 573, et* trad. Nicaise, *p. 849.*

Pourpos 579, 612, 760; porpos 824, 843; propos 596, 690, 761 (propositum) *but, intention, propos.*

Pourtraire 2206 (protrahere) *tracer, dessiner.*

Poy. *Voy.* pou.

Practiceur 9 (practicus) praticien.

Practicien 561, 1951, 2108 (practicans) praticien.

*Practique. Voy. pratique.

Praindre. *Voy.* preindre.

*Pratique subs. fém. (xiii s.) 767, 1885, 1886; practique 2123 (practica) manuel pratique, livre de pratique médicale ; — pratique subs. masc. 1458, 1497 (practicus) praticien.

Preindre 2058, *etc. ;* praindre 2042, *etc.* (exprimere) *exprimer, presser, comprimer.* — *Part. passé* preint 698; praint 696, 697, 1644.

Premerain 842, 846, 867 (primus) *premier.*

* **Prenostique.** *Voy.* pronostiques.

* **Preparation** 867, 1088, 1385,

1551, 1599, 1642, 1643, 1944, 2078; preparacion 925, 973 (praeparatio) *pansement*.

* **Preparer** 1643, 1644, 1944 (praeparare) *panser. Littré ne donne qu'un exemple du* XVI° *s.*

***Prepucion,** prepucium 5oo (praeputium) *prépuce*.

***Preservatif** 1254, 1429, 1430, 1929, 1930 (praeservativus).

***Preservation** 594, 789, 1264, 1745, 1748 (praeservatio).

Presses *subs. fém. plur.* 697, 698 (pressurae) *compresses*.

Pressure 832, 833, 866, 1639, 1644 (pressura) *compresse*.

Preu 2169 (commodum) *profit*.

***Previsif** 1432 (praevisivus) *prévu*.

***Prevision** 1430 (praevisio).

Primes (a)1781(primo) *d'abord*.

Primevoire 1309 (primula veris) *primevère*.

***Principalité** 1205 (principalitas) *importance*.

***Proceder** 1020, 1422 (procedere).

***Procès** (XIII° *s.*) 661, 892, *etc.* (processus) *marche, processus; 28, etc.* (processus) *suite;* 1962, *recherche*.

***Procession** (XII° *s.*) 842, 1648 (processus temporis) *suite, en parlant du temps*.

***Procurer** (XIII° *s.*) 727, 824, 847, 902, 903, 970, 1035, 1650, 2039 (procurare) *panser*.

***Proeme.** *Voy.* proheme.

***Profundité** 928, 1437 (profunditas) *profondeur*.

***Proheme** 543, 564, 565; proeme 22, 26 (prohoemium) *préface. Littré ne donne qu'un exemple du* XV° *s.*

***Projection** 497.

***Prolixe** 1029 (prolixus) *long*.

***Prolixité** 547 (prolixitas).

***Prolongation** 375 (prolongatio) *longueur*.

***Promission** (XII° *s.*) 2128 (promissio) *promesse*.

***Pronostiques** 1666, 2212, 2221 (Pronostica) *les Pronostics, livre d'Hippocrate.* — prenostique (XIII° *s.*) 22 (pronosticus) *pronostic*.

***Pronostiquier** 1544 (pronosticare) *pronostiquer*.

* **Proportionable** 718, 833; proporcionable 932 (proportionalis) *proportionnel, proportionné*.

* **Proportionnablement** 608, 685 (proportionaliter) *proportionnellement*.

* **Proportionner** 628, 705 (proportionare).

* **Propos.** *Voy.* pourpos.

Prouver 928 (probare) *essayer, sonder*.

• **Provocation** (XII-XIII° *s.*) 2115 (provocare) *appel*.

* **Psidies** 1560 (psidiae) *écorces de grenade. Voy. Mondev. Chir., p. 559, § 29, et trad. Nicaise, p. 824.*

* **Ptisane** 785 (ptisana) *tisane. Voy. Mondev. Chir., p. 570,*

§ *152, et trad. Nicaise,*
p. 843.

* **Publiquement** 3, etc. (publice).

Pueur 1572; puour 2086 (foetor) *fétidité, puanteur.*

Pugnasie. *Voy.* pugnesie.

Pugnese 1865 (cimices dicuntur vulgari gallico « pugnaises ») *punaise.*

Pugnesie 1575; pugnasie 1576 (foetor) *puanteur.*

Puis *prép.* 1950, etc. (post) *après.* — Puis que *conj.* 911, 912, 968, 1421 (postquam) *après que.*

* **Pullevilles.** *Voy.* pulvilles.
* **Pulmacel.** *Voy.* plumacel.
* **Pulveriser** 692, 839, 1760 (pulverizare).
* **Pulvilles** *subs. plur. masc.* 692, 697, 698, *et fém.* 690, 691; pullevilles 1031 (pulvilli); puvilles 686 (plumaceoli) *gâteaux de charpie.*
* **Punction** (XIII° *s.*) 1557 (punctio) *picotement, élancement.*

Puour. *Voy.* pueur.

* **Pupille** *subs. fém.* 203, 223 (pupilla) *pupille, ouverture de l'iris.*

Purer 821 (depurare) *nettoyer.*

* **Pustule** 2107 (pustula). — Notandum quod differt (ab aposteniate) pustula et bothor, quia secundum Avicennam capitulo allegato bothor est eminentia parva aut apostema parvum, cujus tota ma-

teria est extra carnem, scili. cet inter ipsam et cutem, et non est ipsius materia venenosa, et dicitur in gallico « bubete »; pustula est de materia venenosa se ipsam corrodente. *Mondev. Chir,, p. 458, et trad. Nicaise, p. 670.*

* **Putrefacion.** *Voy.* putrefaction.
* **Putrefactif** 857, 1941, 1944 (putrefactivus) *suppuratif.*
* **Putrefaction** 1266, 1269, 1387, 1398, 1510, 1512, 2103; putrefacion 1362 (putrefactio) *suppuration.*
* **Putrefié** 1659 (putrefactus) *suppure. Littré et le Dict. général ne donnent qu'un exemple du* XVI° *s.*
* **Putride** 2103 (putridus).
* **Puvilles.** *Voy.* pulvilles.

Q

Quanque *pronom indéterminé* 18, etc. (quidquid) *tout ce que,* 1884 (quotquot) *autant que.*

Quant *adj.* 30, 1020, etc. (quot) *combien de.*

* **Quantiques.** *Voy.* Cantiques.

Quar. *Voy.* car.

Quartaine (XIII° *s.*) 2103, 2106 (quartana) *fièvre quarte.*

* **Quartenaire** 914 (quartenarius) *qui a la fièvre quarte. Le Dict. général ne donne qu'un exemple du* XVI° *s.*

Que *conj.* 835, 940, 1024, 1083 (ut) *afin que, pour que;* 929 (quia) *parce que;* 906, 1287 (ne) *de peur que.*

Quel *adj. pronom. des deux genres* 985, 1874, 1988 la quel chose, 1885, 2026; queil 2072. — Quel,—e 1849, 1879, 1881, 2017, 2046 la quele.

Quenivet 1024 (scindipennium) *canif.*

Quer. *Voy.* car.

Quert, queurent, queurge. *Voy.* courre.

Queus 359 (coquus) *cuisinier.*

Quintefuil la menour 2068 (pentafilon minor) *quintefeuille, potentille, Potentilla reptans. L. Voy. Mond. Chir., p. 571, §165, et trad. Nicaise, p. 845.*

R .

R. 839, 878, 1731, 1736 (Rp.) *abréviation de* Recipe, *prends, que l'on met en tête des ordonnances médicales.*

Raamplissement 884 (complementum) *complément.*

Rabi Moises, Raby Moyses. *Voy.* Moises.

Rachete 271, 273 (racheta) *carpe, squelette du poignet.*

Raconter 470 (recolligere) *compter de nouveau, récapituler.*

Radeur 1026, 1112, *force.*

Rafaitier 427, 490 (conferre coitui), 1008, *coïter.*

Raier 1418 (radere) *gratter.*

Rain 282, 283; rein 608 (ramus) *rameau, branche.*

Raire 948, etc.; rere 123, etc. (radere) *raser; rayer.*

1. **Rais** *subs. fém. et masc.* 198 (rete mirabile) « rais merveilleuse » *et plus bas* « le quel rais ». *Réseau admirable, entrelacement de vaisseaux sanguins formant comme un filet* (rets).

2. **Rais** 950 *part. passé de* raire.

Rapareillier 1086; rappareillier 1103 (reparare) *panser de nouveau. Le Dict. général ne donne qu'un exemple du* XVII° s.

Rapraindre 1441, 1564 (reprimere) *réprimer.*

* **Rarité** 1485 (raritas) *raréfaction. Littré et le Dict. général ne donnent que des exemples des* XV° *et* XVI° s.

Rasis, Rasi 423, 1567, 1653, 1886, 2037, 2038, 2082, 2119, 2122 (Rhasis, Rasys) *Rhaʒès, médecin arabe* (850-923).

Rasure 951 (rasura) *surface rasée.*

Rate. *Voy.* esplain.

Rays de Larchamp, *raifort, radis noir. —* Radix quae vocatur gallice *rays de larchamp. Mond. Chir., p. 441. Godefroy s. v.* rais 1, *cite deux exemples de* rais de Larchant *qu'il traduit par* rave. *Il s'agit du* raifort *dont la rapure était employée comme léger corro_* sif. Larchant, *village dans l'Ile-de-France, à 19 kilom. de Fontainebleau, indique le pays d'où venaient les meilleurs raiforts.*

Rebours adj. 1024 (obtusus) *émoussé.*

*Rebriche (xiii° s.) 28, *etc.* rebrice pp. 38, 86, *etc.* (rubrica) *rubrique.*

*Recepte 1792, 1809, *recette, ordonnance.*

Recorder (se) 188, *se souvenir.*

Recourre 1171, 1274, 2080 (recurrere) *recourir — Subj. prés. 3° pers. sing.* requeurge 1778; recourge 963.

Rectefier 840, 842, 869, 1505, 1506, 2123 (rectificare) *rectifier.*

Rectification 831 (rectificatio).

Recuireure 1096 (cicatrix) *cicatrice.*

Recuirier 502 (cicatrizare), 1995, *cicatriser.*

*Redonder 465 (redundare) *remonter, en parlant de liquides.*

*Reductif 1516 (reductivus).

Refinement 1990, *raffinement. Le Dict. général ne donne qu'un exemple du* xviie *s.*

Refraindre 678 (refrenare), 1516, 1946, 2060 (reprimere) *réprimer, affaiblir, atténuer.*

Refui 539 1990 (refugium) *refuge.*

*Regeneratif 1611, 1955 (regenerativus).

*Regime 1442 (regimen). *Littré ne donne qu'un exemple du* xv° *s.*

*Regimen 1331, 1656, 1717, 1776, 1805, 1949, 1954 (regimen) *régime. Le traducteur embarrassé a mis le mot latin même. Outre* regimen *qu'il emploie le plus souvent, le traducteur a eu recours trois fois à* regiment *et une seule fois à* regime. *Le Dict. génér. ne donne de* regimen *qu'un exemple de 1338.*

* Regiment 1202, 1647, 1953 (regimen) *régime.*

Reille. *Voy.* ruille.

Rein. *Voy.* rain.

* Reiterer 697, 1157, 1932 (iterare).

*Relanssacion 1643 (relaxatio) *relaxation, relâchement. Littré ne donne qu'un exemple du* xv° *s. Voy. le suivant.*

* Relation 508 (relaxatio) *rélaxation, relâchement. Probablement faute pour* relassation.

Remaindre 1262, 1358, 2205, 2233 (remanere) *rester, demeurer. — Ind. prés. 3° pers. sing.* remaint 945, 1907, 2020. *Subj. prés. 3° pers. sing.* remaigne 1439; *plur.* remaignent 868 — *Part. prés. employé comme subs.* remaignant 1518, 1876, 2018; remenant 125; remanant 24, 2208 (residuum), *le reste, le restant.*

*Remollitif 1567 (remollitivus) *émollient.*

*Remotion 831, 835, 976, 2078 (remotio) *enlèvement, extraction; éloignement.*

Renouveler (XIᵉ s.) 1078 (renovare) *raffraichir, en parlant des lèvres d'une plaie.*

Repairier 808, 1720 (redire) *revenir.*

*Repercussif 1955; repercusif 2065 (repercussivus).

*Repercussion 812.

*Repercutif 1554, 1683, 1941 (repercussivus) *répercussif.*

*Replecion. *Voy.* replection.

*Replect. *Voy.* replet.

*Replection 794, 1044, 1260, 1268, 1280; replecion 1267 (repletio) *réplétion, pléthore.*

*Replet 761, 897, 1377, 1872; replect 1944 (repletus) *rempli, plein, repu.*

Repondre 13, *etc.* (abscondere) *cacher — Part. passé* repons 205, 656; repos 2039, *caché*; repost 1044 (occultus) *caché*; 1437, 1535, (absconditus) *caché, interne.*

* Reprehensible 11 (reprehensibilis).

*Reptilles *subs. plur. fém.* 1749 toutes les reptilles (omnia reptilia) *reptiles. Sans historique dans Littré.*

* Reputer (XIIIᵉ s.) 1644, 1703 (reputare).

Requeurge. *Voy.* recourre.

Rere. *Voy.* raire.

Resgardeur 133 (speculator) *veilleur, sentinelle.*

*Residence (XIIIᵉ s.) 2099 « fiens ou residence » (faex vel residentia) *résidu.*

* Resine 930, 931, 1689 (resina). *Voy.* pegoule. *Littré et le Dict. gén. ne donnent qu'un exemple du* xvᵉ s.

*Resistence 304 (resistentia) *résistance.*

Resnier 1211 (vigere) *régner, gouverner.*

*Resolution 812. *Littré ne donne qu'un exemple du* xvᵉ s.

Resoudre 125, *etc.* (resolvere) *résoudre, réduire. — Part. passé, masc.* resolz 755; *fém.* resoute 117; resolute 1850; 1885 : « de fumee qui est resolute de charognes » (a fumo resoluto a cadaveribus).

*Restauration 702, 1523 (restauratio) *cicatrisation.*

Restraignement 1113, 1114 (restrictio) *arrêt de l'écoulement du sang, hémostase.*

Restraindre 748, 2164 (restringere) *arrêter, en parlant d'une hémorrhagie,*

*Restrinction 84 (constrictio) *resserrement, contraction*; 677, 688, 728 (restrictio) *arrêt de l'écoulement du sang, hémostase. Littré ne donne qu'un exemple du* xvᵉ s.

*Resumptif 1324 (resumptivus) *résomptif. Sans historique dans Littré.*

Retargier 993, 2168 (differre) *retarder, différer.*

* Retencion. *Voy.* retention.

* **Retentif** (xiii° s.) 290, 352 « vertu retentive » (vertus retentiva) *qui a la faculté de retenir, opposée à la vertu attractive et à l'expulsive.*

* **Retention** 731, 732 (retentio) *contention;* retencion 527 (retentio) *rétention.*

* **Retine** 219, 221, 223, 225 (retina).

Retraite (xiii° s.) *subs. fém.* 585, *rétraction.*

* **Reugmatique** 169 (reumaticus) *rhumatique, rhumatismal. Littré ne donne qu'un exemple du xv° s.*

*Reugme (xiii° s.) 1267 (reugma) *flux d'humeurs.*

Reulle. *Voy.* ruille.

* **Reverberation** 296, 1878.

* **Reverent** 891 (reverendus) *digne de vénération.*

* **Revolution** (xiii° s.) 175 (revolutio) *détour;* 741 (revolutio) *tour de fil, nœud;* revolution 1132; revolucion 1589 (revolutio) *circonvolution, tour de bande.*

Ricolice (xii° s.) 1140 (liquiritia) *réglisse, racine de la Glycyrrhiza glabra, L.*

Rieule, rieulle, riulle. *Voy.* ruille.

Rive 1091 (margo) *bord.*

Riviere de Janes 1758 (riparia Januae) *Rivière de Gênes, divisée en Rivière de Levant et Rivière de Ponent, et où croissent les orangers.*

Robers 2 (Robertus) *Robert,* *quatrième fils de Philippe le Bel, mort en bas âge.*

Robert. *Voy.* herbe Robert.

* **Roborer** 1, *corroborer.*

Roelle 522 (rotula) *rotule.*

Rogier 1986 (Rogerius) *Roger, chirurgien Salernitain.*

Roisne 1016, 1019, 1029 (rugo) *rugine, instrument pour racler, ruginer les os. Manque dans Godefroy.*

Roisnier 1021 (ruginare) *ruginer.*

Rongeour 1018 (rugo) *rugine.*

Roondesce 2085, *rotondité.*

* **Rosaç** (xii° s.) : uile rosaç 873, 875, etc.; rosat : huile rosat 973, 974, 1048, 1553 (rosaceus) *rosat. Dans le même § 1053 se trouvent les deux formes :* miel rosat *et* uile rosaç. *Voy.* huile, miel.

Roullant 1986 (Rolandus) *Roland* (xiii° s.) *chirurgien Salernitain.*

• **Rude** (xiii° s.) 540 *etc.* (rudis) *ignorant.*

Ruille 665, 666, 1932, 1933, 1934, *etc.;* riulle 642, 701, *etc.;* rieule 34, 443, 616; rieulle 444, *etc.;* reille 635; reulle 806 (regula) *règle.*

Rungier 98, 2158 (ruminare) *ruminer.*

1. * **Ruptoire** *subs. masc.* 1341, 1785, 1959 (ruptorium) *cautère potentiel, fonticule à pois. Littré ne donne qu'un exemple du xvi° s.*

2. * **Ruptoire** *adj. des deux genres* 1784 (ruptorius) *qui cautérise.*

Rusé 1537, 1613 (remotus) *éloigné, caché.*

* **Rutelle** *subs. fém.* 1831, 1833 (rutela) *araignée venimeuse. Nous ignorons l'origine de ce mot « rutelae »,pour désigner des araignées venimeuses. Rabelais, Le quart livre, chap.* LXIV *(Ed. Lemerre, T.II, p. 499) cite les* ruteles *parmi les animaux venimeux.*

S

S *ou* ſ *ou* β *abréviation de* semis, *demi, employée dans les ordonnances médicales.*

Sac 371, 389 (saccus) *caecum, nom de la première partie du gros intestin. Comparez* orobus.

Saer 41 (secare) *scier.*

Saete. *Voy.* saiete.

Sage 1433 (sapiens) *savant, qui sait.*

* **Sagittarius** 443, *le Sagittaire, signe du Zodiaque.*

Saiete 615, *etc.* (telum); saete 163, *etc.* (sagitta) *flèche.*

Sain 54, *etc.* (adeps), 98, *etc.* (sagimen); sin 98, *tissu graisseux, sain, saindoux, graisse. Voy. Mond. Chir., p. 565, § 104, et trad. Nicaise,p. 834.*

SALERNE 1680; Salernes 1986.

Salerniens 1454 (Salernitani)

Salernitains, *médecins de l'École de Salerne.*

SALICEST. *Voy.* Guillaume de Salicest.

* **Salvatelle** 285 (salvatella) *salvatelle, veine du dos de la main droite, suivant Mondeville qui donne le nom de* splenetica *à la salvatelle de la main gauche.*

* **Samblable.** *Voy.* semblable.

* **Sanation** 2121 (sanatio) *guérison.*

Sanc dragon 1033 (sanguis draconis) *sang-dragon, résine rougeâtre d'un palmier,* Calamus draco, *employée comme hémostatique. Littré ne donne qu'un exemple du* XVIe *s. Voy. Mond. Chir., p. 571, § 160, et trad. Nicaise, p. 844.*

* **Sandalle** *subst. masc.* 1576 (sandalum) *santal, sandal, bois de santal. Littré ne donne qu'un exemple du* XVIe *s. — Voy. Mond. Chir., p. 563, § 82, et trad. Nicaise,p. 831.*

Sanemonde 908 (sanamunda) *Benoîte, herbe de Saint-Benoît, herbe bénite,* Geum urbanum, *L.*

Sangloit 1711 (singultus) *sanglot.*

* **Sanieus** 709, 932, 934, 1216 (saniosus), *sanieux, purulent.*

Saouler 779 (satisfacere) *satisfaire.*

* **Saphene** 526, 528; soffene 2054 (sophena) *grande saphène ou saphène interne,*

veine sous-cutanée qui du pied remonte jusqu'à l'arcade inguinale. Littré ne donne qu'un exemple du XVI° s. Voy. Mond. Chir. p. 370, et trad. Nicaise, p. 539.

* **Sarcocolle** 1033, 1981 (sarcocolla) *résine d'Éthiopie, ainsi appelée parce qu'on la croyait propre à consolider les chairs. Sans historique dans Littré. Voy. Mond. Chir., p. 569, § 147, et trad. Nicaise, p. 842.*

* **Saturne** 441, 442, *planète.*

Sauge 1309 (salvia) *sauge, salvia officinalis, L., labiée aromatique. Les anciens lui attribuaient des propriétés merveilleusement salutaires, d'où le dicton de l'École de Salerne :* Cur moriatur homo, cui salvia in horto est.

1. **Saus** *subst.* 946 (salix) *saule.*
2. **Saus** *adj.* 1677, *etc.* (salsus) *salé.*

Sausse fleugme 530; sause fleugme 1677. Voy. fleugme sausse.

Savoir — *ind. prés. 3ᵉ pers. sing.* soit 1715.

Savoir mon. Voy. mon.

* **Scabieuse** 2068 (scabiosa). *Littré ne donne qu'un exemple du XVI° s. Voy. Mond. Chir., p. 577, § 212, et trad. Nicaise, p. 853.*

* **Scarification** 1382, 1579, 1585, 2055, 2156 (scarificatio). *Comp.* escorcheure.

Scia 476 (scia, latin corrompu pour ischias) *hanche, cavité cotyloïde de l'os de la hanche, qui reçoit la tête du fémur.*

Science (XI° s.) 1338, *science, savoir;* 1432 (scientia) *connaissance.*

* **Sclirotique** 219; scliroticle 225 (sclirotica) *sclérotique, cornée opaque, membrane extérieure de l'œil.*

* **Scolopendrie** 1951 (scolopendria *pour* scolopendrium) *scolopendre, fougère ainsi nommée par les anciens, aujourd'hui* Ceterach officinarum (voy. ceterac). *La scolopendre désigne maintenant la langue de cerf,* Scolopendrium officinarum, L.

**Scorpion. Voy. escorpion.

* **Scorpius** 443, *le Scorpion, signe du zodiaque.* Voy. escorpion.

*Secheté 116 (siccitas) sécheresse.

*Secondement. Voy. segondement.

* **Secondine.** Voy. segondine.
* **Sedatif** 1955 (sedativus).
* **Sedation** 1503, 1793 (sedatio).

See 148, scie.

Seelee. Voy. terre seelee.

Segnorie, segnourie 1558 (dominium) *prépondérance.*

Segnoriser 1671 (praedominare) *dominer.*

* **Segondement** 1429; secondement 1425, 1893, 2058 (se-

cundo). *Littré ne donne qu'un exemple du* xvie *s.*

*Segondine 219; secondine 221 (secundina) *choroïde, membrane du fond de l'œil, située entre la rétine et la sclérotique.*

*Segont *prép.* 51, 720, 1758, 1778 (secundum) *suivant, selon.*

*Segue 1824 (cicuta) *ciguë, grande ciguë, ciguë de Socrate, Conium maculatum, L.*

Sel de nitre 1792 (sal nitri) *sel de nitre, nitre, nitrate de potasse. Voy. nitre.*

* Selucion. *Voy.* solucion.

* Semblable, samblable 454, *etc.* (similis). — Par semblable 2000, 2045 (similiter) *semblablement.*

Semblance (par) 1907 (similiter) *semblablement.*

* Semicirculaire 2179 (semicircularis).

Senestre 34, *etc.* (sinister) *gauche.*

Sengle 892, *seul, isolé;* 1400, 1428, 1440 (singulus) *particulier, chaque.*

* Sensibilité. *Voy.* sensibleté.

* Sensiblement 3, 945 (sensibiliter) *sensiblement, par le moyen des sens.*

* Sensibleté 109, 276; sensibilité 42 (per simile sensibile) *par exemple ou phénomène semblable;* 1540 (sensibilitas).

Sensif 151 (sensibilis) *sensitif.*

Sensitif (xiiie *s.*) 128, *etc.* (sensitivus) *qui donne la sensation.*

* Separation 715 (separatio); separacion 106.

* Separer 563, 715, 1636 (separare).

* Sequaces 1680 (sequaces) *partisans.*

* Serapin 873, 1796 (serapinum). Serapinum *est traduit tantôt par* serapin, *tantôt par* serapion. Sagapénum, σαγάπηνον, *gomme séraphique, gomme-résine, apportée de Perse et provenant du Ferula persica, ombellifère. Voy. Mond. Chir., p. 565, et trad. Nicaise, p. 835.* — Serapin, *c'est la gomme d'un arbre qui croist oultre mer et aussi en Grèce. n. 436 du* « Circa instans », *Camus, p. 116.*

1. SERAPION 1420, 2037, 2038 (2039 Cerapion), 2082 (Serapio), *Sérapion l'ancien, médecin arabe du* ixe *s., désigné également sous le nom de Janus Damascenus. Voy. Damascen.*

2. Serapion 874, 1750, 1794, 1854 (serapinum) *sagapénum. Voy.* serapin.

*Seratille 165, *etc.*; serratille 174, *etc.* (serratilis) *serratile, dentelé en forme de scie.*

*Seri 2, *etc.* (serenissimus) *sérénissime.*

Serpentele 1719 (vipera) *vi-*

père. Le mot vivre, guivre *semble déjà mort au sens de vipère, puisque l'auteur l'appelle ici* serpentele *et ailleurs* tir *ou* vipere.

Serratille. *Voy.* seratille.

***Sessamins.** *Voy.* sisamins.

Seu 1959 (sambucus), seuz 1897, *sureau, ebulus nigra,* L. *Voy. Mond. Chir., p. 564, § 96, et trad. Nicaise, p. 833.*

Seurcroissance. *Voy.* sourcroissance.

Seurmonter. *Voy.* sourmonter.

Sieu 98 (sepum) *suif. Voy.* sain.

* **Signe** (xiiie s.) 790, 801, 943, 944, 1453, 1895, 1908 (signum) *symptôme*; 2158, 2162 (signum) *signe du zodiaque.*

***Signer** (xie s.) 835, 1291 (signare) *marquer, manifester;* signer 2206, 2239, signier 2205 (signare) *marquer, tracer.*

Signeus. *Voy.* singneus.

***Sillogisme** 549 (syllogismum) *syllogisme.*

***Similitude** (xiiie s.) 163, *etc.* (similitudo) *ressemblance.*

Sin. *Voy.* sain.

***Sincope** 1433, 2216 (syncope) *syncope.*

***Sincopisier** 1778 (syncopizare) *tomber en syncope, s'évanouir.*

1. **Sing** 1397 (sanich) *orge concassé ou farine d'orge; le traducteur a par erreur traduit* sanich, *prob. mot arabe, par*

sing de laine. — § 101. Farina, sanich (*ar. dakik*), et amidum fiunt ex hordeo et competunt similiter usui cyrurgiae; farina est aliquantum minus frigida ipso hordeo, similiter et sanich, quod credo esse hordeum fractum, quod a vulgo nostro vocatur « pileiche », et quidam dicunt, quod sanich est aqua decoctionis hordei mundati cocti, colati, spissa sicut polenta, et quod farina hordei et sanich hordei non sunt idem, sicut quidam credunt per auctoritatem Avicennae l. 4. f. 4. tract. 2. cap. *de attritione et contusione,* dicentis in quadam recepta quod farina hordei, ysopus humida et sanich carminant sanguinem mortuum, etc. *Mond. Chir., p. 565, et trad. Nicaise, p. 834.*

2. **Sing** 1317 (lana succida) *suint. Voy. Mond. Chir., p. 563, § 88, et trad. Nicaise, p. 831.*

Singneus 1735; signeus 1407 (lana succida) « laine singneuse », *laine enduite de son suint.*

***Sisamins** *adj. masc. plur.* 531, 536 (ossa sisamina), 534 (sesamina i. e. ad modum sysami); sessamins 63 (ossa sesamina) *os sésamoïdes, petits os ronds, en forme de sésame, situés au voisinage des articu-*

lations; *le plus gros et le plus important est la rotule.*

*Soffene. Voy. saphene.

*Solide 2190 (solidus). *Littré ne donne qu'un exemple du* XVIᵉ *s.*

*Solidité 455 (soliditas). *Sans historique dans Littré.*

*Solution 2000; solucion 1357, 1657, 1906, 1930 (solutio continuitatis) *solution de continuité;* solution 716, 742; solucion 1106 (solutio) *enlèvement des points de suture;* solucion 1643 (solutio ligaturae) *solution, déligation de la ligature;* selucion 2187 — solucion 2246 (solutio) *payement.*

Sorcherie 2125 (sortilegium) *sortilège, sorcellerie.*

Sordes. *Voy.* sourdes.

Soudement 1285, 1713 (subito) *subitement.*

Souder 1097, 1454, 1624 (solidare); 1581 (consolidare) *cicatriser. Comp.* soursaner.

Soudeure 1241 (cicatrix) *cicatrice.*

1. Soudre 1087, *délier;* 1990 (solvere) *résoudre, conclure.*

2. Soudre *pour* sourdre *de* surgere, *sortir* — *Ind. fut, 3ᵉ pers. sing.* saudra 1013 (exhalabit).

Souffisanment (XIIIᵉ s.) 1551, 1552; souffizanment 1497, 1907 (sufficienter) *suffisamment.*

Souffre 1794, 1796; souphre 878, 1750, 1787 (sulfur) sou-

fre. — Souphre vif 873, *soufre naturel. Voy. Mond. Chir.,* p. 562, § 75, *et trad. Nicaise,* p. 829.

Souffroite 18 (penuria) *privation.*

Souleil 441; soleil 442.

*Soullable 1566, 1567 (sordidus) *sordide, souillé.*

Soupechoneus 1699; soupechonneus 1695 (suspectus) *suspect.*

Souphre. *Voy.* souffre.

Sourcroissance 2141, 2146; seurcroissance 2192; surcroissance 2192, 2233 (excrescentia) *excroissance. Littré ne donne qu'un exemple du* XVIᵉ *s.*

Sourdes 608; sordes 607 (surdae) *tenailles sourdes, c'est-à-dire tenailles pleines, dont les branches ne sont point creusées, comme l'explique le* § 608.

Sourmonter (XIIᵉ s.) 563, 833; seurmonter 328; surmonter 830 (excedere) *excéder.*

Soursaner 837 (cicatrizare) *cicatriser. Comp.* souder.

Soursaneure 826, 835, 836, 2144 (soursaneure de plaie, dite en latin « cicatrix »); sursaneure 830, 831 (cicatrix) *cicatrice.*

Sourt 598 (telum surdum aut solidum) *c'est-à-dire trait plein, non creux, comme l'explique le* § 598. *Comp. les* tenailles sourdes *c'est-à-dire*

pleines, ne résonnant pas.
Voy. sourdes.

Sourtribler 1419 (aliquantulum contundere) *piler, broyer*
grossièrement. Il vaudrait
mieux soustribler.

Sousrous 1670, 1673 (subru-
beus) *rougeâtre.*

Soustenance 61, *etc., soutien.*

Soutil *des 2 genres* 1904; sutil
1957 (artificialis) *habile en*
son art. — Subtil, — e 1922,
1927 (subtilis) *subtil.*

Soutilment 1937 (subtiliter)
subtilement.

Souzblanc 2020 (subalbidus)
blanchâtre.

* **Spasme** 585, 851, 1253, 1254
(spasmus).

* **Spasmer** 1267, *produire le*
spasme, contracter; 1263,
1267 (spasmare) *affecter de*
spasme.

* **Specificatif** 1480 (specificus)
spécifique.

* **Speradrapu** 1688 (sparadrapum) *sparadrap.*

* **Spermatique** 110, *etc.* (sper-
maticus) *qualificatif des tissus*
blancs, comme os, cartilages,
ligaments, nerfs, artères, vei-
nes. Voy. §§ 54, 56, 57.

* **Spicanarde** 1759 (spica nardi)
spicanard, nard indien. Voy.
Mond. Chir., p. 561, § 62,
et trad. Nicaise, p. 828.

* **Splenetique** 285 (splenetica)
veine salvatelle du dos de la
main gauche. Voy. salvatelle.

* **Sponde.** *Voy.* esponde.

* **Spondille** *s. masc.* 170, 251,
337, 472, 473, 474, *et fém.*
305, 469, 478 (spondilis,
spondile *pour* spondylus)
spondyle, vertèbre. Littré ne
donne qu'un exemple du XVIe *s.*

* **Spondile compost** 475 (spondilis dicta composita) *sacrum.*

* **Spongieus** 148, 329, *etc.*
(spongiosus) *spongieux, en*
parlant des os.

* **Spongiosité** 1485 (spongio-
sitas) *état spongieux.*

* **Squenencie** (XIIe *s.*) 2167
(squinancia) *esquinancie, an-*
gine, amygdalite.

* **Stafisagre** 1866, *staphisaigre,*
Delphinium staphisagria, L.,
renonculacée, violent drasti-
que, employée pour détruire
les poux. Littré ne donne
qu'un exemple du XVIe *s. Voy.*
Mond. Chir., p. 573, § 190,
et trad. Nicaise, p. 849.

* **Stellion** 1826, 1828 (stellio)
lézard. Sans historique dans
Littré.

* **Stipticité** 1564 (stipticitas)
stypticité, astringence. Com-
parez ponticité.

* **Stiptique** 408, 1242, 1564
(stipticus) *styptique, astrin-*
gent. Comp. pontique.

* **Stomac,** stomach. *Voy.* estomac.

* **Strangurie** 1720 (stranguria)
strangurie, difficulté d'uriner.
Littré ne donne qu'un exemple
du XVIe *s.*

* **Subcitrin** 1927 (subcitrinus) *un peu citrin, jaune; jaunâtre.*
* **Subdivision** 565. *Littré ne donne qu'un exemple du* xvi° s.
* **Submersion** 1879 (submersio).
* **Substraire** (xii° s. *sous la forme* sostraire) 839 (subtrahere) *soustraire, retrancher.*
* **Subtil.** *Voy.* soutil.
* **Subtiliatif** 873 (subtiliativus) *qui rend plus liquides, plus subtiles les humeurs.*
* **Subtilité** (xii° s.) 1671 (subtilitas); 220, *amaincissement;* — 2187, *subtilité, adresse.*

Succement 1872 (suctio) *succion.*

* **Succession** (xiii° s.) 1518, 1662 (successio). — Par succession 1975, 2026, 2027, *à la suite de.*
* **Successivement** 892, 1804 (successive).
* **Succion** 1773 (suctio). *Littré ne donne qu'un exemple du* xvi° s.
* **Succosité** 372, 375, etc. (succositas) *qualité de ce qui est humide, juteux.*

Suche ? *Voy.* vignette.

* **Superadditement.** *Voy.* suradditement.
* **Superfice** (xii° s.) *subs. fém.* 148, 1032, 1242, 1901, etc. (superficies) *superficie, surface.*
* **Superficial** 931, 2177, 2192; superficiel 1899, 2014, 2176 (superficialis).

* **Superficialment** 1779 (superficialiter) *superficiellement.*
* **Superficiel.** *Voy.* superficial.
* **Superflu** 830, 1284, 1640 (superfluus).
* **Suplir** 70 (supplere) *suppléer.*
* **Suppositoire** 1306, 1308 (suppositorium).
* **Supracelestial** 319 (supercoelestis) *surnaturel.*
* **Suradditement** 2205; superadditement 2206 (superadditum) *le surplus.*
* **Surajouste** 2233 (superadditum) *surcroît. Manque dans Godefroy.*
* **Surcroissance.** *Voy.* sourcroissance,

Sure. *Voy.* vignette.

Surele, *Oseille, oxalis acetosella, L. en Normandie* « surelle ». *Voir Littré s. v.* « oseille, surelle, alleluia » *les noms multiples de cette plante.* — § 133... 2. Lapacium acetosum, acedula acetosa, oxylapatium, ribes, gallice *surele*, ex cujus admixtione renovatur agresta. *Mond. Chir., p. 568.*

* **Sureschaufoison** 2108 (supercalefactio) *inflammation.*

Surgien. *Voy.* cyrurgien.

Surmise 2218, *accusation.*

* **Surmonter.** *Voy.* sourmonter.
* **Sursaneure.** *Voy.* soursaneure.
* **Suspensoires** 104 (suspensoria testiculorum, quae vo-

cantur didymi) *cordons sper-matiques. Voy.* didime.

* **Sutil.** *Voy.* soutil.

T

Talent 1722, *envie, désir.*

* **Tamari** (xiii° s.) 1833 (tama-riscus) *tamarisc. Il s'agit probablement ici des galles du Tamarix mannifera, Ehren-berg, provenant du Sinaï, qui sont mucilagineuses et sucrées, et non des tamariscs ordi-naires : Tamarix gallica, L. et Tam. germanica, L.*

Tanoisie 1562 (tanacetum) *ta-naisie, herbe au coq, coq des jardins, grand baume, Tana-cetum vulgare, L. aromatique. Voy. Mond. Chir. p. 572, § 178, et trad. Nicaise, p. 847.*

Tantost 1708, 1740 (statim) *aussitôt.*

Taste 749, 832, 834, 893, 1014, 1418 (tasta) *sonde. Comp.* tente.

Taurus 443, *le Taureau, signe du zodiaque.*

Tederic. *Voy.* Thederic.

* **Tegne** 545, 1383, 2104; tei-gne 40; tegnes 1430 (tegni) *traité de Galien sur l'art mé-cal,* τέχνη ἰατρικὴ, ars medica, *connu par les Arabistes sous le nom d'*Ars parva, Micro-techni, Techni, tegni, *en op-position avec le* Megatechni Megategni. *Voy.* Megategne.

Tel *des 2 genres* 972, 973, 1829, 1961 tel maniere; 1849 telz manieres, telz choses; 1951, 1988, *etc.*; telz gens 12, tiex gens 11, tieux or-gueillous 16; teil 2059, 2068 « teil racine » — tel, -e 945, 1819 tele maniere; 1502, 1506, *etc. — fém.* tiele 749; tielle 1512 (talis).

Temples 2175, 2176 (tempora) *tempes.*

Tempter. *Voy.* tenter.

Tente 854 (tenta), 1928, 1959 (tasta) *tente, sonde. Comp.* taste.

Tenter 893; tempter 928 (tem-ptare), 1918, 1923 (tentare) *sonder.*

* **Tentigo** 423 (tentigo) *clito-ris.* Tentigo *signifie propre-ment* nymphomanie *de* ten-tare, *toucher souvent.*

Tenve 105, 107, 415, 1922; tenvre 822 (tenuis) *ténu.*

Terdre (abstergere) *nettoyer, déterger. — Subj. imparf. 3° pers. sing.* tersist 1648.

* **Terebentine** 874, 930, 931, 1822 (terebintina) *térében-thine, résine provenant an-ciennement du Pistacia tere-binthus, L. et aujourd'hui de divers conifères et térében-thacées. Voy. Mond. Chir., p. 565, § 110, et trad. Ni-caise, p. 835.*

Termes (par) 581, 1118, 1119 (periodice) *périodiquement, intermittemment.*

Terqueises. *Voy.* turquoises.

Terre seelee 1553 (terra sigillata) *terre sigillée, terre de Lemnos, argilla Lemnia, argille ocreuse appellée* sigillée, seelee, *parce qu'elle portait le sceau du Grand Seigneur. Voy. Mond. Chir., p. 563, § 81, et trad. Nicaise, p. 831.*

Test *subs. masc.* 948, 2149 (craneum) *crâne, boîte cranienne.*

Thederic 5, 9, 564, 565, 577, 579, 682, 766, 767, 768, 769, 877, 891, 916, 920, 928, 929, 932, 933, 934, 954, 955, 956, 1093, 1102, 1204, 1207, 1210, 1211, 1212, *etc.*, (1420, 1527 Tederic), (Thedericus *pour* Theodoricus). *Théodoric* (1208-1298), *fils et élève de Hugues de Lucques,* (*Voy.* Hue), *évêque de Cervia, célèbre chirurgien de l'École de Bologne, a écrit une grande chirurgie* (chirurgia major vel magna) *que Mondeville a suivie, comme il le déclare § 5, dans son deuxième traité : sur les plaies et les ulcères.*

*Thenentos 71 (thenantos) *ligament.* Thenentos *est probablement pour* τένοντος *génit. de* τένων, *tendon. Voy.* alcahab.

*Theorique (XIIIᵉ s.) *subs. fém.* 1, 560 (theorica) *théorie.*

Tholomé 2162 (Ptolomaeus) *Ptolémée, médecin Alexandrin* (IIIᵉ *s. av. J.-C.), auteur*

du Centiloquium. *Voy.* Centiloge.

*Thorace *subs. fém.* 266, 293, 294, 532 ; thorache 299 ; thorasce 337 (thorax) *thorax, poitrine.*

*Thucie 2075, 2078 (tuthia) *tutie, oxyde de zinc. Littré ne donne qu'un exemple du* XVIᵉ *s.*

*Tir 1719, 1754 ; 1823 tir et vipere sont une meisme chose; tyr 1826 tyrs ou viperes qui sont une meisme chose (tyrus) *vipère.*

*Tisique *subs. fém.* 1140, *phtisie.*

*Tolerable 1441, 2022, 2078 ; tollerable 1437 ; toulerable 1771 (tolerabilis).

*Topiques 1659 (Topica) *les Topiques, traité d'Aristote.*

*Tormentille 1799, 2068 ; tourmentille 1760 (tormentilla) *tormentille, Potentilla tormentilla, L.*

*Torsion 7, *etc., entorse*; 1186, 1187 (torsio); torsion de ventre 1720 (torsio ventris) *épreintes, coliques, tranchées.*

Tortu 206, 1903 (tortuosus) *tortueux.*

*Tortuosité 175 (revolutio).

Torture 1276 (tortura) *torsion.*

Tosté 780 (tostus) *rôti.*

Tot en tout (du). *Voy.* tout en tout (du).

*Touchable 1291 (tangibilis) *que l'on peut toucher, tangible.*

Touchement 121 (tactus) *tact.*

*Toulerable. *Voy.* tolerable.

Touret 1019, 1021, 1023 (trepanum) *trépan*.

***Tourmentille.** *Voy.* tormentille.

Tout en tout (du) 16, 1502, 1529, 2079, 2111 (penitus); de tout en tout 10; du tot en tout 1437 (omnino); du tout 1693 *peut-être faute pour* du tout en tout (penitus) *tout-à-fait;* du tout en tout 2016 (totaliter) *entièrement*.

Toutevoies *conj.* 16, 1906, 1957, *etc.;* toutes voies 2072; toutevois 63 (tamen) *cependant, néanmoins, toutefois*.

***Tractif** *subs. masc.* 571 (attractivum) *médicament qui attire les humeurs, purgatif. Sans historique dans Littré*.

Traiement 947 (tractio) *traction*.

Traire 1948, 1993, 1996 (extrahere) *extraire*.

Trau du cul. *Voy.* trou du cul.

***Traversal** 506, 705, 734, 1153; traversail 734 (transversalis) *transversal*.

Traversant 722 (transversalis) *transversal*.

Treble 983, 1297, 1301, 2106, 2161 (triplex) *triple. Substantif* 1764 (triplum) *le triple*.

Tref 630, 1209, 2130 (trabs) *poutre*.

Trenchement 880, 1785 (incisorium) *scalpel, bistouri*.

Trencheur 1784; trencheour 2224 (incisorium) *scalpel, bistouri*.

Trencheure 973, 1641 (sectio) *incision*.

Tresfle 2068 (trifolium) *trèfle. Comp.* mellilote.

Trespassement 1353, 1747, 1869 (transitus) *passage*.

Trespasser 679 (pertransire) *outrepasser, excéder*.

Trestournement 1623 (diversio) *diversion*.

Trestourner 1508, 1538, 1621, 2052, 2054 (divertere) *faire diversion, détourner*.

Treu du cul. *Voy.* trou du cul.

* **Triacle** *subs. masc.* 1745, 1747, 1755, 1762, 1763, 1810, 1815, 1824, 1829 (tyriaca, *rarement* theriaca) *thériaque, fameux électuaire dans l'antiquité et le moyen âge, inventé par Mithridate, perfectionné par Andromaque le médecin de Néron, et dont Galien nous a laissé la recette où n'entrent pas moins de 54 substances depuis l'opium jusqu'à la chair de vipère. On croyait la thériaque souveraine contre les morsures des serpents*.

* **Triacleus** 1798 (tyriacalis) *qui concerne la thériaque, thériacal*.

* **Triangle** 237, 2200 (triangulum)*.

* **Triangulé** 717, 1078 (triangulatus) *triangulaire. Sans historique dans Littré*.

Tribler 1397 (terere), 1730, 1734 (tritare) *broyer, triturer*.

Troiterele 1838 (turtur) *tour-terelle.*

Trou du cul 507, 517 anus est le trou du cul; trau du cul 374; treu du cul 366 (anus) *anus.*

Tuel 740, 741; tuiau 657, 658 (canula) *tuyau, canule, tube.*

* **Tunicle** 106, 226; tunique 324, 362 (tunica) *tunique, membrane, au point de vue anatomique.* Comp. cote.

Turquoises *subs. fém. plur.* 628, 629; turquoyses 651; terqueises 605 (turquesiae) *tenailles pour extraire les dards.* « Turquoise, triquoise, tenaille à l'usage des maréchaux. » *Du Cange s. v.* turquesia. *La planche IV de la trad. Nicaise en donne quelques figures.*

* **Tyr.** *Voy.* tir.

U

U. *Voy.* ou .3.

Uil du genoil 522 (oculus genu) *rotule.* Comp. roelle.

Uile, uille. *Voy.* huile.

* **Ulceration** 5, 573, 1421, 1447, 1448, 1964; ulceracion 6, 500 (ulcus) *ulcère.*

* **Ulcere** *subst. fém. et masc.* 1606 : se l'ulcere est *chaut,* soit la diete froide; s'ele est *froide,* soit la diete chaude. *Mais* ulcere *est presque toujours féminin. On ne le trouve au masc. que dans le passage*

cité § *1606, et dans la table des matières au commencement du ms. :* « La diffinicion d'ulcere *envenimee* et la difference de l'ulcere *froit, chaut* et de contraire. » *Partout ailleurs* ulcere *est féminin :* 1448, 1458, 1496, 1897, 1906, 1907, 1930 (ulcus); urcere 2022 (ulcus) *ulcère. Littré ne donne qu'un exemple du* XVI* s.*

* **Ulceré** 1451, 1484, 1485, 2026, 2027 (ulceratus).

* **Ulcerer** (se 2098 (ulcerari).

Umeur. *Voy.* humeur.

* **Umidité.** *Voy.* humidité.

Umour. *Voy.* humeur.

Umour albugineuse 227 (humor albugineus) *humeur aqueuse de l'œil. Littré ne donne qu'un exemple du* XVI° *s.*

Umour cristalline 227 (humor cristallinus) *cristallin de l'œil. Littré ne donne qu'un exemple du* XV° *s.*

Umour verrine 226, 227 (humor vitreus) *humeur vitrée, hyaloïde, corps vitré de l'œil.*

Un (a) 183, *ensemble.*

* **Unctueus** 114, 1007, 1235, 1567 (unctuosus) *onctueux.*

* **Unctuosité** 100 (unctuositas) *onctuosité.*

Unes *plur. fém.* 827, 1752 (quaedam) *quelques.*

Ungle (a l'). *Voy.* ongle.

* **Universeil** *des 2 genres* (XIII° *s.*) 755, 1292, 1351, 1395, 1603, 1626, 1833, 1933, 1950,

1953, 2051; universel 755, 1394, 1977; — universel, — e 1587 purgations universeles; — onniversel *des deux genres* 1418 (universalis).

* **Universelment** 2107 (universaliter) *universellement, en totalité.*

* **Urcere.** *Voy.* ulcere.

* **Urinal** 1437 (urinalis) *urinaire.*

URSON 2124 (Urso) *auteur inconnu dont Mondeville cite ici un aphorisme.*

* **Ustion** 2039, *cautérisation. Littré ne donne qu'un exemple du* xvi° *s.*

* **Uterique** 2107 (icteritia) *ictère, jaunisse.*

Uve 167, 169 (uvula) *luette.*

* **Uvule** 241 (uvula) *luette.*

V

* **Vaciller** 1100 (vacillare).

* **Vacuité** 296 (vacuitas) *cavité;* 445 (vacuitas; *le texte a par erreur* nativitas); 1283, 1293 (inanitio).

Vaine arterial 325 (venalis arteria), 329 (vena arterialis) *veine pulmonaire, ayant la conformation d'une veine, et contenant du sang artériel. Littré s. v.* artériel *ne donne qu'un exemple du* xvi° *s.*

Vaine basilique 285 (vena epatica seu basilica) *veine basilique du bras droit parce*

que les anciens croyaient que la basilique droite était en rapport avec le foie, comme la basilique gauche l'était avec la rate. (*Voy.* vaine epatique). *Voy. Mond. Chir., p. 369, et trad. Nicaise, p. 538.*

Vaine du chief 286 (vena capitis) *veine céphalique, veine superficielle du bras, formée au pli du coude par la médiane céphalique et la radiale superficielle. Voy.* cephalique.

Vaine du cuer 287 (cardiaca) *veine médiane du pli du coude, se divisant en médiane céphalique provenant de la céphalique (Voy.* vaine du chief, cephalique), *en médiane provenant de la basilique (Voy.* vaine basilique) *et en médiane commune formée de la réunion des médianes céphalique et basilique. Voy.* vaine moienne.

Vaine epatique 285 (vena epatica) *veine basilique droite. Voy.* vaine basilique.

Vaines guidet 256 (organicae sive venae guidem) *jugulaires externes. Nous ignorons l'origine de ce mot* guidem, guidet, *peut-être arabe? Voy.* vaine organique. *Voy. Mond. Chir. p. 370, et trad. Nicaise, p. 539.*

Vaine Killis 1209 (vena Kylis); veine kili 416, 453 (vena kyli). *La description* *de cette veine au § 282 est assez obscure. La grande veine, tronc de toutes les autres veines, que Mondeville appelle* vena ramosa sive kilis *est la veine cave ; la supérieure ou thoracique* (veine cave descendante) *ramenant au cœur droit le sang de la partie supérieure du corps, l'inférieure ou abdominale* (veine cave ascendente) *ramenant au cœur droit le sang de la partie inférieure. C'est principalement cette cave abdominale ascendante que Mondeville a en vue. Passant entre le grand et le petit lobe du foie, elle semble en sortir* (oritur a gibbo epatis i. e. a parte ejus exteriori) ; *elle ne s'ouvre pas dans le ventricule droit, comme dit Mondeville, mais bien dans l'oreillette droite. La veine cave était appelée* ramosa *à cause des nombreuses diramations veineuses qu'elle reçoit :* lombaires, hépatiques, diaphragmatiques, *etc., et* kilis, *parce que les anciens croyaient qu'elle contenait le chyle. Au § 282 et ailleurs, le texte latin a* balis *au lieu de* kilis, *et Mondeville en donne cette curieuse explication :* Corpus humanum... fabricatur supra spinam, sicut navis supra balim *(bau, maitre bau du navire),* ad cujus similitudinem dici-tur balis vena, quae immediate extenditur supra spinam. *Mond. Chir. p. 373, et trad. Nicaise, p. 544.*

Vaine moienne 287 (mediana) *médiane, veine superficielle du pli du coude. Voy.* vaine du cuer. — Ex venis epatis (*Voy.* vaine basilique, vaine epatique, *et* veine du foie) et capitis (*Voy.* vaine du chief) supradictis vena componitur mediana, quae aliter dicitur vena cordis et cardiaca, fusca purpura sive nigra, quae solum in medio curvaturae brachii nec infra nec supra flebotomatur. *Mond. Chir., p. 370, et trad. Nicaise, p. 538.*

Vaine organical 1209 (vena organica) *jugulaire externe. Voy.* vaine organique *et* vaines guidet.

Vaine organique 1108 ; vaine organice 1112, 1117 (vena organica) *jugulaire* ; vaines organiques 256 (venae organicae sive venae guidem) *jugulaires externes. Voy.* vaines guidet *et* vaine organical.

Valeriane 908 (valeriana) valériane, plante antispasmodique. Littré ne donne qu'un exemple du XVIᵉ s. Voy. Mond. Chir., p. 564, § 97, et trad. Nicaise, p. 833.

Vanité (XIIᵉ s.) 1293, vide, inanition.

* **Variation** 1103, 2186 (variare).

Veche. *Voy.* vesce.

Veille 163 (verru sive fracula quod est instrumentum cum quo carpentatores perforant sua ligna), 632, 637 (terebellum) *vrille, tarière. On peut en voir deux modèles dans les fig. 100, 101 de la planche IV de la trad. Nicaise.*

Veine du foie 758 (vena hepatis) *veine basilique droite. Voy.* vaine epatique.

Veine Kili. *Voy.* vaine killis.

Veluet, *velours, étoffe à reflets changeants.* — Cognoscitur sanguis, quando noviter est extractus, antequam coaguletur in vase, sicut si diversis sitibus situetur vas et inclinetur hinc et inde versus quodlibet latus, et diversi colores appareant in ipso sanguine secundum diversitatem situum, sicut videmus in collo columbae secundum diversos motus sui capitis atque colli, et sicut apparet in quibusdam pannis nobilibus delicatis qui a Tartaris apportantur, et in panno qui vulgari gallico vocatur *velvet* (*corr.* veluet). *Mond. Chir.,* p. 376.

Venal. Voy. artere venal.

Venim 1695, 1713; venin 1745, 1747 (venenum) *venin;* venim 1563, 1564, 1669; venin 1564, 1663 (virus) *virus.*

Venimeus 1573 (venenosus) *vénéneux;* 1699, *venimeux;* 1556, 1616 (virulentus) *virulent.*

* **Venimosité** 1849 (venenositas) *qualité de ce qui est venimeux.*

* **Ventosation.** *Voy.* ventousation.

* **Ventosité** (xiie s.) 353 (ventositas) *gaz émis par l'anus.*

* **Ventousation** 679, 1306 ; ventosation 755 (ventosatio) *application de ventouses.*

* **Ventouses** 752, 759, 993, 1307; ventueuses 1396 (ventosae). *Littré ne donne qu'un exemple du xve s.*

Ventrail 157 ventrail du cervel (ventriculus cerebri); ventrel 188; ventraille 191, *ventricule du cerveau;* ventrail 283, 315, 316 (ventriculus) *ventricule du cœur.*

Ventre du doi 945 (ventriculus digiti) *pulpe du doigt.*

Ventrel. *Voy.* ventrail.

Ventueuses. *Voy.* ventouses.

Ver 2072 (ver) *printemps.*

Verble 484 (bubones, vulgali gallico *verbles* vel *clapoires*) *bubon, poulain.* — Bubo est nomen commune ad apostemata inguinis et subassellarum, et vocatur omnis bubo vulgali gallico *verble,* sive sit cum plenitudine corporis sive non; sed bubo hujusmodi, quando fit cum plenitudine corporis aut per viam crisis,

vocatur stricto et speciali no-
mine vulgali *clopoires* (corr.
clapoires).*Mond.Chir., p.500.
Voir en note de la p. 500
les diverses leçons de ce mot
dans les mss.* Voy. clapoires
et enclopeure. — *Ailleurs
Mondeville appelle également*
verbles, werbles *ces petites
tumeurs dites* comédons, tan-
nes, *formées sur le nez par
l'accumulation de la matière
sébacée dans les follicules sé-
bacés :* Gutta rosacea et cossi
conveniunt inter se, quia
fiunt in sola facie, et diffe-
runt, quoniam gutta rosacea
est rubedo faciei indecens,
ut plurimum scabiosa, sed
cossi sunt noduli duri, qui
dicuntur gallice *verbles,* et
plurimum circa nasum sunt
infixi carni et cuti, et si nasus
fortiter comprimitur, exeunt
sicut frustula pastae. *Mond.
Chir., pp. 411, 412.* — Cossi
sunt noduli duri, qui dicuntur in vulgali gallico *werbles,*
et sunt saepius circa nasum
infixi cuti et carni, et quando
nasus fortiter comprimitur,
exeunt et sunt albi sicut
frustula pastae. *Id., p. 435.*

Verdeur 1720 (viror) ; verteur
1720, *couleur verte.*

Verge 419, 495 (verga *pour*
virga) *verge, pénis.*

Vergelé 949, *vergeté, rayé.*

Vergoingnier 1433 (verecun-
dare) *faire honte.*

Vernis 1231 (vernix) *sandaraque, résine du Genévrier,
juniperus communis, L., tirée
actuellement du Thuia articu-
lata.* — § 159. Vernix, sanda-
ros idem et sandaraca secundum libros a Graeco translatos (σανδαράχη), sed secundum
libros ab Arabico translatos
sandaraca est terra mineralis,
scilicet auripigmentum rubeum (*Voy.* orpiment *et* arsenic). Est autem vernix duplex :
album et rubeum. Album
(*sandaraque*) est gummi, cal.
sicc. quod scriptores sina-
pizant super pergamentum
humidum laxum, quia cali-
ditate sua desiccat et stiptici-
tate sua stringit; rubeum
(*ambre ou succin*) autem vernix communiter ponitur pro
karabe (*kahruba*), quod dicitur gallice « ambre ». *Mond.
Chir., p. 570, et trad. Nicaise, p. 844.*

Verrine. *Voy.* umour verrine.

* **Verrual.** *Voy.* verual 2.

Vert de Grice 839, 1063 (viride
aeris) *vert-de-gris.* *Voy.
Mond. Chir., p. 572, § 117, et
trad. Nicaise, p. 846.*

* **Vertebrum** 476 (vertebrum)
tête du fémur.

Verteur. *Voy.* verdeur.

1. * **Verual** 162, 163 commis-
sure verual ; veruel 162 (com-
missura verualis) *suture pa-
riétale, unissant les deux os
pariétaux.*

2.* **Verual** *subs. masc.* 158, 160, 163; verrual 164 (verrualis) *os pariétal. Voy.* § *163 l'explication de ce mot* verual.

Vesce 1232, 1729, 1733; veche 1033 (orobus) *vesce. L'orobe (Orobus vernus, L.) et la vesce (vicia) sont souvent substituées l'une à l'autre. Voy. Mond. Chir., p. 565, § 102, et trad. Nicaise, p. 834.*

Vespe 1704, 1723 (vespa) *guêpe.*

Vespre *subs. masc.* 777, 780 (serum) *soir.*

Vesseaus spermatiques 513, 514 (vasa spermatis) *conduits déférents des testicules.*

Vet. *Voy.* aler.

Vete *subs. fém.* 1824 la vete de cierf seche et triblee (virga) *verge, pénis (cf.* vit).

Vetoigne 930 (betonica); vetoine 931, *bétoine, Betonica officinalis, et dans Pseudo-Apulée herba vetonica.*

Viande 50, 1509, 1569 (cibus), 1837 Les viandes sont croste de pain..... mout de figues, nois, etc., *nourriture, aliment.*

* **Vicinité** 1540 (vicinitas) *voisinage.*

Vignette, *épine-vinette, Berberis vulgaris, L.* — § 24. Berberis, fructus arboris qui dicitur arabice zacharach (zarschak) amiberberis (amirberis), gallice *vignette* idem. *Mond. Chir., p. 559, et trad. Nicaise, p. 823.* — Color pulchrior (capillorum) magis communis hominibus et mulieribus et magis gratus est color croceus, qui sic fit... Rp. Rad. nenufaris albi, rad. herb. arboris quae vulgari gallico dicitur *suche* et aliter *vignette. Mond. Chir., p. 405. Il faut probablement lire* sure, *au lieu de* suche, *c'est-à-dire acide, à cause de l'extrême acidité des baies de l'épine-vinette.*

* **Vil** *subs. masc.* 101, 102, *etc.* (villus) *fibre.*

* **Violat** 1773. *Voy.* huile.

Viole 1323, 1576 (viola) *violette.*

* **Vipere** 1823 (vipera). *Comp.* tir *et* serpentele.

* **Virgo** 443, *la Vierge, signe du Zodiaque.*

* **Viscosité** 196 (viscositas) 1088 (mucillago), 1679.

* **Visible** 1909 (visibilis). *Littré ne donne qu'un exemple du* XVI° *s.*

Vit 416, 419 (virga), 461, 487 (verga *pour* virga), 485, 2108 (virga) *verge, pénis.* (*Cf.* vete).

* **Vivifiement** 289 (vivificare).

Voidenge 527, *évacuation* (evacuare).

Voie de l'air 261, 1112 (via aëris) *trachée-artère.*

Voie de l'orine 1112 (via urinae) *urèthre.*

Voie de la viande 259, 261, 1112 (via cibi) *oesophage. Comp.* ysofague.

Voir 1926, 1988 (verus) *vrai.*

Vois 2003 (vox) *mot.*

Voise, voist, voisent. *Voy.* aler.

* **Volatiles** (xiii° *s.*) 1721 (volantes) *tous les animaux qui volent, les insectes comme les oiseaux ;* volatilles 1840 (volatilia) *volailles, oiseaux que l'on mange.*

Volenterin 254 (voluntarius) *qui donne la volonté.*

* **Vomit** *subs. masc.* 913, 914 (vomitus) *vomissement;* 1332, 1406, 1409, 1804 (vomitus) *vomitif;* vomist 1759, 1804; vomite 1720 (vomitus) *vomissement.*

Voult 557 (vultus) *visage.*

W

Werble. *Voy.* verble.

Y

* **Ydiote** (xiii° *s.*) 16 (illiteratus), 1601 (ruralis) *illettré, ignorant.*

* **Ydroforbice.** *Voy.* ydroforbique.

* **Ydroforbie** 1884, 1885 (hydrophorbia) *hydrophobie. Littré ne donne qu'un exemple du xvi° s.*

* **Ydroforbique** 1884, 1885; ydroforbice 1883 (hydrophorbicus) *hydrophobe. Sans historique dans Littré.*

* **Ydromel** 1576 (hydromel) *hydromel. Sans historique dans Littré. Godefroy et le Dict. gén. ne donnent qu'un exemple du xv° s.*

* **Ydropique** (xiii° *s.*) 761, 1975 (hydropicus) *hydropique.*

* **Yleon** 370, 371 (yleon *pour* ileum) *iléon, troisième et dernière partie de l'intestin grêle. Voy.* buel grelle.

[* **Yles**] (xiii° *s.*) 479 (ylia *pour* ilia) *iles, flancs.*

* **Ymaginatif** 185 (imaginativus).

* **Ymaginative.** *Voy.* imaginative.

* **Ymaginer** (xiii° *s.*) 2127; 2130 (imaginare) *imaginer.*

* **Ypericon** 1991 (hypericon) *hypericon, mille-pertuis, hypericum perforatum, L. Sans historique dans Littré.*

Ypocras 21, (24 ipocras), 801, 1163, 1268, 1318, 1440, 1442, 1513, 1514, 1666, 1668, 1683, 1975, 1994, 2039, 2082, 2094 (Hippocrates, Ypocrates) *Hippocrate.*

Yraigne 1830 (aranea) *araignée.*

* **Yreos** 1033, 1232, 1734, 1760 (yris, *génitif* yreos) *que le traducteur a copié croyant que c'était le nom même de la plante. Iris. Voy.* flambe.

* **Ysmus?** (ysmeu ?) 262 (ysmon *pour* isthmus ?) *isthme du gosier?*

* **Ysofague** 1209 (oesophagus) *oesophage.*

* **Ysope** (XIII° s.) 1140, 1407 (ysopus) *hyssope, Hyssopus officinalis, L., labiée aromatique.*

Z

* **Zirbe** 414, 415; zirbus 412 (zirbus et omentum idem est), 413; zurbe 199 (zirbus) *épiploon. Mot arabe écrit aussi zirbz dans la table des matières en tête du ms.*

N. B. — Les mots savants sont marqués par un *.

Les noms propres sont en petites capitales. Les mots latins entre ( ) sont ceux du texte que la traduction reproduit mot à mot.

Les chiffres renvoient aux §§ de notre édition. Les citations sont en romain; les explications en italique.

Le dictionnaire de la langue française de Littré, le dictionnaire général de la langue française de MM. Hatzfeld, Darmesteter et Thomas, le dictionnaire de l'ancienne langue française de Godefroy sont respectivement cités par *Littré, Le Diction. général, Godefroy.* Le texte latin de la Chirurgie de Mondeville publié par le Dr Pagel est cité *Mond. Chir.*; la traduction française de la même chirurgie par le Dr Nicaise est citée *trad. Nicaise.*

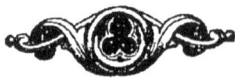

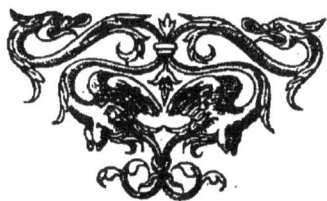

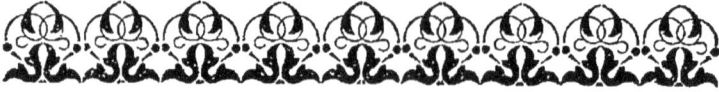

ERRATA

TOME I

P.   x. Ligne 28. Amphoniana. *Lisez* : Amploniana.

XVII. —   3. Amphoniana. *Lisez* : Amploniana.

XXIII. —   21. Amphoniana. *Lisez* : Amploniana.

XXIV. —   5. donnée. *Lisez* : donné.

XXIV. —   9. B. AMPH. *Lisez* : B. AMPL.

XXV. —   11. 1713. *Lisez* : 7131.

XXV. —   12. Amphon. *Lisez* : Amplon.

2. §   2. Note 4. *par excellenee. Lisez : par excellence.*

16.   LA SECONDE REBRICHE. *Lisez* : LA SE-
GONDE REBRICHE.

18. §   36. français. *Lisez* : françois.

21. §   43. Note 2. r *souscrite. Lisez : r exponctuée.*

22. §   45. ne pareuvre ou songiet. *Lisez* : ne [oevre] par
rieule ou sougiet.

49. § 164. Note 2. *Ajoutez : Mais au* XIVᵉ *siècle le chiffre
arabe* ∧ *équivalait 7.*

53. § 180. Note 1 à la fin. Parisisis. *Lisez* : Parisiis.

54. § 186. tissue. *Lisez* : contessue.

57. dernière ligne. 13 REBRIDE. *Lisez* : 13 REBRICHE.

69. § 242. mellée. *Lisez* : mellee.

70. § 244. il sont preparation. *Lisez* : il font preparation.

81. § 275. mellée. *Lisez* : mellee.

94.   831. *Lisez* : 331.

95. § 334. entremellée. *Lisez* : entremellee.
95. § 336. entremellée. *Lisez* : entremellee.
103. § 373. Note 2. situater. *Lisez* : situatur.
109. § 412. clerc. *Lisez* : cler.
126. § 508. coignes. *Lisez* : coignés.
132. § 536. Note 5. *Ajoutez* : *Mais au* xive *siècle, il repré-sentait 7.*
136. § 539. la quel memoire. *Lisez* : le quel memoire.
139. § 550. d'ices choses. *Lisez* : d'icés choses.
161. § 646. puis l'armeurier o ses estrumens; *suppri-mez, le ;*
189. § 763. ices choses. *Lisez* : ices choses.
200. § 817. mondifiee. *Lisez* : mondefiee.
211. § 873. huile rosac. *Lisez* : huile rosaç.
211. § 875. huile rosac. *Lisez* : huile rosaç.
264. § 1140. et choses semblables. *Ajoutez* : o chucre.
283. § 1227. les quelz. *Lisez* : les quel[e]z.

TOME II

21. § 1342. denoiant. *Lisez* : devoiant.
23. § 1353. denoiante. *Lisez* : devoiante.
29. § 1402. et ne mie tournante. *Lisez* : et [ne mie] tour-nante.
116. § 1778. mauvés. *Lisez* : mauvès.
178. § 2060. apaisies. *Lisez* : apaïes.
219. § 2283. note 3. sudflue. *Lisez* : supflue.

GLOSSAIRE

286. **Fleume.** phegme. *Lisez* phlegme.
292. **Humeur.** *Après « Voy. ces mots », effacez le reste de l'article.*

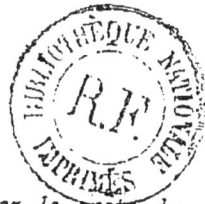

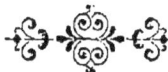

Publications de la Société des Anciens Textes Français (*En vente à la librairie* Firmin Didot et Cie, *56, rue Jacob, à Paris.*)

Bulletin de la Société des Anciens Textes Français (années 1875 à 1898). N'est vendu qu'aux membres de la Société au prix de 3 fr. par année, en papier de Hollande, et de 6 fr. en papier Whatman.

Chansons françaises du xve *siècle* publiées d'après le manuscrit de la Bibliothèque nationale de Paris par Gaston Paris, et accompagnées de la musique transcrite en notation moderne par Auguste Gevaert (1875). *Epuisé.*

Les plus anciens Monuments de la langue française (ixe, xe siècles) publiés par Gaston Paris. Album de neuf planches exécutées par la photogravure (1875). . . . . 30 fr.

Brun de la Montaigne, roman d'aventure publié pour la première fois, d'après le manuscrit unique de Paris, par Paul Meyer (1875) . . . . . 5 fr.

Miracles de Nostre Dame par personnages publiés d'après le manuscrit de la Bibliothèque nationale par Gaston Paris et Ulysse Robert; texte complet t. I à VII (1876, 1877, 1878, 1879, 1880, 1881, 1883), le vol. . 10 fr.

Le t. VIII, dû à M. François Bonnardot, comprend le vocabulaire, la table des noms et celle des citations bibliques (1893). . . . . 15 fr.

Le t. IX et dernier contiendra l'introduction et les notes.

Guillaume de Palerne publié d'après le manuscrit de la bibliothèque de l'Arsenal à Paris, par Henri Michelant (1876). . . . . 10 fr.

Deux Rédactions du Roman des Sept Sages de Rome publiées par Gaston Paris (1876). . . . . 8 fr.

Aiol, chanson de geste publiée d'après le manuscrit unique de Paris par Jacques Normand et Gaston Raynaud (1877) . . . . 12 fr.

Le Débat des Hérauts de France et d'Angleterre, suivi de *The Debate between the Heralds of England and France, by* John Coke, édition commencée par L. Pannier et achevée par Paul Meyer (1877). . . . . 10 fr.

Œuvres complètes d'Eustache Deschamps publiées d'après le manuscrit de la Bibliothèque nationale par le marquis de Queux de Saint-Hilaire, t. I à VI, et par Gaston Raynaud, t. VII à IX (1878, 1880, 1882, 1884, 1887, 1889, 1891, 1893, 1894), le vol. 12 fr.

Le Saint Voyage de Jherusalem du seigneur d'Anglure publié par François Bonnardot et Auguste Longnon (1878) . . . . 10 fr.

Chronique du Mont-Saint-Michel (1343-1468) publiée avec notes et pièces diverses par Siméon Luce, t. I et II (1879, 1883), le vol. . . . . . . 12 fr.

Elie de Saint-Gille, chanson de geste publiée avec introduction, glossaire et index, par Gaston Raynaud, accompagnée de la rédaction norvégienne traduite par Eugène Koelbing (1879). 8 fr.

Daurel et Beton, chanson de geste provençale publiée pour la première fois d'après le manuscrit unique appartenant à M. F. Didot par Paul Meyer (1880). . . . . 8 fr.

La Vie de saint Gilles, par Guillaume de Berneville, poème du xiie siècle publié d'après le manuscrit unique de Florence par Gaston Paris et Alphonse Bos (1881) . . . . 10 fr.

L'Amant rendu cordelier à l'observance d'amour, poème attribué à Martial d'Auvergne, publié d'après les mss. et les anciennes éditions par A. de Montaiglon (1881). . . . . 10 fr.

Raoul de Cambrai, chanson de geste publiée par Paul Meyer et Auguste Longnon (1882). . . . . 15 fr.

Le Dit de la Panthère d'Amours, par Nicole de Margival, poème du xiiie siècle publié par Henry A. Todd (1883) . . . . 6 fr.

Les Œuvres poétiques de Philippe de Remi, sire de Beaumanoir, publiées par H. Suchier, t. I et II (1884-85). . . . . 25 fr.
Le premier volume ne se vend pas séparément; le second volume seul 15 fr.

La Mort Aymeri de Narbonne, chanson de geste publiée par J. Couraye du Parc (1884). . . . . 10 fr

Trois Versions rimées de l'Évangile de Nicodème publiées par G. Paris et A. Bos (1885) . . . . 8 fr.

Fragments d'une Vie de saint Thomas de Cantorbéry publiés pour la première fois d'après les feuillets appartenant à la collection Goethals Vercruysse, avec fac-similé en héliogravure de l'original, par Paul Meyer (1885). 10 fr.

Œuvres poétiques de Christine de Pisan publiées par Maurice Roy, t. I, II et III (1886, 1891, 1896), le vol. . . . . 10 fr.

Merlin, roman en prose du xiiie siècle publié d'après le ms. appartenant à M. A. Huth, par G. Paris et J. Ulrich, t. I et II (1886) . . . . 20 fr.

Aymeri de Narbonne, chanson de geste publiée par Louis Demaison, t. I et II (1887). . . . . 20 fr.

Le Mystère de saint Bernard de Menthon publié d'après le ms. unique appartenant à M. le comte de Menthon par A. Lecoy de la Marche (1888). 8 fr.

Les quatre Ages de l'homme, traité moral de Philippe de Navarre, publié par Marcel de Fréville (1888) . . . . 7 fr.

Le Couronnement de Louis, chanson de geste publiée par E. Langlois, (1888). . . . . 15 fr.

Les Contes moralisés de Nicole Bozon publiés par Miss L. Toulmin Smith et M. Paul Meyer (1889). . . . . 15 fr.

Rondeaux et autres Poésies du XVe siècle publiés d'après le manuscrit de la Bibliothèque nationale, par Gaston Raynaud (1889). . . . . 8 fr.

Le Roman de Thèbes, édition critique d'après tous les manuscrits connus, par Léopold Constans, t. I et II (1890). . . . . 30 fr.
Ces deux volumes ne se vendent pas séparément.

Le Chansonnier français de Saint-Germain-des-Prés (Bibl. nat. fr. 20050), reproduction phototypique avec transcription, par Paul Meyer et Gaston Raynaud, t. I (1892). . . . . 40 fr.

Le Roman de la Rose ou de Guillaume de Dole, publié d'après le manuscrit du Vatican par G. Servois (1893). . . . . 10 fr.

L'Escoufle, roman d'aventure, publié pour la première fois d'après le manuscrit unique de l'Arsenal, par H. Michelant et P. Meyer (1894). . 15 fr.

Guillaume de la Barre, roman d'aventures, par Arnaut Vidal de Castelnaudari, publié par Paul Meyer (1895). . . . . 10 fr.

Meliador, par JEAN FROISSART, publié par A. LONGNON, t. I et II (1895), le vol. . . . . 10 fr.

La Prise de Cordres et de Sebille, chanson de geste, publiée d'après le ms. unique de la Bibliothèque nationale, par M. Ovide DENSUSIANU (1896). . . . . 10 fr.

Œuvres poétiques de Guillaume Alexis, prieur de Bucy, publiées par Arthur PIAGET et Emile PICOT, t. I (1896). . . . . 10 fr.

L'Art de Chevalerie, traduction du *De re militari* de Végèce par Jean de MEUN, publié avec une étude sur cette traduction et sur *Li Abrejance de l'Ordre de Chevalerie* de Jean Priorat, par Ulysse ROBERT (1897). 10 fr.

Li Abrejance de l'Ordre de Chevalerie, mise en vers de la traduction de Végèce par Jean de MEUN, par Jean PRIORAT de Besançon, publiée avec un glossaire par Ulysse ROBERT (1897). . . . . 10 fr.

La Chirurgie de Maître Henri de Mondeville, traduction contemporaine de l'auteur, publiée d'après le ms. unique de la Bibliothèque nationale, par le Docteur A. Bos, t. I et II (1897, 1898). . . . . 20 fr.

Le Mistère du Viel Testament publié avec introduction, notes et glossaire, par le baron James DE ROTHSCHILD, t. I-VI (1878-1891), ouvrage terminé, le vol. . . . . 10 fr.

(Ouvrage imprimé aux frais du baron James de Rothschild et offert aux membres de la Société.)

Tous ces ouvrages sont in-8°, excepté *Les plus anciens Monuments de la langue française,* album grand in-folio.

Il a été fait de chaque ouvrage un tirage à petit nombre sur papier Whatman. Le prix des exemplaires sur ce papier est double de celui des exemplaires en papier ordinaire.

Les membres de la Société ont droit à une remise de 25 p. 100 sur tous les prix indiqués ci-dessus.

La Société des Anciens Textes français a obtenu pour ses publications le prix Archon-Despérouse, à l'Académie française, en 1882, et le prix La Grange, à l'Académie des Inscriptions et Belles-Lettres, en 1883 et 1895.

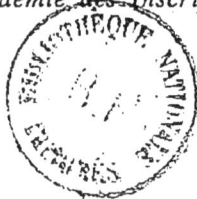

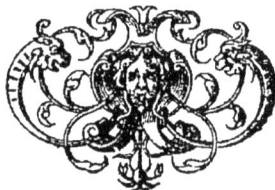

www.ingramcontent.com/pod-product-compliance
Lightning Source LLC
Chambersburg PA
CBHW060134200326

41518CB00008B/1033